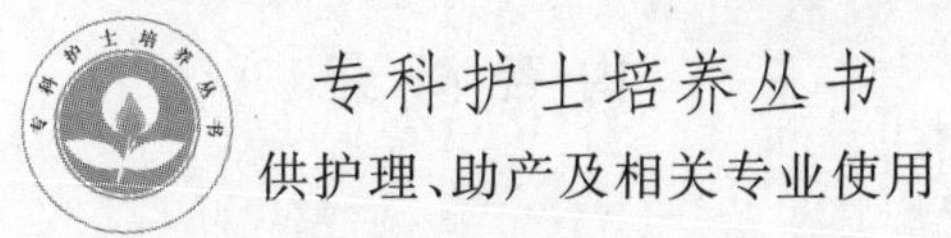

专科护士培养丛书

供护理、助产及相关专业使用

专科药物治疗健康教育

李明华　蓝　俊　编著

华中科技大学出版社
http://www.hustp.com
中国·武汉

内容简介

本书是专科护士培养丛书。

本书共11个任务54个项目。包括消化内科、内分泌科、神经内科、心血管内科、呼吸内科、肾脏内科、皮肤科、儿科、传染科、肿瘤科等科室疾病的常用药物治疗指导，从药理作用、适应证、用法用量、不良反应、注意事项、禁忌证等方面进行专科药物治疗的健康教育。

本书主要供护理、助产及相关专业使用。

图书在版编目(CIP)数据

专科药物治疗健康教育/李明华，蓝俊编著.—武汉：华中科技大学出版社，2019.6
ISBN 978-7-5680-5317-4

Ⅰ.①专… Ⅱ.①李… ②蓝… Ⅲ.①药物疗法 Ⅳ.①R453

中国版本图书馆CIP数据核字(2019)第117210号

专科药物治疗健康教育　　李明华　蓝　俊　编著
Zhuanke Yaowu Zhiliao Jiankang Jiaoyu

策划编辑：荣　静
责任编辑：丁　平
封面设计：原色设计
责任校对：阮　敏
责任监印：周治超
出版发行：华中科技大学出版社(中国·武汉)　　电话：(027)81321913
武汉市东湖新技术开发区华工科技园　　邮编：430223
录　　排：华中科技大学惠友文印中心
印　　刷：武汉华工鑫宏印务有限公司
开　　本：787mm×1092mm　1/16
印　　张：13.5
字　　数：335千字
版　　次：2019年6月第1版第1次印刷
定　　价：39.80元

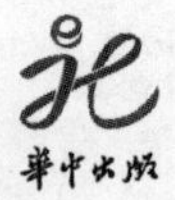

前　言

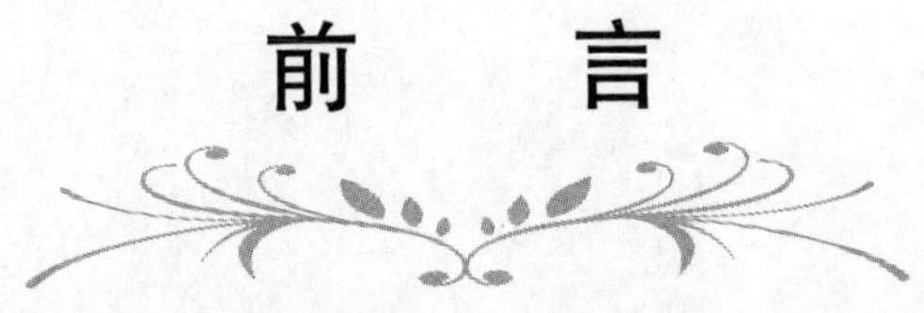

近年来，随着临床药学研究的深入开展，合理用药特别是专科用药的问题越来越引起人们的关注，已成为临床用药中的一项重大课题，国家卫生健康委员会多次召开全国临床合理用药学术会议，各医药院校开设了临床药学课程，中华医学会、中国药学会也多次召开全国临床药学及合理用药研讨会，各医疗机构纷纷开展了临床药学工作，并取得了丰硕成果。但是，大量临床资料表明，目前因不合理用药而贻误病情乃至发生致死致残的药源性事故仍时有发生。本书的编写目的是使各医药院校在教学过程中更好地根据药物特性、用法用量及相互之间的关系，对患者进行专科药物的健康教育。同时，使临床医药工作者更好地掌握药物特性、用法用量及相互之间的关系，以达到合理用药的目的。

全书共 11 个任务 54 个项目，涵盖了消化内科、内分泌科、神经内科、心血管内科、呼吸内科、肾脏内科、儿科、传染科、皮肤科、肿瘤科等科室常见疾病，从药理作用、适应证、用法用量、不良反应、注意事项、禁忌证等方面进行专科药物治疗的健康教育。在绪论中还编入了相关的药学知识和概念，帮助读者更好地理解药学术语。本书主要特点：①紧密联系临床实践，注重实用；②内容新颖，通俗易懂；③条理清楚、醒目，简明扼要，查找方便。

医药科学知识不是永恒不变的，其随着医学科学的发展不断进步。我们尽可能地将最新的、准确的资料收入本书，希望能对各医药院校的人才培养有所帮助，同时可为临床医药工作者的临床用药提供参考。

编　者

目 录

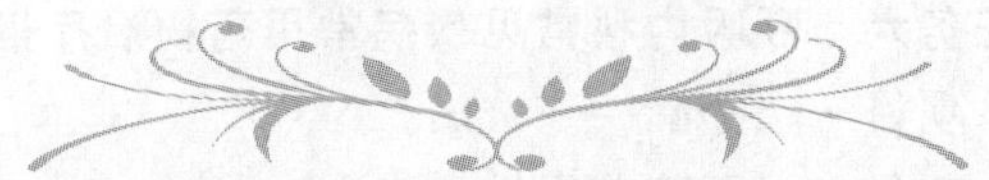

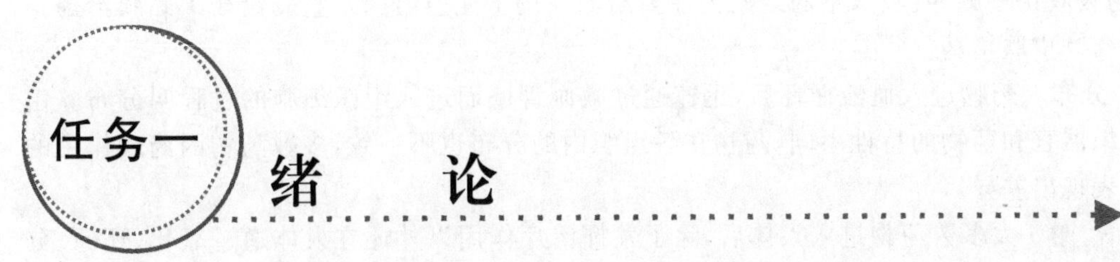

药物具有两重性，用之合理能防病治病，如果诊断、选药、联合用药和用法不当，非但不能防病治病，反而可引起严重不良反应，甚至引起致残、致死等药源性事故。我国古代对药物的应用就持慎重态度，如《本草衍义》中写道："用药如用刑，刑不可误，误即于人命，用药亦然，一误即隔生死。"据世界卫生组织（WHO）统计，全世界有1/3的患者的死亡与用药不当有关。20世纪80年代美国因药物不良反应而住院者占住院总人数的30%，其中约6%死亡。我国有关资料报道，因使用抗生素造成的药物不良反应，20世纪50年代发生率为15.6%，60年代为19.3%，70年代为2.5%，80年代已高达50.0%，而且有些药物不良反应是不可逆的。大量药物不良反应的教训告诫人们，必须高度重视合理用药问题。

项目一 药物的基本作用

药物影响人体功能活动的方式很多，但从它们对人体生理功能的影响来看，则不外乎增强和减弱两种，前者称为兴奋，后者称为抑制。在医药学领域内，常以正常功能活动为标准。药物作用根据其性质和临床表现，又有各不相同的名称。例如：当药物使低于正常的功能活动恢复到正常，有苏醒作用、强壮作用等；使之超过正常水平时，有兴奋作用、致惊厥作用、致幻作用等。药物使高于正常的功能活动降至正常水平，有镇静作用、安定作用、抗惊厥作用、解痉作用等；使之降至正常水平以下，有抑制作用、麻痹作用、麻醉作用等。这些都是药物对人体的基本作用。

药物的另一作用，是杀灭和抑制寄生性生物和肿瘤细胞的分裂增殖，它们对人体相对无明显毒性，但却能通过干扰病原体或异常细胞代谢而抑制其生长繁殖，从而有利于人体发挥抗病能力，以达到消灭或排除病原体的目的，这类药物一般称为化学治疗药。

项目二 药物的体内过程

药物的体内过程直接响药物是否能到达作用部位和是否能形成有效浓度及维持有效浓度的持续时间，因而与药物的疗效和毒性有密切关系，临床用药时要掌握药物体内过程的特点，以便更好地发挥药效和减少不良反应。

1. 吸收 药物从给药局部进入血液的过程，药物进入血液必须通过细胞膜，此为药物的吸收，就是如何通过细胞膜的问题。药物通过细胞膜的方式有两种：一种叫被动转运，一种叫主动转运。影响药物吸收速度的因素很多，如药物的理化性质、给药途径、剂量、合并用

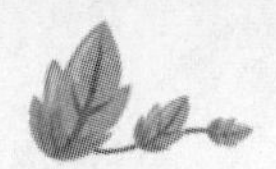

药等。另外，各组织结构的特点，对药物的吸收也有影响。在组织没有缺损和炎症的情况下，药物吸收快慢顺序：吸入给药＞肌内注射给药＞皮下注射给药＞直肠给药＞黏膜给药＞口服给药＞皮肤给药。

2. 分布 药物进入血液循环后，迅速通过微血管壁而进入组织细胞的过程叫分布。由于各组织器官和药物的特性不同，药物在各组织内的分布也不一致，多数药物因药理作用的不同而表现出差异。

3. 代谢 大多数药物进入人体后，除了发挥治疗作用以外还在人体通过氧化、还原、分解、结合等方式进行代谢，药物的代谢主要在肝脏进行，当肝功能不全时，应酌减用药量或减少用药次数，必要时要避免使用对肝脏有损伤的药物，以减轻肝脏负担。

4. 排泄 药物对人体来说是异物，必须及时被清除，机体清除药物的方式有排泄、解毒和储存三种，而排泄是其中最重要的一种。排泄的速度对药物作用的影响很大，一般排泄快的药物，要维持其疗效，必须反复用药；反之，排泄慢的药物，给药间隔时间就应延长，如果剂量过大或给药次数过多，药物吸收量超过排泄量，体内药物浓度就会逐渐增高而蓄积，药物蓄积引起的毒性反应称蓄积中毒。药物的排泄途径主要是肾脏，先由血中经肾小球过滤，然后再经肾小管入尿而排出。除了肾脏排泄以外，有些药物也部分经肝脏从胆汁排泄入肠，最后经大便排出。

项目三　国家基本药物的概念、遴选原则及意义

一、国家基本药物的概念

国家基本药物是指一个国家根据国情，按照科学标准从临床各类药物中遴选的疗效确切、不良反应少、价格低廉、使用方便、临床必需的药物。20 世纪 70 年代中期，世界卫生组织针对发展中国家医药资源不足、医疗保障体系不健全的事实，提出基本药物的概念。建议发展中国家制定符合国情的基本药物政策，以解决民众预防、诊断和治疗用药的基本需求。并强调基本药物政策应视作国家卫生政策的一部分。

目前我国的医药资源配置存在严重浪费和严重不足两大问题，一是有些医疗单位和医务人员为了追求经济利益滥用进口药、贵重高档药（尤其是抗菌药）和保健滋补药，导致国家医疗费用不堪重负；二是不少地区，尤其是农村，尚不能享受最基本的医疗保障，因病致贫和因病返贫的现象日趋严重。此外，临床有些急需的特殊药品，因用量小、价格低廉，药厂不愿组织生产，影响临床治疗工作。制定和实施国家基本药物政策，有利于指导临床合理用药，避免药品滥用和浪费，还可有效地保证我国基本药物的生产和供应。因此，制定基本药物政策具有重大现实意义。

二、国家基本药物的遴选原则

1. 安全有效 根据现代药学知识和临床评价，选择疗效确切、不良反应小的药物。

2. 价格合理 在保证安全有效的基础上，选择价格相对低廉的药物。

3. 临床必需 基本药物必须能保证临床预防、诊断和治疗的需要。

三、国家基本药物的遴选意义

(1) 国家基本药物必须是国家药典收载的品种和国家食品药品监督管理总局批准正式生产的新药及批准进口的药品。

(2) 国家基本药物的遴选与调整必须在保持相对稳定的基础上,根据医药科学事业的发展和防病治病的需要定期进行调整。调整时纳入一些符合遴选条件的新药,调出一些遴选条件相对不足的药物。

项目四　处方药和非处方药

一、处方药的概念

处方药是指药理作用强烈、不良反应相对较多、滥用易产生成瘾性或细菌易产生耐药性、需在医师指导下使用的药物。如治疗心血管疾病类药、激素类药、抗菌药、精神药品、麻醉药品及各种注射药品等,其中精神药品、麻醉药品、放射性药品、毒性药品属处方药中的特殊品种,管理和使用限制更为严格。药品分类管理的实质就是加强对处方药的管理。

二、非处方药的特点

(1) 仅适用于患者可自我诊断的轻度病症,可控制病情的发作和恶化。

(2) 不干扰对患者严重疾病的诊断。

(3) 不含有毒性或成瘾性作用的成分。

(4) 在体内消除快,不在体内长期蓄积。

(5) 安全性高,不良反应相对少而小。

(6) 用药方便,如患者可自行应用的口服、外用或吸入剂。此类药物包括镇咳祛痰药、解热镇痛药、止泻药、驱虫药、抗组胺药等。

应当注意的是,非处方药的安全性是与处方药相对而言的,有些非处方药的不良反应也不容忽视,如含阿司匹林的非处方药长期应用可诱发或加重消化性溃疡,对乙酰氨基酚(扑热息痛)长期或大量服用可引起肝损害,抗组胺药可引起乏力或嗜睡,有些非处方药亦可引起过敏反应等。此外,非处方药与处方药联用的相互作用(有益或有害)亦应注意。

项目五　合理用药的重要性

药物是防治疾病的重要物质,在疾病的治疗中,绝大部分疗效是通过药物治疗而获得的,可见药物在防治疾病中占有重要地位。但是,如不合理使用药物,不但不能解除患者的痛苦,达不到防治疾病的目的,反而会给患者带来危害。

对于药物的作用,也要一分为二地看,药物有其治疗疾病的有利一面,同时也有产生不良反应的有害一面。因此,我们在医疗实践中,不仅要掌握药物的作用、用法、适应证,也要熟悉药物的不良反应和禁忌证,以防止和减少不良反应的发生。

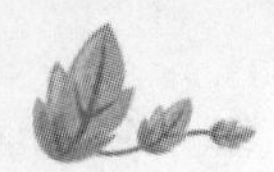

一、药物的有害性

1. 药物可以诱发药源性疾病 已为近代医药界所瞩目。实践证明，能诱发疾病的药物为数不少，其中有很多都是临床常用的药物。例如，氯霉素引起粒细胞减少和再生障碍性贫血，庆大霉素等引起耳聋。据报道，近年来肝脏疾病中约有 1/5 为药物所引起。文献中已出现了"青霉素性脑病""心得安性脑病""非那西丁肾""阿司匹林胃"和"四环素牙"等一系列药源性疾病的病名。甚至连某些专用于治疗某种疾病的药物本身也可以引起这种疾病，如氮芥及其衍生物、放线菌素 D 等抗癌药本身就可以致癌；地塞米松等糖皮质激素及羟嗪（安泰乐）等在内的抗过敏药，也可导致过敏反应。因此，药物诱发疾病的后果是严重的，发生率也是很高的，我们要密切注意，在治疗中，发现了一些症状，究竟是原有疾病的加重，还是药物所诱发的新疾病，我们一定要注意鉴别，如果是药物所致而继续用药，就会导致更严重的后果甚至危及生命。这是临床用药中不可忽视的问题。

随着现代医疗水平的提高及新药种类的增多，临床上并用两种或更多药物以防治疾病的情况日趋普遍，于是药物相互作用也就成了临床药学与治疗学上的一项重要课题。当我们合并用药时，就不得不对这些药物合并使用后会产生什么后果、合并用药的利与弊进行必要的估计。

2. 药物产生不良反应或降低疗效 药物相互作用的发生机制大多是由于理化反应、药动学或药效学影响所致。如磺胺嘧啶钠针剂在葡萄糖溶液中，时间稍长即可析出结晶性沉淀；使用氨基糖苷类抗生素时，如同时使用呋塞米（呋喃苯胺酸）或某种头孢菌素，常可引起第八对脑神经的损害；氯丙嗪引起的血压过低，如用肾上腺素来升压，不但不能使血压上升，反而可使血压更急剧下降。由于药物相互作用引起死亡的病例也不少。因此我们在临床用药中必须重视药物相互作用所带来的后果，才能提高临床用药与治疗水平。

3. 联合用药的不合理性 近年来，随着分子药理学的发展，人们对药物作用有了更进一步的认识，发现了临床将多种药物联合应用时存在的很多不合理情况。例如，长期口服苯巴比妥，可引起肝脏内药物代谢增加，此时如同时使用双香豆素类口服抗凝药、多西环素、泼尼松、苯妥英钠、抗组胺药等，即可引起它们的代谢加快而使其作用减弱。苯巴比妥和苯妥英钠还可加速维生素 D 的代谢而影响钙的吸收，甚至可使小儿出现佝偻病。β-内酰胺类抗生素和庆大霉素在同一溶液中，能使庆大霉素疗效明显降低。

4. 滥用药物的危害 临床价值大、疗效好的药物，并不能说明它什么病都能治，所以在使用这些药物时，一定要有的放矢，对症下药，绝不能滥用。如抗生素在对抗病原菌方面的疗效很好，但如果应用不当甚至无原则地滥用，就会产生各种不良反应，重者也可危及生命。因此，我们既要看到抗生素有利于人的一面，也要看到它有害的一面。

价格高的药物也不一定对各种疾病都有较好疗效，如不对症，不仅没有疗效、浪费药物，甚至还可由于不良反应而给机体造成不必要的损害，所以切忌偏用或滥用贵药。实践证明，有很多价格低的药物，只要对症，不仅疗效好，而且不良反应也少，值得广泛应用。

二、合理用药的原则

1. 正确的给药方法 正确的给药方法是合理用药的一个重要方面。口服能获得疗效的，就尽量口服给药，不要采用注射给药。

2. 对症下药 对症下药是用药中的一条重要原则，有的医务人员往往忽视了这一点。

3. 正确使用新药 新药还未经过长时间的临床实践，往往在推广使用一个相当长的时间后，才能逐步认识它的治疗效果和不良反应，不可盲目地迷信和滥用。

项目六 合理用药的基本原则

合理用药的基本原则概括地讲就是安全、有效、经济、方便地使用药物，先在安全的前提下确保用药有效，其次在安全、有效的前提下要经济和方便地使用药物。具体包括以下 9 条。

(1) 正确的诊断：只有诊断正确，用药才能有的放矢，特别对急症和重症的早期诊断尤为重要，一旦误诊误治，可能会出现不良反应，甚至造成不可逆转的后果。如感染性疾病，首先应鉴别是细菌还是病毒感染，细菌感染亦应分清是何种致病菌，否则，选用抗菌谱与致病菌不符的抗菌药再新再好亦难奏效。如中枢神经系统感染引起的脑膜炎，可分为细菌感染引起的化脓性脑膜炎、隐球菌性脑膜炎、结核性脑膜炎和病毒性脑膜炎四大类。再如药物过敏性休克与感染中毒性休克，“药物肝”与“病毒肝”，地高辛治疗中出现的心律失常，是地高辛的中毒反应还是心脏病病情加重等，若不注意鉴别而盲目用药，可延误治疗而危及生命。

(2) 注意病史和用药史。

(3) 注意个体化用药：近年来，随着临床药学工作的深入开展和血药浓度监测技术的应用，发现相同剂量的药物在不同个体可产生不同的药物效应，即药物剂量的等值而作用上的不等效。如按常规剂量应用苯妥英钠(每天 300 mg)、氨茶碱(每天 300 mg)、地高辛(每天 0.25 mg)，对有些患者无效，但亦有引起中毒者，而且有些药物的中毒症状与疾病本身所引起的症状极易混淆，很难鉴别。若不进行血药浓度监测而盲目加大剂量可导致药物中毒而死亡。所以用药时应注意加强对病情变化的观察，给药方案应逐步由常规化、经验化转向个体化、科学化，必要时还应监测血药浓度。

(4) 严格掌握适应证：大量调查资料表明，目前国内滥用药物(无明确用药指征或适应证掌握不严)，尤其滥用三素(激素、抗生素、维生素)的现象很普遍，由此导致的药源性事故时有报道。

(5) 注意药物相互作用：因忽视药物相互作用而盲目联合用药所引起的药源性事故亦时有报道。

(6) 注意不良反应。

(7) 全面、深入地了解药物的药动学和药效学特点，注意药物的选择(疗效高、毒性低)和用法(合理的疗程和合理的停药)。

(8) 注意方便用药：口服和外用给药不仅方便，而且较肌内和静脉注射给药安全性高。因此，除非病情需要，在一般情况下，凡能口服和外用给药就不要肌内注射，能肌内注射就不要静脉注射给药。

(9) 注意药物经济学：药物经济学就是研究人们对健康水平需求的无限性与国民经济及自然资源的有效性的矛盾问题。随着人口老龄化的进展，医药费用亦急剧增长，严重影响国民经济的发展，这已成为人们面临的严重社会问题。药物经济学现已被国内、外列入合理用药的范畴。简而言之，就是用最低的医药费用保证用药的有效性和安全性。

项目七　合理停药

合理停药就是根据不同疾病治疗的具体情况，正确选择停药时机和停药方法。在一般情况下，药物已达预期治疗目的，应及时停药。但有些疾病症状缓解或暂时痊愈后，停药过早可引起复发或病情加重；停药过迟，则会造成不良反应。有些药物长期应用，骤停后可发生停药反应或停药危象。所以，合理停药至关重要，应引起高度重视。

一、合理延长用药时间以巩固疗效和防止复发

1. 甲状腺功能亢进症(甲亢)　以丙硫氧嘧啶和甲巯咪唑(他巴唑)为代表的硫脲类和咪唑类抗甲亢药，能抑制甲状腺激素的合成，但对已合成的甲状腺激素不起作用，也不能阻滞甲状腺激素的释放。因此服药后不能很快起效，需 2 周后，甲状腺内储存的激素消耗至一定程度才能见效。要将高代谢降至正常水平则需 4～8 周。抗甲亢药物虽可在 8～12 周使甲状腺功能恢复正常，但使甲状腺刺激性抗体(TSAB)转阴则需较长时间，目前主张在甲状腺功能恢复正常后继续维持治疗 1.5～2 年，复查血 TSAB 转阴，方可停药。疗程不足或血 TSAB 阳性，停药后很容易复发。应当注意的是，药物治疗 4～8 周后，若甲亢症状缓解且 T3、T4 恢复至正常水平，要及时减量，否则可引起甲状腺功能减退症。减量期约 8 周，先减至原药量的 2/3，以后视病情减至原药量的 1/2，如病情稳定，可继续减至维持量。维持量应根据病情和检查结果增减(每日丙硫氧嘧啶 50～100 mg 或甲巯咪唑 5～10 mg)，疗程一般为 1.5～2 年。若血 TSAB 阳性，疗程还要延长，直至转阴为止。

2. 结核病及其他细菌感染性疾病　结核病当病灶稳定、硬结或空洞闭合后，在一段时间内病灶内仍有结核分枝杆菌残留，此时如果过早停药，结核病常易复发。据国内统计，6 个月内停药复发率为 20%，1 年内停药复发率为 10%，5 年内停药复发率为 1%～2%。因此为巩固疗效、防止复发，一般无空洞的患者，病情稳定后，至少还要用药 1 年，病菌转阴、空洞闭合后也应继续用药 1.5 年以上。

其他细菌感染性疾病在感染症状得到控制后，为防止病情复发和诱导耐药菌株产生，应根据不同细菌感染性疾病及感染部位适当延长给药时间，如一般急性感染，症状控制后应继续用药 2～3 天，败血症继续用药 7～10 天，其他常见的细菌感染性疾病的疗程：细菌性脑膜炎和急性鼻窦炎 10～14 天，草绿色链球菌引起的亚急性细菌性心内膜炎 28 天(肠球菌引起的 42 天)，化脓性心包炎 28 天，葡萄球菌致肺炎 21 天(肺炎链球菌 8 天、军团菌 21 天、支原体 10～14 天、杆菌性肺炎 25 天)，腹膜炎 10～14 天，盆腔炎 14 天，急性前列腺炎 20～30 天，慢性前列腺炎 40～60 天，伤寒和副伤寒 14 天，假单胞菌肠炎 10 天。

3. 癫痫病、抑郁症和精神病　疗程不足，易复发，用于癫痫的抗痉挛药治疗应持续至患者完全无发作 4～5 年才能逐渐停药，撤药过程也需 1～2 年，切忌短期或突然停药。突然换药或停药均可导致癫痫发作加频，甚至出现癫痫持续状态；抑郁症停止治疗后也常复发，为了预防复发，患者在急性期症状控制后应继续用药治疗 4～6 个月，反复发作的患者需长期治疗，给药剂量不足或用药时间过短是导致复发的重要原因；精神分裂症多于症状控制后继续维持治疗 1～2 年，维持量为原治疗量的 1/4～1/3；第二次发病者需维持用药 3～5 年，以后再发病者则需终生用药。躁狂抑郁性精神病用碳酸锂维持治疗 6～12 个月，可采用每周

停药1～2天的维持治疗方案。

4. 免疫性肾病 应用大剂量糖皮质激素诱导缓解4～6周后，应逐步(每周减少原用量的10%～20%)减至最小有效量，即每日5～10 mg，维持用药半年至1年，可采用1日1次或隔日1次疗法后逐渐停药。如果疗程不足、剂量过小，则容易复发而转变为难治性肾病。

5. 自身免疫性溶血性贫血、特发性血小板减少性紫癜和免疫性疾病 病情控制后应改为维持量治疗6～12个月或更久。

二、及时停药以防止蓄积中毒及依赖性和成瘾性的产生

长期服用某些药物，可引起蓄积中毒。长期服用镇静催眠药(巴比妥类)、抗焦虑药(甲丙氨酯、地西泮、氯氮䓬、硝西泮、阿普唑仑)、镇痛药(吗啡、哌替啶连续应用不宜超过5天)可引起依赖性或成瘾性，停药后会出现戒断症状。长期使用广谱抗生素和抗菌药可引起难治性二重感染。所以，一般情况下(除过早停药易复发疾病外)在药物已达到预期治疗目的时均应根据具体情况及时停药。

三、联合用药与停药

在联合用药过程中，如需停用或改用其他某种药物时，必须考虑药物间相互作用的影响，尤其停用或改用具有酶促、酶抑作用，血浆蛋白结合率高和安全范围窄的药物后，一定要注意调整药物剂量，否则可导致严重不良后果。

四、停药方法

有些调节机体功能的药物连用1周以上，可影响生理功能，产生依赖性或成瘾性。若骤然停用，机体不能适应这种突然变化，常出现停药综合征或停药危象。

1. β受体拮抗剂：长期应用可使β受体数目反馈性增加。骤然停用，可引起心脏β受体对内源性儿茶酚胺的敏感性增高，从而出现反跳性高血压、心绞痛加剧或激发心肌梗死，严重者可引起室性心动过速和猝死。故长期应用β受体拮抗剂停药时必须逐渐减量，减量过程以2周为宜，在1周内全部停药，常不能避免停药反应。

2. 可乐定：长期应用骤然停药可出现高儿茶酚胺血症，引起心动过速、反跳性高血压，严重者可引起剧烈头痛和颅内出血。其停药应在1～2周内逐渐减量。

3. 糖皮质激素：长期大剂量应用能反馈性地抑制脑垂体前叶促皮质激素的分泌，进而引起肾上腺皮质的萎缩和功能减退，若骤然停药，萎缩了的肾上腺皮质不能及时释放机体需要的肾上腺皮质激素，可引起急性肾上腺皮质功能不全的一系列症状，如发热、肌肉痛、关节痛、全身无力，甚至昏迷、休克等。其停药必须用2周以上时间逐渐减量。若无不良反应，再逐渐停药。

4. 苯巴比妥：长期应用抗癫痫药，若骤然停药可致癫痫发作，甚至出现癫痫持续状态。其停药必须逐渐减量并同时应用其他替代品种；长期应用本品治疗失眠症，若骤然停药可致焦虑、多梦和失眠，停药也应逐渐减量。

5. 抗焦虑药：长期应用骤然停药，可引起失眠、幻觉、呕吐、厌食、共济失调、谵妄性震颤等停药反应，应逐渐减量停药。

6. 硝酸甘油：长期或大量服药后如果骤然停用，可致心绞痛复发，严重者可诱发急性心

肌梗死或猝死。故停药时应逐渐递减剂量。

7. 巴氯芬:为中枢性肌肉松弛药,长期或大剂量(每日 40 mg 以上)用药,应在 2 周内逐渐减量,不可突然停药。否则,可引起戒断综合征,其表现有幻觉、妄想、焦虑、惊厥、情绪障碍、肌张力过低和活动困难等。

此外,胰岛素在治疗糖尿病过程中突然中断或减量过快,可诱发高渗性糖尿病昏迷;抗甲状腺药物治疗甲亢突然停用时,可诱发甲亢危象;抗凝剂(肝素、华法林)应用 1 周以上,突然停用可致反跳性高血凝状态或血栓形成;西咪替丁长期应用,突然停药可产生停药综合征。这些药物的停药方法也是逐渐减量停药或定期间断性停药,应尽量避免突然停药。

项目八　老年人及新生儿用药原则

一、老年人用药原则

老年人由于生理、生化和病理的某些改变,他们代谢药物的能力和对某些药物的反应与青年人有明显不同。据近年来美国"药物不良反应流行病学监测系统"报告,随着年龄增长,药物不良反应的发生率显著增高,70 岁以上老年人药物不良反应发生率为青年人的 7 倍。造成老年人药物不良反应发生率显著增高的因素中居首位的就是医师的责任。

1. 用药应减量　老年人用药发生不良反应增多的主要原因是机体功能减退,使得药物在体内的代谢和排泄发生改变。此外,老年人由于肾功能日趋衰退,静脉输液过多,可引起水潴留、电解质紊乱甚至水中毒(肺水肿、脑水肿),故对老年人静脉输液除要准确记录出入液量外(避免入量大于出量),还要注意观察病情变化,尤其是心、肺、肾功能及精神状态。

2. 注意对药物反应的观察　老年人由于各脏器功能减退,对大多数药物的敏感性较青年人高,特别是应用心血管药物(强心苷、降压药)、镇痛药(吗啡、哌替啶)、中枢神经系统抑制药(地西泮、巴比妥类药)、口服抗凝药(肝素、华法林)等。1984 年美国临床药理学会和 FDA 曾共同召开关于老年人临床用药评价讨论会,会议建议:对老年人应用治疗指数低的药物、肝首过效应显著的药物、主要经肾排泄的药物和作用于中枢神经系统的药物要特别注意观察,以防发生意外。

3. 注意血药浓度监测　由于老年人肝、肾功能减退,用药后容易产生蓄积,尤其是应用安全范围小的药物时可发生意外。所以,应注意观察体征和监测血药浓度。

4. 注意不用或少用药物　老年人的机体日趋老化,各系统的功能逐渐减退,如食欲降低、睡眠减少、尿频、性欲减退、骨质疏松、血压相对增高等,一般并非病症,无须药物治疗。对患有多种疾病的老年人,不宜盲目应用多种药物,可单用者勿联用,确实病情需要联用时,应了解各药间有无相互作用。

5. 用药剂量的确定　老年人的生理功能虽都有减退,但个体间也有差异,即使年龄相同,功能衰减程度也不尽一致,故用药时也应注意个体化。为保证用药安全,国内一般主张从小剂量开始(采用成人常用量的 1/3～1/2),根据用药后的疗效,再逐渐调整个体最适量。

二、新生儿用药原则

新生儿(出生后 28 天内)身体处于多变化时期,体内许多器官功能尚未发育完全,对药物反应较小儿和成人有显著差异。所以，新生儿用药要根据其生理功能特点和对药物作用的特殊反应，正确选择和使用。

1. 严格掌握用药剂量 新生儿体液占体重的80%左右(其中细胞外液占体重的45%，细胞内液占体重的35%)，所以应用水溶性、血浆蛋白结合率低且主要分布在细胞外液的药物，如庆大霉素等氨基糖苷类抗生素，若按每千克体重给予同成人一样的药量，则新生儿的药物浓度可被稀释2倍而达不到有效血药浓度。所以，应用此类药物按体重计算剂量往往偏低，应适当增加药量。但在脱水状态时，由于细胞外液减少，药物在体液中易达中毒浓度。

2. 慎用脂溶性药物 新生儿体内脂肪含量少，仅为体重的15%，脂溶性药物不易与之充分结合，使血中游离浓度升高，容易引起中毒。此外新生儿血脑屏障发育不全，脑组织中又含有丰富的脂肪，从而使脂溶性药物容易透过血脑屏障而在脑组织中沉积，这是新生儿应用脂溶性药物容易出现神经系统反应的重要原因。

3. 慎用游离型药物 新生儿体内白蛋白少、药物血浆蛋白结合率低，可致游离型药物浓度升高而导致中毒，如苯妥英钠在成人血液中的游离型浓度为7%，新生儿可高达11%。所以，新生儿应用血浆蛋白结合率高且毒性大的药物，容易引起严重不良反应。另外，新生儿肝内葡萄糖醛酸转移酶缺乏，可致血液中游离的胆红素和脂肪酸增多。胆红素需在葡萄糖醛酸转移酶的催化下，通过与血浆蛋白结合降低其游离浓度。有些药物如磺胺类(尤其是磺胺异噁唑)、苯妥英钠、吲哚美辛、阿司匹林、氯霉素、地西泮、头孢菌素、安钠咖、氢氯噻嗪、毒毛花苷丙、毛花苷K和水溶性合成维生素K等，在血液中可与胆红素竞争血浆蛋白，且血浆蛋白结合力比胆红素强，从而使游离的胆红素增多。由于新生儿血脑屏障功能差，血液中大量游离的胆红素可进入脑组织，造成胆红素脑病(核黄疸)。所以，新生儿应注意尽量避免使用上述药物。

4. 慎用对肝肾功能及神经系统有损害的药物 新生儿肝内酶系统发育不健全，可使药物代谢减慢，半衰期延长而致药物中毒。如成人口服氯霉素后约有90%与葡萄糖醛酸结合，而新生儿由于肝脏葡萄糖醛酸转移酶不足和活性低，氯霉素与葡萄糖醛酸的结合型不足50%，血液中氯霉素浓度升高。所以，对新生儿应用氯霉素，如果忽视肝药物代谢酶的作用，单按体重计算用量是不安全的。

新生儿肾组织结构发育不成熟，排泄功能差，其有效肾血流量仅为成人的20%左右，肾小球滤过率仅为成人的30%～40%。对主要经肾小球滤过排泄的药物可因排泄缓慢而造成药物蓄积中毒。

新生儿在发育过程中脏器对药物的感受性往往较高，但神经系统则相反，未发育成熟的中枢神经系统对药物的感受性低，需加大剂量才能出现药物效应，如巴比妥类、安定类、强心苷、解热镇痛药、阿托品、新斯的明、肾上腺素、麻黄碱等，用药量应比按体重计算的量大。但新生儿对阿片类生物碱感受性高，用量应比按体重计算的量小。

项目九 药物不良反应

一、药物不良反应的概念

药物不良反应是指在正常用法和用量时，所产生的与用药目的无关和对机体有害的反

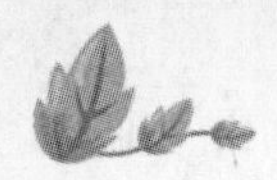

应，包括副作用、毒性反应、后遗效应、过敏反应、致畸作用、致癌作用和致突变作用等。

二、药物不良反应的分类

1. 与剂量有关的反应 又称A型不良反应（量变型异常），是由药物药理作用增强所致。其特点是可以预测和逆转，通常与用量和药品质量有关。发生率高，但死亡率低。其发生与下列因素有关：①药物制剂（生物利用度）的差异所致；②药动学差异所致，如药物遗传学差异及患者心、肝、肾、甲状腺等重要器官的病理变化；③药效学差异所致，如肝肾功能异常、电解质及体液平衡失调。

2. 与剂量无关的反应 又称B型不良反应（质变型异常），是与正常药理作用完全无关的一种异常反应。一般很难预测和逆转，常规的毒理学筛选很难发现。发生率虽低，但死亡率高。这类不良反应又可分为药物异常性和患者异常性两种，前者包括药物有效成分分解，药物的添加剂、增溶剂、赋形剂和化学合成中产生的杂质等所引起的作用；后者是由于患者个体差异（主要与遗传因素有关）所引起的，如过敏性休克、急性间质性肾炎、过敏性心肌炎、大泡性表皮松解型药疹、急性肝坏死、过敏性肺炎、支气管哮喘、急性再生障碍性贫血及急性溶血性贫血等。

3. 长期用药致病型 此类不良反应主要与长期用药有关。如长期用麻醉性镇痛药后的耐受性和依赖性反应以及长期用药突然停药引起的反跳现象等。此类不良反应一般可预测，若提高警惕可避免发生。反之，可引起严重乃至不可逆转的后果。再如，长期滥用抗生素和抗菌药可引起二重感染或致病菌耐药。

4. 用药后效应型 此类不良反应包括以下几种。

（1）药物的致癌性。

（2）药物的致畸性。

（3）药物对生育的影响。

（4）乳汁中的药物对婴幼儿的影响。此类不良反应多为潜在性的，但其后果是严重的。

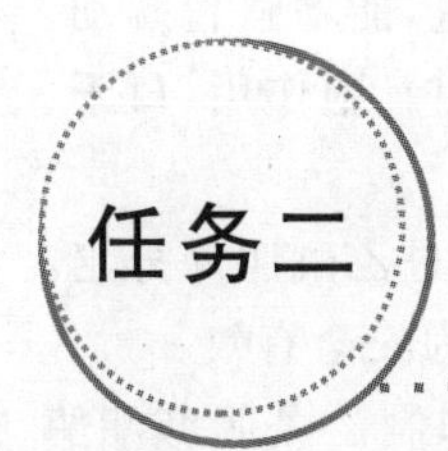

消化内科疾病常用药物治疗指导

项目一 功能性消化不良

一、功能性消化不良的概念

功能性消化不良(FD)是指一组表现为上腹部疼痛或烧灼感、餐后上腹饱胀和早饱感的症候群,可伴食欲不振、嗳气、恶心或呕吐及持续性或反复性的以上腹部为中心的疼痛或不适等消化不良症状。欧美国家统计显示,功能性消化不良人群发病率达19%~41%,平均32%;国内为18%~45%,占消化门诊的20%~40%。功能性消化不良的病因及发病机制至今尚未明确,大量临床研究表明,功能性消化不良的病理生理机制可能与胃动力障碍、胃感觉功能异常、胃电节律紊乱等胃源性因素关系密切;近年来的研究发现,与幽门螺杆菌(Hp)感染、胃肠激素水平紊乱和社会心理因素及生活事件应激有一定关联。治疗上主要是对症治疗,遵循综合治疗和个体化治疗的原则。

二、药物治疗原则

(1) 无特效药,且药物治疗不是必需的。

(2) 主要给予经验性、个体化治疗,提倡间歇用药。

(3) 避免长期用药,慎用对胃肠道有刺激性的药物。

(4) 对溃疡型可先选用 H_2 受体拮抗剂或质子泵抑制剂(PPI)进行抗酸治疗;对动力障碍型先选用促胃肠动力药,如多潘立酮、莫沙必利。

(5) 对疗效不佳者,抑酸药和促胃肠动力药可换用或合用。

(6) 对部分有幽门螺杆菌感染的FD患者进行幽门螺杆菌根除治疗可能有效。

(7) 对上述疗效欠佳同时伴有明显的抑郁或焦虑症状者,可使用抗抑郁或抗焦虑药物,如常用的三环类抗抑郁药阿米替林、具有选择性5-羟色胺再摄取抑制作用的抗抑郁药氟西汀等,宜从小剂量开始,注意副作用。

三、药物选择

1. 促胃肠动力药 餐后不适综合征患者首选促胃肠动力药或合用抑酸药。

(1) 甲氧氯普胺(胃复安):为中枢及外周多巴胺受体拮抗剂,同时有轻度的 $5\text{-}HT_4$ 受体激动作用,可促进内源性乙酰胆碱释放,加速胃排空,协调胃、十二指肠运动。常用剂量:10

mg,3～4 次/日。副作用:嗜睡、焦虑及锥体外系症状、高泌乳素血症。

(2) 多潘立酮(吗丁啉):外周多巴胺受体拮抗剂,主要作用于上消化道,能增强胃蠕动、促进胃排空,协调胃、十二指肠运动。常用剂量:10 mg,3 次/日,餐前服用。副作用:口干、头疼等。

(3) 莫沙必利:选择性 5-HT_4 受体激动剂,主要作用于上消化道,能促进乙酰胆碱分泌,且多无多巴胺 D_2 受体拮抗作用。常用剂量:5～10 mg,3 次/日,4 周。较为安全有效。

(4) 依托必利:能通过阻断多巴胺 D_2 受体刺激乙酰胆碱释放,又能抑制乙酰胆碱酯酶对乙酰胆碱的水解,从而发挥促胃肠动力作用。对上消化道选择性较高,在中枢神经系统分布很少。临床研究表明,50 mg、3 次/日用于 FD,患者耐受性好,症状改善率高。

(5) 红霉素:为胃动素受体激动剂,对胃和十二指肠有强促动作用,其胃肠道反应多,常引起恶心、呕吐,一般不作为一线药物。

2. 抑酸药　上腹痛综合征可先选用抑酸药或合用促胃肠动力药。

(1) H_2 受体拮抗剂:雷尼替丁、法莫替丁、西咪替丁。

(2) 质子泵抑制剂:奥美拉唑、兰索拉唑、雷贝拉唑。

3. 抗焦虑及抑郁药　对伴有焦虑、抑郁等精神症状的患者使用抗焦虑、抑郁药物有效。如阿普唑仑 2 mg,1 次/晚或 3 次/日,症状缓解后停用。抗抑郁药包括传统的三环类药物、四环类药物、单胺氧化酶拮抗剂和近来的选择性 5-羟色胺再摄取抑制药(SSRI)。SSRI 副作用少,长期服用较安全。如氟西汀(百忧解)、帕罗西汀(赛乐特),常用剂量为 20 mg,1 次/日,但起效慢(10～15 天),故精神症状重者可加用镇静药物。抗抑郁药疗程不宜太短,症状控制满意后可逐步减量,稳定后再停药。

4. 抗 Hp 药物　对感染 Hp 的 FD 患者进行 Hp 根除治疗,可能有效用药方案:克拉霉素 500 mg,2 次/日+甲硝唑片 200 mg,3 次/日+奥美拉唑 20 mg,2 次/日,疗程 1～2 周。

5. 抗酸药　对 FD 的治疗效果不十分明确,用药方案:氢氧化铝凝胶 10 mL,3 次/日;铝碳酸镁 500 mg,3 次/日。

6. 助消化药物　各种消化酶,微生态制剂。

四、药物指导

(一) 甲氧氯普胺(胃复安)

1. 药理作用　甲氧氯普胺为多巴胺受体拮抗剂,其结构类似普鲁卡因胺,但无麻醉和抑制心脏作用,具有强大的中枢性镇吐作用和胃肠道兴奋作用。甲氧氯普胺主要通过抑制中枢催吐化学感受区(CTZ)中的多巴胺受体而提高 CTZ 的阈值,使传入自主神经的冲动减少,从而呈现强大的中枢性镇吐作用。同时,甲氧氯普胺可抑制胃平滑肌松弛,促使胃肠平滑肌对胆碱能的反应增加,使胃排空加快,增加胃窦部时相活性,同时促使上部的小肠松弛,从而促使胃窦、胃体与上部小肠间的功能协调。食管反流减少则是由甲氧氯普胺使下食管括约肌静止压升高,食管蠕动收缩幅度增加,使食管内容物廓清能力增强所致。此外,甲氧氯普胺尚有刺激催乳素释放作用。

2. 适应证

(1) 用于慢性胃炎、胃下垂伴有胃动力低下和功能性消化不良者,以及由此或其他原因(胆胰疾病、脂肪肝等)引起的腹胀、腹痛、嗳气、烧心及食欲缺乏等症状。

（2）用于纠正迷走神经切除后胃排空延缓所致的胃潴留及解除糖尿病性胃排空功能障碍，也用于反流性食管炎。

（3）用于中枢性呕吐、胃源性呕吐以及脑外伤后遗症、急性颅脑损伤、药物、肿瘤、手术、化疗及放疗引起的恶心和呕吐。

（4）用于缓解海空作业、晕动症等引起的呕吐，减轻偏头痛引起的恶心。

（5）用于十二指肠插管、胃肠钡剂X线检查，可减轻检查时的恶心、呕吐反应，促进钡剂通过，并有助于顺利插管；可增加食管括约肌压力，从而降低全身麻醉时胃肠道反流所致的吸入性肺炎的发生率。

（6）用于幽门梗阻及对常规治疗无效的十二指肠溃疡。

（7）用于胆道疾病和慢性胰腺炎的辅助治疗。

（8）用于硬皮病等结缔组织疾病。

（9）甲氧氯普胺的催乳作用可试用于乳量严重不足的产妇。

3. 用法用量

（1）口服：成人常用量为每次5～10 mg(1～2片)，每日3次。用于糖尿病性胃排空功能障碍患者，于症状出现前30 min口服10 mg(2片)，或于餐前及睡前服5～10 mg(1～2片)，每日4次。成人总剂量每日不得超过0.5 mg/kg。小儿常用量为5～14岁每次用2.5～5 mg(0.5～1片)，每日3次，餐前30 min服，宜短期服用。小儿总剂量每日不得超过0.1 mg/kg。

（2）肌内注射：每次10～20 mg。每天剂量不宜超过0.5 mg/kg，否则易引起锥体外系反应。

（3）静脉滴注：每次10～20 mg。用于不能口服者或治疗急性呕吐。

（4）在肿瘤化疗引起的恶心、呕吐方面一般应用剂量为1～3 mg/kg，每2 h重复一次，口服或肌内注射均可，亦有静脉应用者。有效率可达60%～70%；小剂量为每次10～20 mg，疗效不理想，尤其是对有高度致吐作用的化疗药物如顺铂，一般无效。中、低度化疗药物引起恶心、呕吐时较易控制，可用中小剂量，必要时缓慢加量，直到完全控制恶心、呕吐为止。

4. 不良反应

（1）较常见的不良反应：昏睡、烦躁不安、疲怠无力。

（2）少见的反应：乳腺肿痛、恶心、便秘、皮疹、腹泻、睡眠障碍、眩晕、严重口渴、头痛、容易激动。

（3）用药期间出现乳汁增多，是由于催乳素的刺激所致。

（4）注射给药可引起直立性低血压。

（5）静脉快速给药可出现躁动不安，随即可进入昏睡状态。

（6）甲氧氯普胺大剂量或长期应用可能因拮抗多巴胺受体，使胆碱能受体相对亢进而导致锥体外系反应（特别是年轻人）。主要表现为帕金森综合征，可出现肌束震颤、头向后倾、斜颈、阵发性双眼向上注视、发音困难、共济失调等。

5. 注意事项

（1）肝功能衰竭及肾功能衰竭（因重症慢性肾功能衰竭使用甲氧氯普胺可使发生锥体外系反应的危险性增加）需慎用。

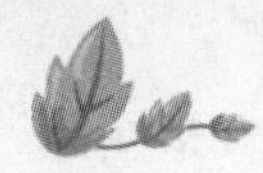

（2）静脉注射时须缓慢。

6. 禁忌证

（1）下列情况禁用：对普鲁卡因或普鲁卡因胺过敏者；癫痫发作的频率与严重性均可因用药而增加；胃肠道出血、机械性肠梗阻或穿孔，可因用药使胃肠道的动力增加，病情加重；嗜铬细胞瘤可因用药出现高血压危象；不能用于因行化疗和放疗而呕吐的乳腺癌患者。

（2）下列情况慎用：肝功能衰竭时，丧失了与血浆蛋白结合的能力；肾功能衰竭，即重症慢性肾功能衰竭，可使锥体外系反应危险性增加，用量应减少。

（二）多潘立酮片

1. 药理作用 本品是外周性多巴胺受体拮抗剂，可促进上胃肠道的蠕动和张力恢复正常，促进胃排空，增加胃窦和十二指肠运动，协调幽门的收缩，同时也能增强食道的蠕动和食道下端括约肌的张力，抑制恶心、呕吐，不影响胃液分泌。

2. 适应证 用于消化不良、腹胀、嗳气、恶心、呕吐。

3. 用法用量 口服，成人每次1片，每日3次，饭前15～30 min服用。

4. 不良反应 临床试验表明本品的不良反应发生率小于7%。大多数不良反应在本品使用过程中消失或被患者耐受。一些较严重的不良反应，如溢乳、男性乳房女性化、女性月经不调均与使用剂量有关，减少剂量或停止用药即可消失。

（1）中枢神经系统：不良反应发生率为4.6%，包括口干（1.9%），头痛或偏头痛（1.2%），失眠、神经过敏、头晕、饥渴感、嗜睡、易怒（发生率均小于1%）。成人极少有锥体外系反应。当血脑屏障未发育完全（如婴儿）或遭到损伤时，不能排除产生中枢不良反应的可能性。

（2）消化系统：不良反应发生率为2.4%，包括腹部痉挛、腹泻、反流、食欲改变、恶心、胃灼热、便秘（发生率均小于1%）。

（3）内分泌系统：不良反应发生率为1.3%，包括面部潮红、乳痛、溢乳、男性乳房女性化、女性月经不调。

（4）皮肤与黏膜：不良反应发生率为1.1%，包括皮疹、瘙痒、荨麻疹、口腔炎、结膜炎。

（5）泌尿系统：不良反应发生率为0.8%，包括尿频、排尿困难。

（6）心血管系统：不良反应发生率为0.5%，包括浮肿、心悸。

（7）肌肉、骨骼：不良反应发生率为0.1%，包括小腿痉挛、四肢乏力。

（8）对实验室参数的影响：升高血清催乳素水平，升高谷草转氨酶（AST）、谷丙转氨酶（ALT）和胆固醇的水平（发生率均小于1.0%）。

（9）其他：不良反应发生率为0.1%，包括药物耐受不良。

5. 注意事项

（1）孕妇慎用，哺乳期妇女使用本品期间应停止哺乳。

（2）建议儿童使用多潘立酮混悬液。

（3）心脏病患者（心律失常）以及接受化疗的肿瘤患者应用时需慎重，有可能加重心律失常。

（4）如服用过量或出现严重不良反应，应立即就医。

（5）对本品过敏者禁用，过敏体质者慎用。

（6）本品性状发生改变时禁止使用。

(7) 请将本品放在儿童不能接触到的地方。

(8) 如正在使用其他药品,使用本品前请咨询医师或药师。

6. 禁忌证

(1) 对本品过敏者禁用。

(2) 增加胃动力有可能产生危险时禁用,如胃肠道出血、机械性梗阻、胃肠道穿孔。

(3) 分泌催乳素的垂体肿瘤(催乳素瘤)、嗜铬细胞瘤、乳腺癌患者禁用。

(4) 禁止与酮康唑口服制剂合用。

(三) 莫沙必利

1. 药理作用 选择性5-羟色胺4(5-HT_4)受体激动剂,能促进乙酰胆碱的释放,刺激胃肠道而发挥促胃肠动力作用,从而改善功能性消化不良患者的胃肠道症状,但不影响胃酸的分泌。

2. 适应证

(1) 用于功能性消化不良伴有胃灼热、嗳气、恶心、呕吐、早饱、上腹胀、上腹痛等消化道症状。

(2) 也可用于胃食管反流性疾病、糖尿病性胃轻瘫及胃部分切除患者的胃功能障碍。

(3) 用法用量:成人常规剂量为口服给药一次5 mg,一日3次,饭前服用。

3. 不良反应

(1) 服用本药后,主要表现为腹泻、腹痛、口干、皮疹、倦怠、头晕、不适、心悸等不良反应。

(2) 此外,尚可出现心电图的异常改变。

(3) 动物生殖毒性研究表明,本药无明显致畸作用,也无致突变作用。

4. 注意事项

(1) 药物对儿童的影响:儿童用药的安全性尚未确定(无使用经验),儿童慎用本药。

(2) 药物对老年人的影响:老年人用药时需注意观察,出现不良反应时应立即给予适当的处理(如减量用药)。

(3) 药物对妊娠的影响:孕妇用药的安全性尚未确定,孕妇应避免使用本药。

(4) 药物对哺乳的影响:哺乳期妇女用药的安全性尚未确定,哺乳期妇女应避免使用本药。

(5) 药物对检验值或诊断的影响:用药后可致嗜酸性粒细胞增多以及血清三酰甘油(TG)、谷丙转氨酶、谷草转氨酶、碱性磷酸酶和γ-谷氨酰转移酶等检验值升高。

(6) 用药前后及用药时监测:治疗过程中应常规做血生化检查,有心血管病史者或联用抗心律失常药的患者应定期做心电图检查。

5. 禁忌证

(1) 对本药过敏者、胃肠道出血者、穿孔者、肠梗阻患者禁用。

(2) 青少年,肝、肾功能不全者,有心力衰竭、传导阻滞、室性心律失常、心肌缺血等心脏病史者,电解质紊乱者(尤其是低钾血症者)慎用。

(四) 雷尼替丁

1. 药理作用 本品能有效地抑制基础胃酸分泌及由五肽胃泌素、组胺和食物刺激所引起的胃酸分泌，其抑酸作用较西咪替丁强 5～12 倍。本品还能抑制胃蛋白酶的分泌，但不影响胃泌素和性激素的分泌。其作用机制为选择性阻断组胺与壁细胞上 H_2 受体的结合，从而抑制胃酸分泌。

2. 适应证 主要用于治疗十二指肠溃疡、良性胃溃疡、术后溃疡、反流性食管炎及卓-艾综合征（胃泌素瘤）、上消化道出血等。

3. 用法用量

(1) 成人：口服每次 150 mg，每日 2 次，早、晚饭时服；对于卓-艾综合征患者，每次 150 mg，每日 3 次，必要时可加至 900 mg/d。

(2) 注射：治疗上消化道出血，可用本品 50 mg 肌内注射或缓慢静脉注射，或以 25 mg/h 的速度间歇静脉滴注 2 h，每日 2 次或 6～8 h 一次。老年人及肾功能不全的患者应适当减少用药剂量。

4. 不良反应

(1) 静脉注射后部分患者出现面部热感、头晕、恶心、出汗及胃刺激；有时在静脉注射部位出现瘙痒、发红；有时还可产生焦虑、兴奋、健忘等。

(2) 对肝有一定毒性，但停药可恢复。

(3) 可降低对维生素 B_{12} 的吸收，长期使用可致维生素 B_{12} 缺乏。

(4) 男性乳房女性化少见。

5. 注意事项

(1) 孕妇及婴儿仅限于绝对必要的病例才应用，8 岁以下儿童禁用。

(2) 与普鲁卡因胺并用，可使普鲁卡因胺的清除率降低。

(3) 可减少肝血流量，与普萘洛尔、利多卡因合用时，可延缓这些药物的作用。

6. 禁忌证 对组胺 H_2 受体拮抗剂过敏者、苯丙酮尿症者、有急性间歇性血卟啉症既往史者、孕妇及哺乳期妇女、8 岁以下儿童禁用。

（五）奥美拉唑

1. 药理作用 奥美拉唑为质子泵抑制剂，是一种脂溶性弱碱性药物。容易浓集于酸性环境中，特异性地作用于胃黏膜壁细胞顶端膜构成的分泌性微管和胞质内的管状泡上，即胃壁细胞质子泵（H^+-K^+-ATP 酶）所在部位，并转化为亚磺酰胺的活性形式，通过二硫键与质子泵的巯基发生不可逆性的结合，从而抑制 H^+-K^+-ATP 酶的活性，阻断胃酸分泌的最后步骤，使胃壁细胞内的 H^+ 不能运转到胃腔中，使胃液中的酸含量大幅度减少。对基础胃酸和刺激引起的胃酸分泌都有很强的抑制作用。

2. 适应证 适用于胃溃疡、十二指肠溃疡、应激性溃疡、反流性食管炎和卓-艾综合征。

3. 用法用量 口服，不可咀嚼。

(1) 消化性溃疡：一次 20 mg（1 片），1～2 次/日。每日晨起吞服或早晚各 1 次，胃溃疡疗程通常为 4～8 周，十二指肠溃疡疗程通常为 2～4 周。

(2) 反流性食管炎：一次 20～60 mg（1～3 片），1～2 次/日。晨起吞服或早晚各 1 次，疗程通常为 4～8 周。

(3) 卓-艾综合征：一次 60 mg（3 片），1 次/日，以后每日总剂量可根据病情调整为 20～120 mg（1～6 片），若一日总剂量需超过 80 mg（4 片）时，应分为 2 次服用。

4. 不良反应 本品耐受性良好，常见不良反应有腹泻、头痛、恶心、腹痛、胃肠胀气及便秘，偶见血清氨基转移酶增高、皮疹、眩晕、嗜睡、失眠等，这些不良反应通常是轻微的，可自行消失，与剂量无关。长期治疗未见严重的不良反应，但在有些病例中可发生胃黏膜细胞增生和萎缩性胃炎。

5. 注意事项

(1) 治疗胃溃疡时，应首先排除溃疡型胃癌的可能，因用本品治疗可减轻其症状，从而延误治疗。

(2) 肝肾功能不全者慎用。

(3) 本品为肠溶片，服用时请注意不要嚼碎，以防止药物颗粒过早在胃内释放而影响疗效。

6. 禁忌证 对本品过敏者、严重肾功能不全者及婴幼儿禁用。

五、功能性消化不良复发的预防与治疗

使患者自觉发现其生活方式或心理定式与疾病的相关性、了解 FD 的生理机制，引导患者通过改善生活方式或以更积极的心态面对社会、生活事件可预防该病的复发。治疗上除药物治疗外，更强调心理及生活方式等综合治疗。

项目二 溃疡性结肠炎

溃疡性结肠炎(UC)，简称溃结，是一种与遗传和环境相关的、病因未明的慢性非特异性结肠炎症，主要受累的部位是结肠黏膜层，且以溃疡为主，多自远端结肠开始，可逆行向近端发展，甚至累及全结肠和末端回肠，呈连续性分布。临床主要表现为腹泻、腹痛和黏液脓血。现有资料显示，亚洲国家人群发病率为 0.4～2.1/10 万人，而北美和欧洲的人群发病率分别为 6～15.6/10 万人和 1.2～20.3/10 万人。亚洲国家的人群患病率为 6～30/10 万人，显著低于欧洲和北美。我国尚缺乏准确的流行病学调查资料，但是近年来发病有增加的趋势。

一、药物治疗原则

UC 的治疗应该基于 UC 的部位和表型、疾病严重程度、有无并发症、个人症状反应、对治疗的耐受性及既往病史、持续时间及一年内的复发次数等确定。

治疗目标如下。

(1) 改善患者一般状况、维持良好状态，提高患者生活质量。

(2) 治疗急性发作，消除症状，将短期和长期不良反应降至最低，减轻肠道炎症，如有可能促使黏膜愈合。

(3) 维持无激素缓解，减少疾病复发次数和减轻严重程度，减少激素依赖。

(4) 防止因并发症住院和手术。

(5) 维持良好的营养状态。

对于轻度远端结肠 UC 患者，局部应用或口服 5-氨基水杨酸类制剂是首选的治疗方案；对于急性重度 UC 患者应该给予静脉糖皮质激素治疗；急性重度 UC 患者给予静脉糖皮质激素治疗 5～7 天后无效患者应该考虑给予环孢素、抗肿瘤坏死因子抗体和手术等二线治疗方案；单独使用抗生素不能诱导疾病缓解；对于激素依赖、激素抵抗患者或者反复复发患者推荐使用巯基嘌呤类药物、生物制剂等免疫调节药物，钙调抑制剂可以作为免疫抑制剂的过

渡疗法、短期使用。

二、药物选择

1. 氨基水杨酸类 氨基水杨酸类药物包括柳氮磺吡啶和5-氨基水杨酸(5-ASA),该类药物适用于慢性期和轻、中度活动期患者,严重肝肾疾病患者、婴幼儿、出血性体质者及对水杨酸敏感者不应使用氨基水杨酸类。结肠脾曲以远的UC患者可以使用氨基水杨酸类栓剂、灌肠剂治疗,具体使用应根据病情决定。栓剂可用于直肠UC患者的治疗,而灌肠剂治疗范围可到达结肠脾曲。局部用药可以直接作用于炎症部位,避免全身副作用。远端UC患者口服氨基水杨酸类制剂也有效,且服药方便,依从性好。氨基水杨酸制剂局部治疗2周临床和内镜缓解可达64%,局部治疗联合口服效果要优于单独口服治疗。

2. 肾上腺皮质激素 对于急性重度UC患者应首选肾上腺皮质激素静脉给药治疗。常用药物有甲基泼尼松龙60 mg/d、氢化可的松300～400 mg/d,静脉滴注。使用肾上腺皮质激素以前应该首先排除感染性结肠炎。对于32项临床试验的meta分析显示使用肾上腺皮质激素治疗的重度UC患者有效率为67%。增大剂量不能提高治疗效果,但是减小剂量疗效会减弱。一次性静脉滴注和静脉持续滴注效果相当。一般用药5天,不超过10天。

3. 环孢素 环孢素是一种强效的钙调免疫抑制剂,通过钙调神经磷酸酶依赖途径抑制活化T细胞产生白细胞介素-2(IL-2)。对于静脉肾上腺皮质激素无效的重度UC患者可使用环孢素诱导疾病缓解。环孢素多采用静脉注射给药,可过渡到口服。环孢素一般作为使用巯基嘌呤类药物前的过渡治疗用药。

4. 巯基嘌呤类药物 包括硫唑嘌呤(AZA)及其衍生物6-巯基嘌呤(6-MP)。两种药物都是通过其代谢产物6-巯基鸟嘌呤(6-TGN)发挥作用的。6-TGN可以抑制DNA和RNA合成,并且可以导致T细胞凋亡。对于激素依赖或者激素治疗复发患者可使用巯基嘌呤类药物治疗。但是此类药物起始治疗后数周或数月才能起效。

5. 生物制剂 主要是英利西单抗(IFX)。目前推荐对于激素依赖且对常规药物治疗无效患者使用英利西单抗。其是第一个应用于炎症性肠病(IBD)尤其是克罗恩病(CD)治疗的抗体,1998年被美国FDA批准应用于中、重度炎症性肠病。IFX是人鼠嵌合性单克隆抗体IgG_1,鼠源性成分占25%,通过与淋巴细胞表面的肿瘤坏死因子(TNF)结合诱导抗体依赖性细胞毒性作用及淋巴细胞凋亡,发挥抗炎作用。初始治疗缓解患者可使用IFX 5 mg/kg,每8周一次,静脉滴注用于维持缓解治疗。两项大规模随机对照临床试验显示对于常规治疗无效的中、重度UC患者第0、2、6周使用IFX,随后每8周一次治疗效果明显高于对照组,54周缓解率明显高于对照组;且使用IFX可以降低结肠切除手术的风险;但是即使每8周一次使用IFX治疗,仅21%～26%患者可以维持无激素缓解。

6. 肠道益生菌 肠道益生菌治疗溃疡性结肠炎已有一些报道,但目前肠道益生菌治疗溃疡性结肠炎的效果还尚待确定。现有的研究中提示可能有效的肠道益生菌制剂包括双歧杆菌、乳酸菌制剂等。

三、药物指导

(一) 柳氮磺吡啶(SASP)

1. 药理作用 在肠道内被该处细菌分解为磺胺吡啶与5-氨基水杨酸。磺胺吡啶对肠道菌群的影响小，起作用的主要是活性的5-氨基水杨酸，后者能抑制前列腺素的合成，从而起抗炎作用。

2. 适应证 主要用于炎症性肠病，如溃疡性结肠炎、非特异性慢性结肠炎等。

3. 用法用量

(1) 成人常用量：口服，初量为一次1～1.5 g，每6～8小时一次。维持量为一次0.5 g，每6 h一次。

(2) 小儿常用量：口服，2岁以上，初量一次按体重5～10 mg/kg，每4 h一次，或按体重10～15 mg/kg，每6 h一次，维持量为按体重7.5～10 mg/kg，每6 h一次。

4. 不良反应

(1) 最需注意的是对造血系统的抑制作用，可发生血小板减少症（严重者引起出血倾向）和白细胞减少症（严重者可发生感染）。

(2) 药物过敏，可引起发热和皮疹，严重者引起皮肤坏死。

(3) 咽痛、吞咽困难。

(4) 磺胺吡啶吸收后可引起排尿困难、结晶尿和血尿。

(5) 罕见的有胰腺炎、男性精子减少或不育症、中毒性肝炎和甲状腺肿大。

5. 注意事项

(1) 交叉过敏，对磺胺药过敏患者对本品也会过敏。

(2) 对呋塞米、磺酰基类、噻嗪类利尿剂、碳酸酐酶抑制剂或水杨酸类过敏者，对本品也会过敏。

(3) 通过胎盘，替代胎儿血浆中与血浆蛋白结合的胆红素，但临床上明显的新生儿高胆红素血症与核黄疸并不多见，原因是母体肝脏有结合胆红素的能力。

(4) 可分泌入乳汁，但其量仅为1%左右。对6-磷酸葡萄糖脱氢酶缺乏的新生儿可能引起溶血性贫血。

6. 禁忌证 下列情况应慎用或禁用。

(1) 血小板、粒细胞减少；肠道或尿路阻塞；6-磷酸葡萄糖脱氢酶缺乏；血紫质病；肝功能损害；肾功能不全等。

(2) 本品容易导致核黄疸，2岁以下小儿禁用。肝、肾病患者慎用。本品可以通过胎盘。在乳汁中也可以测出本品。一般情况下对后代无明显不良影响，但也有较严重的畸形儿的报道。

（二）5-氨基水杨酸

1. 药理作用 本品在包肠衣后于肠中崩解，大部分药物可抵达结肠，作用于炎症黏膜，抑制引起炎症的前列腺素合成和炎症介质白三烯的形成，对肠壁炎症有显著的抗炎作用，对发炎的肠壁结缔组织效果尤佳。

2. 适应证 适用于结肠溃疡、结肠炎的治疗。

3. 用法用量 口服，成人一般用量为1～2片/次，每日3次。对于轻、中度的急症可增加到12片/日，或遵医嘱。

4. 不良反应 与少数不能耐受柳氮磺吡啶的患者类似，主要副作用有恶心、腹泻、腹痛、胃烧灼感、纳差、腹胀、腰痛、便秘、月经不调和个别报道的头痛。以往服用柳氮磺吡啶使结肠炎病情加重者亦应在使用本品前予以考虑。罕有报道出现白细胞减少、血小板减少、中性粒细胞减少、胰腺炎、肝炎、心包炎、心肌炎、牙槽炎、急性间质性肾炎、肾病综合征及肾功能衰竭，停药后各种症状即消失。治疗期间出现肾功能衰竭迹象，应考虑药物导致肾中毒的可能性。未发现在服用柳氮磺吡啶时出现的骨髓抑制、精子量减少及活动度抑制的情况。

5. 注意事项

（1）肾、肝功能不全者慎用。2岁以下儿童不宜使用。

（2）最好整粒吞服，也可掰开或用水冲服；但绝不可嚼碎或压碎。若因故或遗忘漏服一剂量时，应尽快补服或与下次剂量同时补服。

6. 禁忌证 对水杨酸类药有过敏史者禁用。严重的肾功能损害者禁用（肾小球滤过率＜20 mL/min）。

（三）双歧杆菌

1. 药理作用 直接补充人体肠道内正常的生理性细菌，调整肠道菌群、改善肠道微环境；促进机体对营养的分解、吸收，合成机体所需的维生素，激发机体免疫力；抑制肠道中对人体有潜在危害的菌类甚至病原菌，减少肠源性毒素的产生和吸收。

2. 适应证 用于肠道菌群失调症，轻、中度急性腹泻，慢性腹泻，腹胀及便秘等。

3. 用法用量 早晚各服一次。

4. 不良反应 目前尚未发现毒副作用。

5. 禁忌证 尚不明确。

（四）乳酸菌制剂

1. 药理作用 乳酸菌制剂，是指应用鲜牛乳为原料经生物发酵后制备而成的片剂，能调节肠道微生物生态平衡，抑制大肠杆菌、痢疾杆菌等肠道致病菌，防止大肠内蓄积有害物质从而有利于延缓机体的衰老，促进胃肠蠕动与胃液分泌。本品在肠道形成保护层，阻止病原菌、病毒的侵袭；刺激肠道分泌抗体，提高肠道免疫力；选择性杀死肠道致病菌，保护并促进有益菌的生长；调节肠黏膜电解质、水分平衡；促进胃液分泌，增强消化功能。

2. 适应证 可用于年老体弱、消化不良以及肠内异常发酵，急性慢性肠炎，腹泻，痢疾等。

3. 用法用量 嚼服。成人每次1.2～2.4 g（按乳酸菌素计），每日3次。小儿每次0.4～0.8 g（按乳酸菌素计），每日3次。

4. 不良反应

（1）如服用过量或出现严重不良反应，应立即就医。

（2）对本品过敏者禁用，过敏体质者慎用。

（3）本品性状发生改变时禁止使用。

（4）请将本品放在儿童不能接触到的地方。

（5）儿童必须在成人监护下使用。

（6）如正在使用其他药品，使用本品前请咨询医师或药师。

四、溃疡性结肠炎复发的预防与治疗

除初发病例、轻度远端结肠炎患者症状完全缓解后，可停药观察外，所有患者完全缓解后均应继续维持治疗，以防止复发。一般首选氨基水杨酸类制剂口服，糖皮质激素维持治疗的效果，在症状缓解后应逐渐减量，过渡到用氨基水杨酸维持治疗。SASP 的维持治疗剂量多为 2～3 g/d，并同时口服叶酸。亦可使用与诱导缓解相同剂量的 5-ASA 类药物。6-MP 或 AZA 等用于上述药物不能维持或对糖皮质激素依赖者。对于 IFX 诱导缓解者，推荐使用 IFX 维持缓解。

项目三　慢性胃炎

慢性胃炎是一种以多病因所致胃黏膜慢性炎性改变为主的病变。其临床分类为浅表性胃炎（也称非萎缩性胃炎）和萎缩性胃炎，后者又可分为自身免疫性胃炎和多病灶萎缩性胃炎。本病在我国是一种常见病，一般随年龄增长而增加，中年以上多发，男性多于女性。临床治疗的目的在于消除病因、缓解症状，预防、监控异型增生和肠腺化生等恶性转化过程。治疗方法主要为病因防治、抑酸治疗、黏膜保护和促胃肠动力药等综合治疗。

一、药物治疗原则

慢性胃炎应依据患者具体病情如病因、症状特点、急性炎症活动性及其程度、幽门螺杆菌感染状况等综合因素进行治疗。

二、药物选择

1. 抑酸药　包括 H_2 受体拮抗剂和质子泵抑制剂。H_2 受体拮抗剂如西咪替丁、雷尼替丁、法莫替丁、尼扎替丁和罗沙替丁等。质子泵抑制剂如奥美拉唑、兰索拉唑、泮托拉唑、埃索美拉唑和雷贝拉唑等。幽门螺杆菌感染所致的慢性活动性胃炎，应予以抗菌治疗。

2. 黏膜保护剂　如硫糖铝、胶体果胶铋、替普瑞酮、瑞巴派特和铝镁加（或铝碳酸镁片）等。

3. 促胃肠动力药　多潘立酮、莫沙必利和伊托必利等。

三、药物指导

（一）西咪替丁（甲氰咪胍）

1. 药理作用　本品能明显抑制昼夜基础胃酸分泌，也能抑制由食物、组胺、五肽胃泌素、咖啡因与胰岛素等所诱发的胃酸分泌。

2. 适应证

（1）慢性胃炎、消化性溃疡。

（2）胃食管反流性疾病。

（3）胰源性溃疡综合征（卓-艾综合征）。

（4）上消化道溃疡或糜烂引起的出血。

（5）低剂量可预防消化性溃疡复发。

（6）减少全麻手术（包括剖腹产）由于吸入胃内容物而致肺损害的危险。

3. 用法用量　口服，成人 1 次 1 粒，1 日 2 次，24 h 内不超过 4 次。

4. 不良反应　常规剂量不良反应发生率低，严重不良反应少见，且停药后可逆转。一般轻微不良反应包括腹泻、便秘、恶心、头痛、头晕、肌肉痛、一过性皮疹等。极少数有白细胞

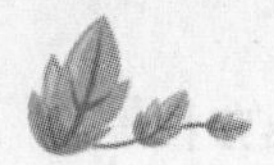

减少及粒细胞缺乏症、肝炎、体温升高、间质性肾炎、胰腺炎及男性乳房发育、血肌酐轻度升高。罕见血小板减少症和再生障碍性贫血、窦性心动过缓、窦性心动过速及心脏阻滞。极少数老年人或有严重疾病患者可出现精神障碍。

5. 注意事项

(1) 本品连续使用不得超过 7 天，症状未缓解请咨询医师或药师。

(2) 儿童、老年患者应在医师指导下使用。

(3) 下列情况慎用：严重心脏及呼吸系统疾病、系统性红斑狼疮、器质性脑病、肝肾功能损害。

(4) 如服用过量或出现严重不良反应，应立即就医。

(5) 对本品过敏者禁用，过敏体质者慎用。

(6) 本品性状发生改变时禁止使用。

(7) 请将本品放在儿童不能接触到的地方。

(8) 儿童必须在成人监护下使用。

(9) 如正在使用其他药品，使用本品前请咨询医师或药师。

6. 禁忌证 孕妇及哺乳期妇女禁用。

(二) 替普瑞酮

1. 药理作用 本药为一种萜烯类化合物，具有组织修复作用，特别能强化抗溃疡作用。

2. 适应证

(1) 急性胃炎、慢性胃炎急性加重期，胃黏膜病变(糜烂、出血、潮红、浮肿)的改善。

(2) 胃溃疡。

3. 用法用量 口服给药：每次 1 粒胶囊(50 mg)或颗粒剂 0.5 g(含本药 50 mg)，每天 3 次，均于饭后 30 min 内服用。可根据年龄、症状酌情增减。

4. 不良反应 本药不良反应的发生率约为 2.22%，一般停药后即可消失。

(1) 消化系统：可出现便秘、腹胀、腹泻、口渴、恶心、腹痛等症状，也可出现谷草转氨酶及谷丙转氨酶轻度升高。

(2) 精神/神经系统：可出现头痛等症状。

(3) 皮肤：可出现皮疹、全身瘙痒等症状。

(4) 其他：有时会出现血清总胆固醇(TC)升高、上睑发红或发热等症状。

5. 注意事项 出现皮疹、全身瘙痒等皮肤症状时，应停止用药。

6. 禁忌证 孕妇、哺乳期妇女、儿童禁用。

(三) 瑞巴派特

1. 药理作用 本品为胃黏膜保护剂。有预防溃疡发生和促进溃疡愈合的作用，可增加胃黏膜血流量、前列腺素 E_2 的合成和胃黏液分泌。可清除氧自由基，促进消化性溃疡的愈合及炎症的改善。

2. 适应证

(1) 可促进溃疡愈合。

(2) 急性胃炎、慢性胃炎的急性加重期胃黏膜病变(糜烂、出血、充血、水肿)的改善。

3. 用法用量

(1) 胃溃疡：通常成人一次 0.1 g(1 片)，一天 3 次，早、晚及睡前口服。

(2) 急性胃炎、慢性胃炎的急性加重期胃黏膜病变(糜烂、出血、充血、水肿)的改善:通常成人一次 0.1 g(1片),一天 3 次,口服。

4. 不良反应 腹胀、便秘等。据资料报道服用瑞巴派特后,可出现口渴、头晕、恶心、呕吐、胃灼热、嗳气、腹痛、腹泻、喉部异物感、肝功能异常、乳房发胀、溢乳、月经紊乱及过敏症状(瘙痒、皮疹、湿疹)。

5. 注意事项

(1) 本品用于孕妇时,必须认真权衡利弊。哺乳期妇女服用本品期间应停止哺乳。

(2) 老年患者慎用。本品对儿童的安全性尚未确定。

(3) 服药期间若出现瘙痒、皮疹或湿疹等过敏反应,应立即停药。

6. 禁忌证

(1) 对瑞巴派特过敏者。

(2) 哺乳期妇女。

(四) 胶体果胶铋

1. 药理作用 口服后可在胃黏膜上形成一层保护性薄膜,并能刺激胃黏膜上皮细胞分泌黏液,增加对黏膜的保护作用。此外,能杀灭幽门螺杆菌,促进胃炎愈合。

2. 适应证 用于慢性胃炎及缓解胃酸过多引起的胃痛、胃灼热(烧心)、反酸。

3. 用法用量 口服。成人一次 3 粒,一日 4 次,餐前 1 h 及睡前服用。

4. 不良反应 服用本品后,粪便可呈无光泽的黑褐色,但无其他不适,当属正常反应,停药后 1～2 天内粪便色泽转为正常。

5. 注意事项

(1) 本品连续使用不得超过 7 天,症状未缓解,请咨询医师或药师。

(2) 儿童用量请咨询医师或药师。

(3) 服用本品期间不得服用其他铋制剂,且本品不宜长期大量服用。

(4) 如服用过量或出现严重不良反应,应立即就医。

(5) 对本品过敏者禁用,过敏体质者慎用。

(6) 本品性状发生改变时禁止使用。

(7) 请将本品放在儿童不能接触到的地方。

(8) 儿童必须在成人监护下使用。

(9) 如正在使用其他药品,使用本品前请咨询医师或药师。

6. 禁忌证 严重肾功能不全者及孕妇禁用。

(五) 铝碳酸镁

1. 药理作用 本品是抗酸药,含有人工合成、同于天然物质的单一活性成分铝碳酸镁。它直接作用于病变部位,不吸收进入血液。能改善和缓解胃部疾病,如迅速中和胃酸,并保持很长一段时间;同时,可逆性、选择性地结合胆酸;持续阻止胃蛋白酶对胃的损伤并增强胃黏膜保护因子的作用。

2. 适应证

(1) 适用于慢性胃炎。

(2) 适用于与胃酸有关的胃部不适症状,如胃痛、胃灼热(烧心)、酸性嗳气、饱胀等。

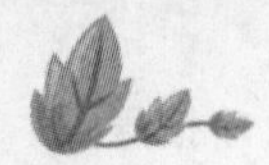

3. 用法用量　成人每次1～2片，每日3次。餐后1 h咀嚼后服用。

4. 不良反应　本药不良反应少而轻微，仅少数患者有胃肠道不适、消化不良、呕吐、大便次数增多或糊状大便，个别有腹泻、口干和食欲不振。

5. 注意事项

(1) 本品连续使用不得超过7天，症状未缓解时，请咨询医师或药师。

(2) 儿童用量请咨询医师或药师。

(3) 急腹症患者应在医师指导下使用。

(4) 妊娠期头3个月孕妇，严重心、肾功能不全者，高镁血症、高钙血症者慎用。

(5) 如服用过量或出现严重不良反应，应立即就医。

(6) 对本品过敏者禁用，过敏体质者慎用。

(7) 本品性状发生改变时禁止使用。

(8) 请将本品放在儿童不能接触到的地方。

(9) 儿童必须在成人监护下使用。

(10) 如正在使用其他药品，使用本品前请咨询医师或药师。

6. 禁忌证

(1) 对本品过敏者禁用。

(2) 妊娠期头3个月，严重心、肾功能不全者，高镁血症、高钙血症者慎用。

四、慢性胃炎伴急性炎症复发的预防与治疗

1. 根除幽门螺杆菌治疗　目前已证实幽门螺杆菌感染是慢性胃炎致病因素之一，根除幽门螺杆菌感染是预防慢性胃炎伴有急性炎症活动复发的重要措施。

推荐的一线治疗方案：选择一种质子泵抑制剂和任意2种相关抗生素(阿莫西林、克拉霉素、甲硝唑)组成三联疗法，或加用铋剂组成四联疗法。

2. 症状控制维持治疗　间歇或按需治疗：即症状自我控制，出现症状时短期治疗或症状复发时再治疗；对于间断性症状发作的患者，应用H_2受体拮抗剂和黏膜保护剂治疗。如西咪替丁400 mg，雷尼替丁150 mg，法莫替丁20 mg，尼扎替丁150 mg，均须睡前服用1次，硫糖铝10 g，每日2次，一般持续时间为在症状控制后1周即可。由于西咪替丁副作用较大，一般尽可能应用其他同类药物替代；对于反酸和胃灼热(烧心)症状较重者，服用H_2受体拮抗剂不能缓解时，可选用PPI治疗，如奥美拉唑10～20 mg，口服，每日1次，根据症状控制情况，连续治疗数日至2周后，逐渐减量并停止服药。

3. 门诊随访观察

(1) 一般患者门诊随访观察：门诊复诊时，医师需要了解患者症状复发和缓解情况，并了解患者药物治疗中发生的不良反应，指导患者后续治疗与观察等。建立档案记录在册或输入微型计算机进行分病种网络式管理。

(2) 高危人群随访与癌变监控：如果内镜检查与黏膜活检证实为慢性萎缩性胃炎，特别是中度以上萎缩性胃炎，并伴有中度以上异型增生和肠腺化生者，需动态观察黏膜病变发展与变化，定期复查内镜，至少每6个月门诊1次。

(3) 如有可疑病变或恶性发展趋势，应及时采取染色内镜、放大内镜、显微内镜和超声内镜检查，并适当缩短随访时间。

(4) 对于微小胃癌、小胃癌等早期胃癌,在超声内镜检查了解病变范围和深度基础上,对比较表浅(黏膜层内)和直径小于 5 cm 者,可行内镜下局部黏膜切除治疗,术后继续定期随访观察。

(5) 门诊随访医师对临床治疗评估:门诊随访医师还需要对患者病后综合治疗进行评估,并提出生活调理、后续治疗指导意见。

4. 生活调理指导

(1) 提倡乐观生活态度,保持健康生活方式。

(2) 预防幽门螺杆菌反复感染。

(3) 饮食调节:避免长期摄入粗糙和刺激性食物,或摄入过热饮料、酗酒、咸食和含有稳定剂或防腐剂的食物。对伴有肠腺化生或异型增生者,可补充维生素 C、维生素 A、叶酸和 β 胡萝卜素等,以促使其逆转。

(4) 避免精神紧张、失眠等应激因素和吸烟。应激因素和过度吸烟等均可直接损伤胃黏膜。

(5) 避免长期服用对胃黏膜有损伤的药物,如吲哚美辛、阿司匹林、保泰松、肾上腺皮质激素、钾、碘和铁等药物。

(6) 如果患有其他疾病需要长期服用上述药物者,需要在专科医师指导下加服质子泵抑制剂辅助治疗,预防胃黏膜糜烂和炎症。

(7) 积极预防和治疗口腔、扁桃体及鼻窦慢性感染,避免细菌或毒素吞入胃内,也可引发慢性胃炎。

项目四　十二指肠溃疡

十二指肠溃疡(DU)是一种由多种病因导致十二指肠黏膜炎症和坏死并发生局部黏膜缺损的常见病,也是一种全球性多发病。不同年龄均可发生,多见于青壮年,男女之比为 2.5∶1。与季节有关,秋冬季高发。其发病机制为多种侵袭性致病因素作用和胃黏膜屏障之间平衡失调所致,其中侵袭性致病因素增强可能为本病发生的主要因素。治疗以病因预防、抑酸治疗和黏膜保护综合治疗为主。大多数可以临床治愈,少数病例可发生上消化道出血、穿孔和失血性休克。

一、药物治疗原则

缓解患者症状,促进溃疡愈合,预防并发症发生和溃疡再次复发。

二、药物选择

1. DU 合并 Hp 感染　应予以根除 Hp 治疗。推荐的一线治疗方案:选择一种质子泵抑制剂加任意 2 种相关抗生素(阿莫西林、克拉霉素、甲硝唑)组成三联疗法,或加用铋剂组成四联疗法。

2. 抑酸药物　包括 H_2 受体拮抗剂和 PPI。

3. 黏膜保护剂　如硫糖铝、胶体果胶铋、替普瑞酮和铝镁加(或铝碳酸镁片)等。

三、药物指导

（一）硫糖铝

1. 药理作用 硫糖铝是蔗糖酯和氢氧化铝的复合物，是一种胃黏膜保护剂，能与胃蛋白酶结合，抑制该酶分解蛋白质。能与胃黏膜的白蛋白及纤维蛋白结合形成保护膜覆盖于溃疡面，阻止胃酸、胃蛋白酶和胆汁酸的渗透、侵蚀，从而有利于黏膜再生和溃疡愈合。本品还能吸附唾液中的表皮生长因子，浓集于溃疡面，促进溃疡愈合。也能刺激前列腺素的合成，刺激表面上皮分泌碳酸氢盐，对细胞起保护作用。口服后胃肠仅吸收5%，作用维持5 h，主要从粪便排出，少量以双糖硫酸盐形式自尿中排出。在治疗消化性溃疡时，本药与 H_2 受体拮抗剂的疗效无显著差异，但前者可降低溃疡病的复发率。另外，两者均可有效地预防上消化道出血的发生，且效果相当。

2. 适应证 常用于胃及十二指肠溃疡、慢性胃炎及缓解胃酸过多引起的胃痛、胃灼热（烧心）、反酸。

3. 用法用量

（1）口服：每次1 g，每日3～4次，饭前1 h及睡前服用。

（2）混悬剂：10 mL，每日2次，疗程4～6周，最长不宜超过8周。

4. 不良反应 毒性极小，常见便秘。少见或偶见腰痛、腹泻、口干、消化不良、恶心、胃痉挛、眩晕、昏睡、皮疹及瘙痒等。长期及大剂量使用本药可引起低磷血症，可能出现骨软化。

5. 注意事项

（1）若出现便秘可加服镁乳。

（2）胃痛剧烈可与溴丙胺太林等合用，效果更佳。

（3）硫糖铝在餐前1 h或睡前服用效果好。

（4）不宜与多酶片合用，以免疗效降低。

（5）硫糖铝可减少西咪替丁的吸收而影响疗效，也可干扰脂溶性维生素的吸收，应注意。

（6）防潮，密闭保存。

（7）肝肾功能不全者及孕妇、哺乳期妇女慎用。

6. 禁忌证 尚不明确。

（二）治疗幽门螺杆菌感染的“三联疗法”“四联疗法”

幽门螺杆菌感染是引起慢性胃炎，胃、十二指肠溃疡最常见的原因，也是诱发胃癌的重要原因之一。一旦发现Hp感染，原则上应服药将其根除。Hp对抗菌药有较大的抵抗力，单种药物治疗成功率不超过50%，只有几种抗菌药合用才有较高的成功率，所谓“三联治疗方案”或“三联疗法”是指选用1种质子泵抑制剂或者枸橼酸铋加2种抗菌药连续服用10～14日，而“四联疗法”则是使用1种质子泵抑制剂＋枸橼酸铋＋2种抗菌药。医师根据患者情况和各自用药习惯开出具体处方。Hp感染被成功根除的标准是停药1个月以上复查阴转（不影响Hp的药不必停）。

治疗幽门螺杆菌感染需注意以下几点。

(1) 呋喃唑酮会致尿色极黄，枸橼酸铋则致舌苔和大便发黑，此非副作用，不必恐慌。

(2) 枸橼酸铋的品名有多种，如果胶铋、丽珠得乐等，说明书上介绍的用药次数一般是 4 次/日。但为了服药方便，一般将 4 次药量分成早、晚 2 次服用。

(3) 蚕豆病患者不能使用本方案，因呋喃唑酮有致溶血的风险。蚕豆病即葡萄糖-6-磷酸脱氢酶缺乏症(G-6-PD 缺乏症)。

四、十二指肠溃疡复发的预防与治疗

1. 根除 Hp 治疗 目前已证实 Hp 感染是溃疡复发的重要因素，Hp 阳性的 DU 患者年复发率为 58%，而 Hp 阴性患者年复发率仅为 2.6%。根除 Hp 可明显降低溃疡的复发率。

2. 溃疡愈合后维持治疗 间歇或按需治疗即症状自我控制，出现症状时短期治疗或溃疡复发时再治疗。

3. 长期间断预防性治疗 对于间断性症状发作的患者，应用 H_2 受体拮抗剂和黏膜保护剂治疗。通常应用溃疡活动期治疗剂量的半量。如西咪替丁 400 mg，雷尼替丁 150 mg，法莫替丁 20 mg，尼扎替丁 150 mg，均须睡前服用 1 次，由于西咪替丁副作用较大，一般尽可能应用其他同类药物替代。硫糖铝 1 g，口服，每日 2 次，一般持续时间为 1～2 年。对于溃疡愈合后，反酸和胃灼热症状较重者，服用 H_2 受体拮抗剂不能缓解时，可选用 PPI 治疗，如奥美拉唑 10～20 mg，口服，每日 1 次，连续治疗 2 周逐渐停药(注：或应用其他疗效基本相当的 PPI)。

项目五 胃食管反流病

胃食管反流病(GERD)是由于胃、十二指肠内容物反流至食管引起的胃灼热等反流症状或组织损害，常合并食管炎。根据 2006 年 8 月中国胃食管反流病专家共识意见，GERD 可分为下面三种类型：非糜烂性反流病(NERD)、糜烂性食管炎(EE)和 Barrett 食管(BE)。NERD 是指存在反流相关的不适症状，但内镜下未见 Barrett 食管及食管黏膜破损；EE 是指内镜下可见食管远端黏膜破损；BE 是指食管远端的鳞状上皮被柱状皮取代。在 GERD 的三种疾病形式中，NERD 最常见，EE 可以合并食管狭窄、溃疡和消化道出血，BE 有可能发展为食管腺癌。这三种疾病形式之间相互关联及进展的关系需要进一步研究。

一、药物治疗原则

减轻或消除胃食管反流的症状、预防和治疗重要并发症、防止胃食管反流的复发。

二、药物选择

1. 质子泵抑制剂 口服用药：奥美拉唑镁肠溶片、兰索拉唑胶囊、泮托拉唑钠肠溶胶囊、埃索美拉唑镁肠溶片、雷贝拉唑钠肠溶片。

2. H_2 受体拮抗剂 口服用药：法莫替丁片、盐酸雷尼替丁片、尼扎替丁胶囊、罗沙替丁醋酸钠、西咪替丁片。

3. 抗酸药 口服用药：铝碳酸镁片、硫糖铝片、氢氧化铝片、碳酸氢钠片。

4. 胃肠道动力药 口服用药：多潘立酮片、枸橼酸莫沙必利片、红霉素肠溶片、盐酸伊

托必利片。

5. 伊托必利、受体激动剂巴氯芬、CCK拮抗剂、NO合成酶抑制剂 均可减少一过性食管括约肌松弛(TLESR),从而减少胃食管反流。

三、药物指导

(一) 埃索美拉唑镁肠溶片

1. 药理作用 埃索美拉唑是奥美拉唑的S异构体,通过特异性的靶向作用机制减少胃酸分泌,为壁细胞中质子泵的特异性抑制剂。作用部位和机制:埃索美拉唑呈弱碱性,在壁细胞泌酸微管的强酸环境中浓集并转化为活性形式,从而抑制该部位的质子泵,对基础胃酸分泌和刺激的胃酸分泌均有抑制作用。

2. 适应证

(1) 本品用于胃食管反流病,包括糜烂性食管炎的治疗,已经治愈的食管炎患者防止复发的长期维持治疗,胃食管反流病的症状控制。

(2) 本品与适当的抗菌药联合应用根除幽门螺杆菌,并且能使与幽门螺杆菌感染相关的十二指肠溃疡愈合,防止与幽门螺杆菌相关的消化性溃疡复发。

3. 用法用量 药片应和液体一起整片吞服,而不应当咀嚼或压碎。

(1) 对于存在吞咽困难的患者,可将片剂溶于半杯不含碳酸盐的水中(不应使用其他液体,因肠溶包衣可能被溶解),搅拌,直至片剂完全崩解,立即或在30 min内服用,再加入半杯水漂洗后饮用。微丸绝不应被嚼碎或压破。

(2) 对于不能吞咽的患者,可将片剂溶于不含碳酸盐的水中,并通过胃管给药。重要的是应仔细检查选择的注射器和胃管的合适程度。通过胃管给药,将片剂放入合适的注射器,并加入约25 mL水及5 mL空气。有时需要50 mL水,以防止管子被微丸堵塞。立即振摇注射器约2 min使片剂溶解。使注射器尖端朝上,确认尖端未被堵塞。将注射器插入管中,并保持此位置。振摇注射器,使尖端朝下。立即注射5～10 mL入管。注射后翻转注射器并振摇(注射器必须保持尖端朝上,以免尖端堵塞)。使注射器尖端朝下,立即再向管中注射5～10 mL,重复此步骤,直到注射器中无液体。如需要洗下注射器剩余的残留物,重复振摇注射器步骤,向注射器中加入25 mL水及5 mL空气,有时需要50 mL水。

(3) 胃食管反流病用法用量如下。

①糜烂性食管炎的治疗:40 mg,每日1次,连服4周。

②对于食管炎未治愈或持续有症状的患者建议再服药治疗4周。

③已经治愈的食管炎患者防止复发的长期维持治疗:20 mg,每日1次。

④胃食管反流病的症状控制:没有食管炎的患者20 mg,每日1次。如果用药4周症状未获控制,应对患者做进一步检查。一旦症状消除,随后的症状控制可采用按需疗法,即需要时口服20 mg,每日1次。

(4) 与适当的抗菌药联合应用根除幽门螺杆菌,并且使与幽门螺杆菌相关的十二指肠溃疡愈合,预防与幽门螺杆菌相关的消化性溃疡复发。埃索美拉唑镁肠溶片20 mg+阿莫西林1 g+克拉霉素500 mg,每日2次,共7日。

4. 不良反应 在埃索美拉唑的临床试验中已确定或怀疑有下列不良反应,这些反应均没有剂量相关性。

(1) 中枢和外周神经系统：感觉异常、嗜睡、失眠、眩晕。可逆性精神错乱、激动、易攻击、抑郁和幻觉，主要存在于严重疾病患者。

(2) 内分泌：男性乳房女性化。

(3) 胃肠道：口腔炎和胃肠道念珠菌病。

(4) 血液学：白细胞减少症、血小板减少症、粒细胞缺乏症、全血细胞减少症。

(5) 肝脏：肝性脑病（先前有严重肝病者）；黄疸或非黄疸性肝炎；肝功能衰竭。

(6) 肌肉骨骼：关节痛、肌无力和肌痛。

(7) 皮肤：皮疹、光过敏、多形性红斑、史蒂文斯-约翰逊综合征、中毒性上皮坏死、脱发。

(8) 其他不适：发热，支气管痉挛，间质性肾炎，多汗、外周水肿、视力模糊、味觉障碍和低钠血症等。

5. 注意事项

(1) 当出现任何报警症状（如显著的非有意识的体重减轻、反复呕吐、吞咽困难、呕血或黑便），怀疑有胃溃疡或已患有胃溃疡时，应排除恶性肿瘤，因为使用埃索美拉唑镁肠溶片治疗可减轻症状，延误诊断。

(2) 长期使用该药治疗的患者（特别是使用1年以上者）应定期进行监测。

(3) 应告知按需治疗的患者，在其症状特征改变时与医师联系。在按需用药治疗时，应考虑由于埃索美拉唑血药浓度的波动而可能产生的药物相互作用。

(4) 当埃索美拉唑用于根除幽门螺杆菌的治疗时，应考虑三联疗法中所有成分的可能的药物相互作用。克拉霉素是CYP3A4的有效抑制剂，因此当三联疗法的患者同时服用其他也经CYP3A4代谢的药物，如西沙必利时，应考虑克拉霉素的禁忌和相互作用。

(5) 伴有罕见的遗传性疾病，如果糖耐受不良，葡萄糖-半乳糖吸收障碍或蔗糖酶-异麦芽糖酶不足的患者，不可服用本品。

(6) 肾功能损害：肾功能损害的患者无须调整剂量。对于严重肾功能不全的患者，由于使用该药的经验有限，治疗时应慎重。

(7) 肝功能损害：轻到中度肝功能损害的患者无须调整剂量。对于严重肝功能损害的患者，埃索美拉唑镁肠溶片的剂量不应超过20 mg。

(8) 对驾驶和使用机器能力的影响：尚未观察到这方面的影响。

6. 禁忌证 已知对埃索美拉唑、其他苯并咪唑类化合物或本品的任何其他成分过敏者禁用。

（二）雷贝拉唑钠肠溶片

1. 药理作用 雷贝拉唑钠属于抑制分泌的药物，是苯并咪唑的替代品，无抗胆碱及拮抗H_2受体特性，但可附着在胃壁细胞表面通过抑制H^+-K^+-ATP酶来抑制胃酸的分泌。此酶系统被看作是酸质子泵，故雷贝拉唑钠作为胃内的质子泵抑制剂阻滞胃酸的产生，此作用是剂量相关性的。

2. 适应证 胃溃疡、十二指肠溃疡、吻合口溃疡、反流性食管炎、卓-艾综合征。辅助用于胃溃疡或十二指肠溃疡患者根除幽门螺杆菌。

3. 用法用量 通常，成人每日口服1次雷贝拉唑钠10 mg，根据病情也可每日口服1次20 mg。在一般情况下，胃溃疡、吻合口溃疡、反流性食管炎的疗程为8周，十二指肠溃疡的疗程为6周。

4. 不良反应

（1）用本品开始治疗之前应排除存在癌症的可能性。尽管在年龄和性别匹配的轻、中度肝脏损伤患者与正常者的对照研究中，未见到明显与药物相关的安全问题，但是重度肝损伤患者初次使用本品治疗时，医师建议要特别注意。

（2）服用本品时，应定期进行血液检查及血液生化检查（如肝酶检查），如发现异常，即停止用药，并进行及时处理。

（3）肝功能损伤的患者慎用。

5. 注意事项

（1）患者在治疗期间应注意观察，累积剂量尽可能保持在疾病治疗所要求的最低剂量。

（2）雷贝拉唑钠治疗胃或食管疾病前，应排除胃或食管恶性病变的可能性。

（3）长期治疗的患者（尤其是治疗超过1年的）应定期监测。

（4）患者应注意雷贝拉唑钠肠溶片不能咀嚼或压碎，应整片吞服。

（5）有药物过敏史的患者慎用本品，另外，有肝硬化患者服药后出现神经系统不良反应的报告，因此肝功能损伤患者用药时应慎重。

6. 禁忌证

（1）对雷贝拉唑钠、苯并咪唑代谢产物或辅料过敏者。

（2）孕妇和哺乳期妇女禁用。

四、食管反流病复发的预防与治疗

1. 预防策略　GERD是慢性复发性疾病，停用抗酸药1年内有50%～80%的GERD患者复发，因此GERD的治疗是一个长期过程。目前有2种方式，一是最小量维持治疗，在正规治疗8周，食管炎症愈合后开始，用能控制症状的最小剂量长期维持，该方法临床控制效果好，患者满意度高，而且不增加患者总体医疗费用，是近年来提倡的长期维持治疗方法；二是按需治疗，对于NERD患者，建议在症状出现、需要用药时治疗，治疗时间一般为5～14日。

2. 门诊随访观察

（1）门诊随访观察时间：如果内镜检查未发现不典型增生，可在3～5年复查内镜，低度不典型增生患者需半年或1年复查胃镜，而高度不典型增生患者，根据患者情况，可选择食管处行内镜下射频消融治疗，也可加强随访。

（2）门诊随访观察内容：门诊复诊医师需要了解患者发病症状、缓解和治疗时间、是否发生并发症及药物不良反应。

（3）门诊随访医师对临床治疗评估：门诊随访医师还需要对患者病后与治疗后生活质量进行评估，并进行生活调理、后续治疗指导。

3. 生活指导

（1）提倡乐观生活态度和保持健康生活方式。

（2）体育锻炼、缓解精神压抑和紧张。

（3）戒烟、戒酒、遵医嘱服药。

（4）避免导致复发的饮食因素，如辛辣食物、刺激性饮料等。

（5）避免服用降低LES压力的药物，如果不能避免，需要在医师指导下，同时服用适量抑酸药及促进肠道蠕动药物。

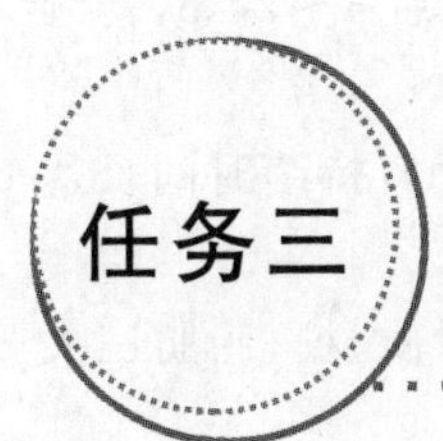

任务三 内分泌科疾病常用药物治疗指导

项目一 1型糖尿病

糖尿病是一组由于胰岛素的分泌或作用缺陷或两者的共同缺陷引起碳水化合物、脂肪、蛋白质代谢紊乱，以慢性高血糖为特征的综合征。其经历正常血糖、糖耐量受损或空腹血糖受损、高血糖阶段。1型糖尿病为糖尿病中常见的一种类型，约占所有糖尿病的10%。是由于自身免疫过程破坏胰岛B细胞，使胰岛素分泌很少或无分泌所导致的高血糖或不明原因所致的胰岛B细胞受损并有酮症酸中毒倾向，但有明确原因（囊型纤维化、胰腺炎、胰腺癌等）的除外。其特点是完全依赖外源性胰岛素维持生存。与其发病相关的因素主要是以易感人群为背景的病毒感染、化学物质所致的胰岛B细胞破坏和功能损害，胰岛素缺乏。目前认为此病为终生性疾病，尚不能根治，但合理的治疗可以显著改善患者的生活质量，延长其寿命。

一、药物治疗原则

(1) 1型糖尿病患者良好的血糖控制可以延缓糖尿病慢性并发症的发生和发展。

(2) 1型糖尿病患者体内胰岛素绝对缺乏，基本或完全需要靠外源性胰岛素来维持体内血糖的代谢和其他体内需要胰岛素的生命活动，需终生使用胰岛素维持生命。

(3) 对1型糖尿病患者，应该尽早开始行胰岛素治疗，在加强血糖监测的基础上，控制好全天的血糖，保护胰岛B细胞残存的功能。

二、药物选择

1型糖尿病患者尤其是青少年、儿童，无论是否有酮症酸中毒都必须终生坚持胰岛素替代治疗。胰岛素产品和制剂：据胰岛素的来源可分为动物胰岛素和基因重组人胰岛素；根据药物代谢动力学可分为速效、短效、中效、长效胰岛素。

三、药物指导——胰岛素

1. 分类 按药效时间长短分类。

(1) 超短效：注射后15 min起作用，高峰浓度在给药后1～2 h。

(2) 短效（速效）：注射后30 min起作用，高峰浓度在给药后2～4 h，持续5～8 h。

(3) 中效（低鱼精蛋白锌胰岛素）：注射后2～4 h起效，高峰浓度在给药后6～12 h，持续

24～28 h。

(4) 长效(鱼精蛋白锌胰岛素):注射后 4～6 h 起效,高峰浓度在给药后 4～20 h,持续 24～36 h。

(5) 预混:即将短效与中效预先混合,可一次性注射,且起效快(30 min),持续时间长达 16～20 h。

2. 药理作用 胰岛素主要作用在肝脏、肌肉及脂肪组织,控制着蛋白质、糖、脂肪三大营养物质的代谢和储存。

(1) 对糖代谢的影响:能加速葡萄糖的利用和抑制葡萄糖的生成,即使血糖的去路增加而来源减少,于是血糖降低。

①加速葡萄糖的利用:胰岛素能提高细胞膜对葡萄糖的通透性,促进葡萄糖由细胞外转运到细胞内,为组织利用葡萄糖提供有利条件,又能促进葡萄糖激酶(肝内)和己糖激酶(肝外)的活性,促进葡萄糖转变为6-磷酸葡萄糖,从而加速葡萄糖的酵解和氧化;并在糖原合成酶作用下促进肝糖原和肌糖原的合成和储存。

②抑制葡萄糖的生成,能抑制肝糖原分解为葡萄糖,以及抑制甘油、乳酸和氨基酸转变为糖原,减少糖原的异生。

(2) 对脂肪代谢的影响:促进脂肪的合成和储存,抑制脂肪的分解。糖尿病时糖代谢障碍,脂肪大量动员,产生大量游离脂肪酸在肝脏氧化成乙酰辅酶 A,然后变为酮体,若酮体产生过多则出现酮血症。胰岛素能抑制脂肪分解,并促进糖的利用,从而抑制酮体产生,纠正酮血症。

(3) 对蛋白质代谢的影响:促进蛋白质的合成,阻止蛋白质的分解。

(4) 胰岛素可促进钾离子和镁离子穿过细胞膜进入细胞内;可促进脱氧核糖核酸(DNA)、核糖核酸(RNA)及三磷酸腺苷(ATP)的合成。

另外,葡萄糖在红细胞及脑细胞膜的进出,葡萄糖在肾小管的重吸收以及小肠黏膜上皮细胞对葡萄糖的吸收,都不受胰岛素的影响。胰岛素作用的靶细胞主要有肝细胞、脂肪细胞、肌肉细胞、血细胞、肺脏和肾脏的细胞、睾丸细胞等。

3. 适应证

(1) 1 型糖尿病。

(2) 2 型糖尿病有严重感染、外伤、大手术等严重应激情况,以及合并心脑血管疾病、肾脏或视网膜病变等。

(3) 糖尿病酮症酸中毒、高血糖非酮症性高渗性昏迷。

(4) 长病程 2 型糖尿病血浆胰岛素水平确实较低,经合理饮食、体力活动和口服降糖药治疗控制不满意者,2 型糖尿病具有口服降糖药禁忌,如妊娠、哺乳等。

(5) 成年或老年糖尿病患者发病急、体重显著减轻伴明显消瘦。

(6) 妊娠糖尿病。

(7) 继发于严重胰腺疾病的糖尿病。

(8) 对严重营养不良、消瘦、顽固性妊娠性呕吐、肝硬化初期可同时静脉滴注葡萄糖和小剂量胰岛素,以促进组织利用葡萄糖。

4. 用法用量

(1) 皮下注射:一般每日 3 次,餐前 15～30 min 注射,必要时睡前加注 1 次小量。剂量根据病情、血糖、尿糖确定，由小剂量（视体重等因素每次 2～4 U）开始，逐步调整。1 型糖尿病患者每日胰岛素需用总量多介于每公斤体重 0.5～1 U，根据血糖监测结果调整。2 型糖尿病患者每日需用总量变化较大，在无急性并发症情况下，敏感者每日仅需 5～10 U，一般约 20 U，肥胖、对胰岛素敏感性较差者需要量可明显增加。在有急性并发症（感染、创伤、手术等）情况下，对 1 型及 2 型糖尿病患者，应每 4～6 h 注射一次，剂量根据病情变化及血糖监测结果调整。

（2）静脉注射：主要用于糖尿病酮症酸中毒、高血糖高渗性昏迷的治疗。可静脉持续滴入，成人每小时 4～6 U，小儿按每小时 0.1 U/kg，根据血糖变化调整剂量；也可首次静脉注射 10 U 加肌内注射 4～6 U，根据血糖变化调整。病情较重者，可先静脉注射 10 U，继之以静脉滴注，当血糖下降到 13.9 mmol/L（250 mg/mL）以下时，胰岛素剂量及注射频率随之减少。在用胰岛素的同时，还应补液纠正电解质紊乱及酸中毒，并注意机体对热量的需要。不能进食的糖尿病患者，在静脉推注葡萄糖溶液的同时应静脉滴注胰岛素。

5. 不良反应

（1）低血糖反应：出汗、心悸、乏力，出现意识障碍、共济失调、心动过速甚至昏迷。治疗中注射胰岛素过量，会导致低血糖，中毒较轻时，主要影响植物神经系统，表现为饥饿、眩晕、苍白、软弱和出汗，也可有震颤、心前区不适、颜面和四肢麻木、头痛。当血糖进一步降低时，影响中枢神经系统，出现发音障碍、复视、肌束震颤、共济失调，随后神志昏迷和不同程度的惊厥，这种状态即所谓胰岛素休克，如不及时抢救，可致死。

（2）胰岛素抵抗：日剂量需超过 200 U。

（3）注射部位脂肪萎缩、脂肪增生：应用纯度不高的动物胰岛素易发生注射部分皮下脂肪萎缩，反复同一部位注射易发生脂肪肥厚，主要可能与免疫反应介导的炎症后纤维化或刺激局部脂肪增生有关。处理要点是更换注射部位，改用高纯度胰岛素或人胰岛素。

（4）眼屈光失调：在开始使用胰岛素时，因血糖下降迅速，致晶状体和玻璃体中渗透压下降，水分逸出，屈光率下降而致远视，一般无需特殊处理，约 3 周后可自行恢复。

（5）过敏反应：常在应用动物胰岛素后出现，表现为荨麻疹、紫癜、血清病样反应，血管神经性水肿，过敏性休克等，局部可表现为注射部位红肿、灼热、瘙痒、皮疹和皮下硬结。使用外源性胰岛素多出现抗胰岛素抗体并导致胰岛素抵抗。患者对外源性胰岛素制剂过敏的情况较少见。一般过敏反应轻者可换用纯度较高的胰岛素或人胰岛素，加用抗组胺药，重者可给予糖皮质激素或肾上腺素治疗。

（6）视网膜病变加重：在血糖快速控制时（强化治疗时），视网膜病变可加重，这种现象可能出现在用药开始时，一般为短暂的良性过程，以后与常规组比较并无明显加重。

6. 注意事项

（1）低血糖反应，严重者低血糖昏迷，有严重肝、肾病变等的患者应密切观察血糖。

（2）患者伴有下列情况时胰岛素需要量减少：肝功能不正常，甲状腺功能减退症，恶心、呕吐，肾功能不正常，肾小球滤过率为每分钟 10～50 mL，胰岛素的剂量减少到 95%～75%；肾小球滤过率减少到每分钟 10 mL 以下，胰岛素剂量减少到 50%。

（3）患者伴有下列情况，胰岛素需要量增加：高热、甲状腺功能亢进症、肢端肥大症、糖尿病酮症酸中毒、严重感染或外伤、重大手术等。

（4）用药期间应定期检查血糖、尿常规、肝肾功能、视力、眼底视网膜血管、血压及心电

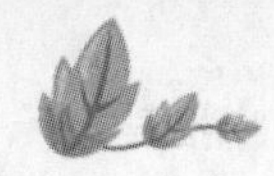

图等，以了解病情及糖尿病并发症情况。

7. 禁忌证 对胰岛素过敏患者禁用。

四、用法说明

(1) 普通胰岛素(正规胰岛素)用法如下。

用法用量：①皮下注射：一般每日3次，餐前15～30 min注射，必要时睡前加注1次小量。剂量根据病情、血糖、尿糖由小剂量(视体重等因素每次2～4 U)开始，逐步调整。1型糖尿病患者每日胰岛素需用总量多介于每公斤体重0.5～1 U，根据血糖监测结果调整。2型糖尿病患者每日需用总量变化较大，在无急性并发症情况下，敏感者每日仅需5～10 U，一般约20 U，肥胖、对胰岛素敏感性较差者需要量可明显增加。在有急性并发症(感染、创伤、手术等)情况下，对1型及2型糖尿病患者，应每4～6 h注射1次，剂量根据病情变化及血糖监测结果调整。②静脉注射：主要用于糖尿病酮症酸中毒、高血糖高渗性昏迷的治疗。可静脉持续滴入，成人每小时4～6 U，小儿按体重每小时0.1 U/kg，根据血糖变化调整剂量；病情较重者，也可首次皮下注射4～6 U，根据血糖变化调整，继之以静脉滴注，当血糖下降到13.9 mmol/L(250 mg/mL)以下时，胰岛素剂量及注射频率随之减少。

(2) 速效胰岛素注射液(笔芯)用法如下。

用法用量：本品比可溶性人胰岛素起效更快，持续作用时间更短，由于快速起效，所以一般须紧邻餐前注射。如有必要，可于餐后立即给药。本品剂量需个体化，由医师根据患者的病情决定。但一般应与中效或长效胰岛素合并使用，每日至少1次。胰岛素需求量常为每千克体重每日0.5～1.0 U。其中2/3用量是餐时胰岛素，另1/3用量是基础胰岛素。

(3) 低精蛋白锌胰岛素注射液(中效胰岛素)用法如下。

用法用量：本品于早餐前30～60 min皮下注射，起始治疗1次/日，每次4～8 U，按血糖、尿糖变化调整维持剂量。有时须于晚餐前再注射1次，剂量根据病情而定，一般每日总量为10～20 U。使用前需滚动药瓶，使胰岛素混匀，但不要用力摇动以免产生气泡。与普通胰岛素合用：开始时普通胰岛素与本品混合用的剂量比例为(2～3)∶1，剂量根据病情而调整。本品与普通胰岛素混合将有部分普通胰岛素转为长效胰岛素，使用时应先抽取普通胰岛素，后抽取本品。剂量调整：胰岛素用量应随患者的运动量或饮食状态的改变而调整。

(4) 长效胰岛素用法如下。

用法用量：于早餐前30～60 min皮下注射，起始治疗每日1次，每次4～8 U，按血糖、尿糖变化调整维持剂量。有时须于晚餐前再注射1次，剂量根据病情而定，一般每日总量10～20 U。使用前需滚动药瓶。胰岛素合用：开始时普通胰岛素与本品混合用的剂量比例为(2～3)∶1，剂量根据病情而调整。本品与正规胰岛素混合将有部分普通胰岛素转为长效胰岛素，使用时应先抽取普通胰岛素，后抽取本品。剂量调整：胰岛素用量应随患者的运动量或饮食状态的改变而调整。

(5) 甘精胰岛素注射液用法如下。

用法用量：本品是胰岛素类似物。具有长效作用，应该每日1次在固定的时间皮下注射给药。必须个体化，对预期的血糖水平，以及降血糖药的剂量及给药时间进行确定及调整。当患者体重或生活方式发生变化、胰岛素给药时间改变或出现容易发生低血糖或高血糖的情况时，可能需要调整剂量。应谨慎进行任何胰岛素剂量的改变并遵医嘱。

项目二　2型糖尿病

2型糖尿病(T2DM)为糖尿病中最常见的一种类型,随着经济发展的加速和人们生活方式的改变,糖尿病的患病率和患者数量急剧上升。2000年全球20～79岁人群中糖尿病患者有151亿,其中85%～95%为2型糖尿病。2008年对全国14省(市)的糖尿病流行病学调查显示,20岁以上的成年人糖尿病患病率为9.7%,而糖尿病前期的比例高达15.5%。因此有效控制糖尿病,刻不容缓。

研究表明,T2DM发病与遗传、环境、胰岛B细胞功能缺陷等多种因素有关,但具体病因尚未清楚。在上述多种因素作用下,患者出现胰岛素抵抗,伴或不伴胰岛素分泌不足,进而导致以高血糖为主要临床特征的一系列糖、蛋白质、脂肪、水和电解质代谢紊乱,以及多种急、慢性并发症。与2型糖尿病发病相关的因素主要包括以下几个方面。

遗传因素:部分患者具有家族遗传史。

环境因素:肥胖、饮食结构不合理和热量摄入过多、体力活动不足、吸烟等与其发病明显相关。

胰岛素抵抗:引起胰岛素抵抗的原因包括胰岛素基因突变、胰岛素受体及受体后缺陷、体内胰岛素拮抗物增多,如胰岛素抗体、胰岛素受体抗体及多种胰岛素拮抗激素。

胰岛素分泌缺陷:衰老、胰岛内胰淀素沉积等均可导致胰岛素分泌缺陷。

目前认为此病为终生性疾病,尚不能根治,但合理的治疗可以显著改善患者的生活质量,延长其寿命。

一、药物治疗原则

根据患者具体病情,选用合适药物。

二、药物选择

降糖药物包括口服降糖药、胰岛素、胰岛素类似物和胰高血糖素样肽-1(GLP-1)受体激动剂。口服降糖药包括促胰岛素分泌剂(磺脲类、格列奈类、DPP-4抑制剂类)和非促胰岛素分泌剂(α-糖苷酶抑制剂、双胍类药物、噻唑烷二酮类)。磺脲类药物、格列奈类药物直接刺激胰岛素分泌;DPP-4抑制剂通过减少体内GLP-1的分解而增强GLP-1增加胰岛素分泌的作用;噻唑烷二酮类药物可改善胰岛素抵抗;双胍类药物主要减少肝脏葡萄糖的输出和改善外周胰岛素抵抗;α-糖苷酶抑制剂主要延缓碳水化合物在肠道内的吸收。

三、药物指导

(一) 格列本脲片

1. 药理作用　本品刺激胰岛B细胞释放胰岛素,其作用强度为甲磺丁脲的200倍,因此所用剂量明显减少。同甲苯磺丁脲,但降糖作用较强。

(1) 促进胰岛B细胞分泌胰岛素,先决条件是胰岛B细胞还有一定的合成和分泌胰岛素的功能。

(2) 通过增加门静脉胰岛素水平或对肝脏直接作用,抑制肝糖原分解和糖原异生作用,肝生成和输出葡萄糖减少。

(3) 也可能增加胰外组织对胰岛素的敏感性和糖的利用(可能主要通过受体后作用),总的作用是降低空腹血糖与餐后血糖。

本品主要经肝脏代谢,24 h 内从尿中排出 50%,作用可持续 15～24 h。

2. 适应证

(1) 适用于单用饮食控制疗效不佳的轻、中度非胰岛素依赖型糖尿病,患者胰岛 B 细胞有一定的分泌胰岛素功能,并且无严重的并发症。

(2) 用于非胰岛素依赖型(成年型、肥胖型)的糖尿病患者。

3. 用法用量 口服,开始每日 2.5 mg,早餐前 1 次服用或早餐及午餐前各 1 次,轻症者 1.25 mg,每日 3 次,三餐前服,7 日后递增至每日 2.5 mg。一般用量为每日 5～10 mg,最大用量每日不超过 15 mg。

(1) 本品降血糖作用较甲苯磺丁脲强 250～500 倍。易产生低血糖反应,因此对轻度、中度及老年人非胰岛素依赖型糖尿病患者,应首先用甲苯磺丁脲或从小剂量开始用本品。

(2) 从其他口服降糖药或胰岛素换用本品时的用法或与胰岛素合用的用法,参阅甲苯磺丁脲。口服,每次 2.5～10 mg,早饭后服。1 日量超过 10 mg 时,应分早、晚 2 次服;或每日服 5 mg,分早、中餐前各服 2.5 mg。

4. 不良反应

(1) 偶见腹或胃部不适、发热、皮肤过敏、低血糖,一旦发生应减量或停药。使用剂量不当,会产生严重的低血糖反应,特别是服用过量时,有致死的危险,应及时纠正。

(2) 格列本脲可引起血小板减少性紫癜,过敏性血管炎。

(3) 本品有肝脏毒性,并且是与用药剂量相关的。比较少见的不良反应为无黄疸性或细胞溶解性肝炎、胆汁淤积型黄疸,其症状易于与病毒性肝炎混淆。

(4) 少见而严重的有黄疸、肝功能损害、骨髓抑制、粒细胞减少(表现为咽痛、发热、感染)、血小板减少症(表现为出血、紫癜)等。

5. 注意事项

(1) 少数患者有胃肠道不适、发热、皮肤过敏及低血糖症状,应减量或停药。

(2) 胰岛素依赖型糖尿病合并急性并发症,肝功能不全者,心、肾功能不全患者慎用,高龄患者慎用。

(3) 严重代偿失调性酸中毒、糖尿病性昏迷、肾功能不全、糖尿病酮症以及青年、儿童患者和妊娠者不宜应用。

6. 禁忌证

(1) 对本药或其他磺酰脲类药物过敏者,或对磺胺类药物过敏者禁用。

(2) 已明确诊断的 1 型糖尿病患者禁用。

(3) 伴有酮症酸中毒、昏迷、严重烧伤、感染、外伤的患者和重大手术等应激情况的患者禁用。

(4) 严重肝、肾疾病患者禁用。

(5) 白细胞减少者禁用。

(6) 孕妇禁用。

(二) 格列吡嗪片

1. 药理作用

(1) 本品为第二代磺酰脲类抗糖尿病药,对大多数 2 型糖尿病患者有效,可使空腹及餐后血糖降低，糖化血红蛋白下降 1%～2%。

(2) 此类药主要作用为刺激胰岛 B 细胞分泌胰岛素，但先决条件是胰岛 B 细胞还有一定的合成和分泌胰岛素的功能。

(3) 其机制是与胰岛 B 细胞膜上的磺酰脲受体特异性结合，从而使 K^+ 通道关闭，引起膜电位改变，Ca^{2+} 通道开启，胞液内 Ca^{2+} 浓度升高，促使胰岛素分泌。

(4) 此外，还有胰外效应，包括改善外周组织（如肝脏、肌肉、脂肪）的胰岛素抵抗状态。

2. 适应证 适用于经饮食控制及体育锻炼 2～3 个月疗效不满意的轻、中度 2 型糖尿病患者，这类糖尿病患者的胰岛 B 细胞需有一定的分泌胰岛素功能，且无急性并发症（如感染、创伤、酮症酸中毒、高渗性昏迷等），不合并妊娠，无严重的慢性并发症。

3. 用法用量 口服。剂量因人而异，一般推荐剂量为每日 2.5～20 mg(0.5～4 片)。早餐前 30 min 服用。日剂量超过 15 mg(3 片)时，宜在早、中、晚分 3 次餐前服用。单用饮食疗法失败者：起始剂量每日 2.5～5 mg(0.5～1 片)，以后根据血糖和尿糖情况增减剂量，每次增减 2.5～5 mg(0.5～1 片)。1 日剂量超过 15 mg(3 片)，分 2～3 次餐前服用。已使用其他口服磺酰脲类降糖药者：停用其他磺酰脲药 3 天，复查血糖后开始服用本品。从 5 mg(1 片)起逐渐加大剂量，直至产生理想的疗效。最大日剂量不超过 30 mg(6 片)。

4. 不良反应

(1) 较常见的为胃肠道症状（如恶心、上腹胀满）、头痛等，减少剂量即可缓解。

(2) 个别患者可出现皮肤过敏。

(3) 偶见低血糖，尤其是年老体弱者，活动过度者，不规则进食、饮酒或肝功能损害者。

5. 注意事项

(1) 患者用药时应遵医嘱，注意饮食控制和用药时间。

(2) 下列情况应慎用：体质虚弱、高热、恶心和呕吐、有肾上腺皮质功能减退或垂体前叶功能减退症者。

(3) 用药期间应定期测血糖、尿糖、尿酮体、尿蛋白和肝功能、肾功能、血常规，并进行眼科检查。

(4) 避免饮酒，以免引起类戒断反应。

6. 禁忌证

(1) 对磺胺药过敏者。

(2) 已明确诊断的 1 型糖尿病患者。

(3) 2 型糖尿病患者伴有酮症酸中毒、昏迷、严重烧伤、感染、外伤等应激情况和重大手术。

(4) 肝、肾功能不全者。

(5) 白细胞减少的患者。

（三）格列齐特片

1. 药理作用 本品属于第二代磺脲类药物，口服 30 min 后起效，2～6 h 达高峰，半衰期为 10～12 h，作用持续时间为 12～24 h，属于中效制剂。该药主要在肝脏代谢，60%～70% 从肾脏排泄。格列齐特降糖作用比较温和，药效持续时间比较长。除了刺激胰岛素分泌外，还有降低血液黏稠度，减少血小板凝聚性，预防和治疗糖尿病血管并发症的作用。

2. 适应证 适用于有心血管并发症、高黏滞血症以及老年糖尿病患者。

3. 用法用量 餐前半小时口服。开始每日 40～80 mg，每日 1～2 次，每日最大剂量为 320 mg(4 片)，分 2～3 次服用，血糖稳定后可改用维持量。

4. 不良反应 偶见轻度恶心、呕吐、上腹部疼痛、便秘、腹泻、红斑、荨麻疹、血小板减少、贫血，大多数停药后消失。

5. 注意事项

(1) 2 型糖尿病患者在发生感染、外伤、手术等应激情况及酮症酸中毒和高渗性非酮症糖尿病昏迷时，应改用胰岛素治疗。

(2) 不适用于 1 型糖尿病患者。

(3) 与抗凝药合用时应定期做凝血检查。

(4) 本品剂量过大，进食过少或剧烈运动时，应注意防止低血糖反应。

(5) 应在医师指导下服用，必须定期检查患者血糖、尿糖。

6. 禁忌证

(1) 肝、肾功能衰竭者禁用。

(2) 对磺脲药过敏者禁用。

(四) 阿卡波糖片

1. 药理作用 本品主要作用于肠道的葡萄糖苷水解酶，从而起到抑制多糖及蔗糖分解成葡萄糖，使糖的吸收相应减慢的作用，进而减少葡萄糖的产生，使患者吸收入血的葡萄糖减少。

2. 适应证 与其他口服降糖药或胰岛素联合应用于胰岛素依赖型或非胰岛素依赖型糖尿病。

3. 用法用量 起始 25 mg。每日 2～3 次，6～8 周后加量至 50 mg，每日 3 次，每日量不宜超过 0.3 g，用餐前即刻吞服或与第一口食物一起咀嚼服用。

4. 不良反应

(1) 胃肠道功能紊乱，如腹胀、腹泻和腹痛。

(2) 可引起肝细胞损伤，伴有黄疸和转氨酶升高，停药可缓解。

(3) 少见过敏反应。

5. 注意事项

(1) 患者应遵医嘱调整剂量。

(2) 定期检查肝功能，避免大量用药。

(3) 如出现低血糖反应，应使用葡萄糖纠正。

6. 禁忌证

(1) 对阿卡波糖和非活性成分过敏者禁用。

(2) 有明显消化和吸收障碍的慢性胃肠道功能紊乱者禁用。

(3) 严重的疝、肠梗阻和肠溃疡的患者禁用。

(4) 严重肾功能损害的患者禁用。

(五) 二甲双胍片

1. 药理作用 本品延缓葡萄糖经胃肠道的摄取，通过提高胰岛素的敏感性而增加外周葡萄糖的利用，以及抑制肝、肾过度的糖原异生，不降低非糖尿病患者的血糖水平。

2. 适应证

(1) 用于单纯饮食控制及体育锻炼治疗无效的 2 型糖尿病,特别是肥胖的 2 型糖尿病。

(2) 对于 1 型糖尿病或 2 型糖尿病,与胰岛素合用,可增加胰岛素的降血糖作用,减少胰岛素用量,防止低血糖发生。

3. 用法用量 从小剂量开始使用,逐渐加量,起始量为 0.5 g,每日 2 次,逐渐加至每日 2 g,分次服用。

4. 不良反应

(1) 腹泻、恶心、呕吐、胃胀、乏力、消化不良。

(2) 少见大便异常、低血糖、肌痛、头昏、指甲异常、皮疹、出汗增加、味觉异常、心悸、体重减轻。

(3) 罕见乳酸性中毒。

5. 注意事项

(1) 定期检查肾功能,可减少乳酸中毒的发生。

(2) 有肝脏疾病的患者应尽量避免使用本药品。

(3) 应急状态:发热、感染和外科手术时应停用本品,改用胰岛素。

(4) 对 1 型糖尿病患者不宜单独使用本品,应与胰岛素合用。

(5) 定期做血液学检查。

(6) 禁止嚼碎口服,应整片吞服,并在进食时或餐后服用。

6. 禁忌证

(1) 肾脏疾病或应急状态禁用本品。

(2) 对盐酸二甲双胍过敏的患者禁用。

(3) 慢性代谢性酸中毒和糖尿病酮症酸中毒的患者禁用。

(4) 接受血管内注射碘化造影剂者可暂时停药。

四、2 型糖尿病复发的预防与治疗

略。

项目三 2 型糖尿病患者的血脂异常

2 型糖尿病患者发生心血管并发症的危险明显增加,美国国家胆固醇教育计划成人治疗组第三次报告将糖尿病看作为冠心病(CHD)等危症,即糖尿病患者在 10 年内发生冠心病的绝对危险性高,10 年内发生冠心病事件的概率≥20%。导致糖尿病患者冠心病绝对危险性高的原因是多方面的,包括高血糖、高血压、血脂异常、吸烟、高凝状态和炎症因子的参与等。因此,对糖尿病患者,除应积极控制血糖和血压外,还应重视对包括血脂异常在内的其他冠心病危险因素进行控制。

一、药物治疗原则

(1) 治疗血脂紊乱的根本目的是减少心脑血管事件的发生率、患者死亡率和总死亡率。

(2) 应根据是否已有冠心病等危症以及有无心血管危险因素,结合血脂水平,进行全面

评价，以决定治疗措施及血脂的目标水平。

(3) 无论是否进行药物调脂治疗都必须坚持控制饮食和改善生活方式。

(4) 根据血脂异常的类型及其治疗需要达到的目标选择合适的调脂药物。

(5) 需要定期进行调脂疗效和药物不良反应的监测。

(6) 将降低低密度脂蛋白胆固醇作为首要目标。

二、药物选择

1. 他汀类 国内已上市的他汀类药物有辛伐他汀、洛伐他汀、普伐他汀、氟伐他汀、阿托伐他汀和瑞舒伐他汀。

2. 贝特类 非诺贝特、苯扎贝特、吉非贝齐。

3. 烟酸类 烟酸有速释剂和缓释剂 2 种剂型。

4. 胆酸螯合剂 常用的胆酸螯合剂有考来烯胺、考来替泊。

5. 胆固醇吸收抑制剂 依折麦布。

三、药物指导

(一) 辛伐他汀片

1. 药理作用 本品口服吸收后的水解产物在体内竞争性地抑制胆固醇合成过程中的限速酶羟甲戊二酰辅酶 A(HMG-CoA)还原酶，使胆固醇的合成减少，也使低密度脂蛋白受体合成增加，主要作用部位在肝脏，结果使血胆固醇和低密度脂蛋白胆固醇水平降低，中度降低血清三酰甘油水平和增高血高密度脂蛋白水平。

2. 适应证

(1) 高脂血症。

(2) 冠心病。

(3) 患有杂合子家族性高胆固醇血症的儿童。

3. 用法用量 起始剂量为每日 540 mg，晚间 1 次服用，对于因存在冠心病、糖尿病、周围血管疾病、中风或其他脑血管疾病史而属于 CHD 事件高危人群患者，推荐起始剂量为每日 10 mg 或 20 mg，对于只需中度降低低密度脂蛋白胆固醇的患者，起始剂量为 10 mg。

4. 不良反应 本品一般患者耐受性良好，大部分不良反应轻微，偶见腹痛、便秘、胃肠胀气。

5. 注意事项

(1) 使用本品要避免同时应用 CYP3 抑制剂(如红霉素、克拉霉素、酮康唑)。

(2) 同时服用环孢菌素、达那唑、贝特类药物，本品剂量不能超过每日 10 mg。

(3) 同时服用胺碘酮或维拉帕米的患者，本品剂量不应超过每日 20 mg。

(4) 对大量饮酒或有肝脏病史的患者应谨慎使用该药。

6. 禁忌证

(1) 对本品过敏者禁用。

(2) 活动性肝脏疾病或无法解释的血清转氨酶持续升高者。

(3) 怀孕和哺乳期妇女。

（二）洛伐他汀片

1. 药理作用 在体内竞争性地抑制胆固醇合成过程中的限速酶羟甲戊二酰辅酶 A 还原酶，结果使血胆固醇和低密度脂蛋白胆固醇水平降低，由此对动脉粥样硬化和冠心病的防治产生作用。

2. 适应证 用于治疗高胆固醇血症和混合型高脂血症。

3. 用法用量 口服，成人常用量：每次 0.5～1 片(10～20 mg)，每日 1 次，晚餐时服用。剂量可按需要调整，但最大剂量不超过每日 4 片(80 mg)。

4. 不良反应

(1) 胃肠道不适、腹泻、胀气，其他还有头痛、皮疹、头晕、视觉模糊和味觉障碍。

(2) 偶见引起血氨基转移酶可逆性升高。

(3) 罕见肌炎、肌痛、乏力、发烧，并伴有血肌酸磷酸激酶升高、肌红蛋白尿等。

5. 注意事项

(1) 用药期间定期检查血胆固醇和血肌酸磷酸激酶，有肝病史者服用本品还应定期监测肝功能。

(2) 在本品治疗过程中如发生血氨基转移酶增高达正常高限的 3 倍或有肌炎、胰腺炎表现时，应停用本品。

(3) 用本品时如有低血压、严重急性感染、创伤、代谢紊乱等情况，需注意可能出现的继发于肌溶解后的肾功能衰竭。

(4) 肾功能不全时剂量应减少。

6. 禁忌证

(1) 对本品过敏的患者禁用。

(2) 对 HMG-CoA 还原酶抑制剂过敏者慎用。

(3) 有活动性肝病或不明原因血氨基转移酶持续升高的患者禁用。

（三）阿托伐他汀片

1. 药理作用 本品为他汀类血脂调节药，属 HMG-CoA 还原酶抑制剂。本身无活性，口服吸收后的水解产物在体内竞争性地抑制胆固醇合成过程中的限速酶 HMG-CoA 还原酶，使胆固醇的合成减少，也使低密度脂蛋白受体合成增加，主要作用部位在肝脏，结果使血胆固醇和低密度脂蛋白胆固醇水平降低，中度降低血清三酰甘油水平和增高血高密度脂蛋白水平。由此对动脉粥样硬化和冠心病的防治产生作用。

2. 适应证 用于治疗高胆固醇血症和混合型高脂血症；用于冠心病和脑中风的防治。

3. 用法用量 口服，成人常用量：10～20 mg，每日 1 次，晚餐时服用。剂量可按需要调整，但最大剂量不超过每日 80 mg。

4. 不良反应

(1) 本品最常见的不良反应为胃肠道不适，其他还有头痛、皮疹、头晕、视觉模糊和味觉障碍。

(2) 偶可引起血氨基转移酶可逆性升高。因此需监测肝功能。

(3) 少见的不良反应有阳痿、失眠。

(4) 罕见的不良反应有肌炎、肌痛、横纹肌溶解，表现为肌肉疼痛、乏力、发烧，并伴有血

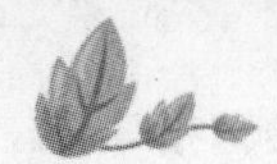

磷酸肌酸激酶升高、肌红蛋白尿等，横纹肌溶解可导致肾功能衰竭，但较罕见。本品与免疫抑制剂、叶酸衍生物、烟酸、吉非罗齐、红霉素等合用可增加肌病发生的危险。

(5) 有报道发生过肝炎、胰腺炎及过敏反应，如血管神经性水肿。

5. 注意事项

(1) 用药期间应定期检查血胆固醇和血肌酸磷酸激酶。应用本品时血氨基转移酶可能增高，有肝病史者服用本品还应定期监测肝功能。

(2) 在本品治疗过程中如发生血氨基转移酶增高达正常高限的 3 倍，或血肌酸磷酸激酶显著增高或有肌炎、胰腺炎表现时，应停用本品。

(3) 应用本品时如有低血压、严重急性感染、创伤、代谢紊乱等情况，需注意可能出现的继发于肌溶解后的肾功能衰竭。

(4) 肾功能不全时应减小本品剂量。

(5) 本品宜与饮食共进，以利于吸收。

(6) 饮食疗法始终是治疗高血脂的首要方法，加强锻炼和减轻体重等方式都优于任何形式的药物治疗。

6. 禁忌证

(1) 对阿托伐他汀过敏的患者禁用。对其他 HMG-CoA 还原酶抑制剂过敏者慎用。

(2) 有活动性肝病或不明原因血氨基转移酶持续升高的患者禁用。

(四) 苯扎贝特片

1. 药理作用 显著抑制 HMG-CoA 还原酶，活化肝脏脂蛋白脂肪酶，增强极低密度脂蛋白(VLDL)的分解代谢，加速三酰甘油降解，从而降低三酰甘油。增加Ⅱ型高脂蛋白血症患者的低密度脂蛋白(LDL)受体数量和活性，降低 LDL 胆固醇和总胆固醇，并使脂蛋白a(LP-a)水平降低。同时可增加 APIA Ⅰ 和 APIA Ⅱ，从而增加高密度脂蛋白胆固醇(HDLC)。此药还具有抑制血小板聚集的作用，增强抗凝血药物的作用，降低血浆纤维蛋白原和血浆黏度，纤溶活性增强。还具有降低空腹血糖(约 10%)的作用。

2. 适应证 主要用于高脂蛋白血症Ⅰ型、高脂蛋白血症Ⅱ型、高脂蛋白血症Ⅲ型、高脂蛋白血症Ⅳ型和高脂蛋白血症Ⅴ型。

3. 用法用量 服用普通片剂，每次 0.2 g，每日 3 次。缓释片剂 0.4 g，每晚 1 次。服用缓释片剂 0.4 g，每晚 1 次可以有效降低Ⅱa、Ⅱb 和Ⅳ型高脂蛋白血症患者的血清 TG、TC、LDLC 水平，并升高 HDLC。

4. 不良反应

(1) 食欲缺乏、恶心和胃部不适等胃肠道症状，一般多为一过性，症状较轻者无须停药。

(2) 少数患者有轻度皮肤瘙痒、荨麻疹、皮疹、脱发、头痛、头晕、失眠、性欲减退，多见于服药之初的几个月，通常继续服药可自行消失，若症状明显，则应减小剂量或停药。

(3) 偶见个别患者伴有血清 CK 活性增高的肌炎样肌痛、肌肉抽搐，严重者系药物性骨骼肌溶解症，如发生这样的情况应及时停药。

5. 注意事项 本品可增强双香豆素类药物的抗凝作用，故用本品时应查凝血酶原时间，调整药物用量。

6. 禁忌证 严重肝肾功能不全者和孕妇、儿童均不宜使用。

四、2 型糖尿病患者血脂异常复发的预防与治疗

2 型糖尿病患者血脂异常时应坚持包括控制饮食、运动等非调脂药物治疗在内的长期治疗，否则极易复发。防止复发要经常监测血脂水平。如先开始饮食、运动等非调脂药物治疗，在 3 个月后复查血脂水平，达到目标后继续治疗，可每 6～12 个月复查 1 次；如开始药物治疗，一般首次随访在用药后 6～8 周，如果能达到治疗目标，可改为每 4～6 个月复查 1 次或更长(每年 1 次)。如开始治疗后未达目标，可能需要增加剂量、联合用药或换药，仍每 6～8 周随访 1 次，直到达到目标后减至每 4～6 个月复查 1 次或更长。

项目四　甲状腺功能亢进症

甲状腺功能亢进症简称甲亢，是指由多种原因导致甲状腺腺体本身功能亢进，合成和分泌激素过多，引起以神经、循环、消化等系统兴奋性增高和代谢亢进为主要表现的一种临床综合征。而非由于甲状腺滤泡被炎症(如亚急性甲状腺炎、产后甲状腺炎、安静型甲状腺炎)所破坏，滤泡内的储存甲状腺激素过量进入循环引起的甲状腺毒症。根据病因不同，可分为甲状腺性甲亢、垂体性甲亢、异位性 TSH 综合征、卵巢甲状腺肿、医源性甲亢、暂时性甲亢等。临床上弥漫性毒性甲状腺肿最常见，约占甲亢患者的 85%。不同年龄均可发生，以青、中年人居多。目前公认本病的发生与甲状腺自身免疫有关。

一、药物治疗原则

抗甲状腺药物是甲亢的基础治疗措施，适用于所有甲亢患者的初始治疗。优点：疗效较肯定；不导致永久性甲状腺功能减退症(甲减)；方便经济，使用安全。缺点：疗程长，一般需 2～3 年，有时长达数年；停药后复发率较高，并存在原发性或继发性实效可能；可伴发肝损害或粒细胞减少。也用于手术或放射碘治疗前的准备阶段。

二、药物选择

目前国内临床上仅有口服用药甲巯咪唑、丙硫氧嘧啶。

三、药物指导

(一) 甲巯咪唑片

1. 药理作用　本品为抗甲状腺药物，抑制甲状腺激素的合成，其作用机制是抑制甲状腺内过氧化物酶，从而阻碍吸聚到甲状腺内碘化物的氧化及酪氨酸的偶联，阻碍甲状腺素(T4)和三碘甲状腺原氨酸(T3)的合成。硫脲类抗甲状腺药除阻碍甲状腺激素合成外，还有轻度的免疫抑制作用。可抑制 B 淋巴细胞合成抗体，降低血液循环中甲状腺刺激性抗体的水平，使抑制性 T 细胞功能恢复正常。

2. 适应证　用于各种类型的甲状腺功能亢进症，包括 Graves 病(伴自身免疫功能紊乱、甲状腺弥漫性肿大，可有突眼)，甲状腺腺瘤，结节性甲状腺肿及甲状腺癌所引起者。在 Graves 病中，尤其适用于：病情较轻，甲状腺轻至中度肿大患者；青少年及儿童、老年患者；甲状腺手术后复发，又不适于用放射性碘-131 治疗者；手术前准备；作为碘-131 放疗的辅助治疗。

3. 用法用量

(1) 成人:开始剂量一般为每日 30 mg(6 片),可按病情轻重调节为 15～40 mg(3～8 片),每日最大量为 60 mg(12 片),分次口服;病情控制后,逐渐减量,每日维持量按病情需要介于 5～15 mg(1～3 片),疗程一般为 18～24 个月。

(2) 小儿:开始时剂量为每日按体重 0.4 mg/kg,分次口服。维持量约减半,根据病情决定。

4. 不良反应

(1) 较多见皮疹或皮肤瘙痒及白细胞减少;较少见严重的粒细胞缺乏症;可能出现再生障碍性贫血。

(2) 味觉减退、恶心、呕吐、上腹部不适、关节痛、头晕、头痛、脉管炎、红斑狼疮样综合征。

(3) 罕致肝炎、间质性肺炎、肾炎和累及肾脏的血管炎,少见血小板减少、凝血酶原减少或因子Ⅶ减少。

5. 注意事项

(1) 服药期间宜定期检查血常规。

(2) 孕妇、肝功能异常、外周血白细胞数偏低者应慎用。

(3) 对诊断的干扰:甲巯咪唑可使凝血酶原时间延长,并使血清碱性磷酸酶(ALP)、AST 和 ALT 增高。还可能引起血胆红素及血乳酸脱氢酶升高。

6. 禁忌证

(1) 哺乳期妇女禁用。

(2) 小儿和老年人慎用:小儿用药应根据病情调节用量,甲亢控制后及时减量。

(二) 丙硫氧嘧啶片

1. 药理作用

(1) 抑制甲状腺激素合成:通过抑制甲状腺过氧化物酶所介导的酪氨酸碘化及偶联,使氧化碘不能结合到甲状腺球蛋白上。

(2) 抑制外周组织的 T4 转化外 T3。

(3) 免疫抑制作用。

2. 适应证 用于各种类型的甲状腺功能亢进症,尤其适用于病情较轻,甲状腺轻至中度肿大患者;青少年及儿童、老年患者;甲状腺手术后复发,又不适合放射性碘-131 治疗者;手术前准备;作为碘-131 放疗的辅助治疗。

3. 用法用量 用于治疗成人甲状腺功能亢进症,开始剂量一般为每日 300 mg,视病情轻重介于 150～400 mg,分次口服,一日最大量为 600 mg。病情控制后逐渐减量,维持量为每日 50～150 mg,视病情调整;小儿开始剂量每日按体重 4 mg/kg,分次口服,维持量酌减。

4. 不良反应

(1) 常见有头痛、眩晕、关节痛、唾液腺和淋巴结肿大以及胃肠道反应。

(2) 皮疹、药物热等过敏反应,有的皮疹可发展为剥脱性皮炎。

(3) 个别患者可致黄疸和中毒性肝炎。最严重的不良反应为粒细胞缺乏症,故用药期间应定期检查血常规,白细胞计数低于 $4\times10^9/L$ 或中性粒细胞计数低于 $1.5\times10^9/L$ 时,应遵医嘱停用或调整用药。

5. 注意事项

(1) 应定期检查血常规及肝功能。

(2) 对诊断的干扰:可使凝血酶原时间延长,AST、ALT、ALP、尿胆红素(Bil)升高。

(3) 外周血白细胞偏低、肝功能异常患者慎用。

6. 禁忌证 严重肝功能损害、白细胞严重缺乏、对硫脲类药物过敏者禁用。

四、甲状腺功能亢进症复发的预防与治疗

1. 生活调理预防复发 提倡乐观生活态度和保持健康生活方式;体育锻炼、缓解精神压抑和紧张;戒烟、戒酒、遵医嘱服药;避免导致复发的饮食因素,如高碘饮食等;避免服用导致甲状腺功能亢进症的药物(如胺碘酮)。

2. 长期保持无细菌和(或)病毒感染 以防复发,如果发现再次感染,极有可能出现甲状腺功能亢进症加重症状,也需要再次治疗。

3. 甲状腺功能亢进症复发的治疗 复发是指甲状腺功能亢进症完全缓解,停药半年后又有反复者,主要发生于停药后的第1年,3年后则明显减少。复发患者的再次治疗同甲状腺功能亢进症的治疗相同,只是疗程比首次治疗要相对短些。为了减少复发,要求除临床表现T3、T4和促甲状腺激素(TSH)正常外,T3抑制试验或促甲状腺激素释放激素(TRH)兴奋试验也正常才停药则更稳妥;血促甲状腺素受体抗体(TRAb)浓度明显下降或阴转提示复发的概率较小。

项目五 骨质疏松症

骨质疏松症是以骨组织显微结构受损,骨矿成分和骨基质等比例地不断减少,骨质变薄,骨小梁数量减少,骨脆性增加和骨折危险度升高的一种全身骨代谢障碍的疾病。该病具有遗传性,可发生于不同性别和任何年龄,但多见于绝经后妇女和老年男性。骨质疏松症分为原发性和继发性两大类。原发性骨质疏松症又分为绝经后骨质疏松症(Ⅰ型)、老年性骨质疏松症(Ⅱ型)和特发性骨质疏松症(包括青少年型)3种。绝经后骨质疏松症一般发生在妇女绝经后5～10年内;老年性骨质疏松症一般指老年人70岁后发生的骨质疏松;而特发性骨质疏松症主要发生在青少年,病因尚不明确。继发性骨质疏松症主要指由任何影响骨代谢的疾病和(或)药物导致的骨质疏松。目前的研究表明,骨质疏松症的危险因素包括人种(白种人和黄种人患骨质疏松症的危险高于黑种人)、较高年龄、女性绝经、母系家族史、低体重、性腺功能低下、吸烟、过度饮酒、过度饮咖啡、体力活动缺乏、制动、饮食中营养失衡、蛋白质摄入过多或不足、高钠饮食、钙和(或)维生素D缺乏(光照少或摄入少)、有影响骨代谢的疾病和应用影响骨代谢药物。

一、药物治疗原则

补充足够的维生素D和钙剂,应用抑制骨吸收药物、促进骨形成药物,在疼痛明显或骨折时,可加用止痛药或者降钙素。

二、药物选择

1. 抑制骨吸收药物 口服用药:阿仑膦酸盐,依替膦酸二钠,雷诺昔芬。注射用药:鲑

鱼降钙素。鼻喷剂：鲑鱼降钙素。

2. 促进骨形成药物 口服用药：维生素 D_3，*O*-骨化醇和骨化三醇。

3. 镇痛药 吲哚美辛，双氯芬酸钠缓释胶囊，塞来昔布胶囊。

三、药物指导

（一）阿仑膦酸盐片

1. 药理作用 本品对骨吸收部位特别是破骨细胞作用的部位有亲嗜性。正常情况下，破骨细胞黏附于骨表面但并不粗糙，而粗糙的边缘则是骨吸收活跃的标志。阿仑膦酸钠不影响破骨细胞的聚集或黏附，但它确实能够抑制破骨细胞的活性。正常骨形成于阿仑膦酸钠上面，后者与基质结合后不再具有药理活性，因此阿仑膦酸钠必须持续服用以抑制新形成的吸收表面的破骨细胞。阿仑膦酸钠能降低骨转换，而且在这些重建部位，骨形成超过骨吸收，从而使骨量增加。

2. 适应证 适用于治疗绝经后妇女的骨质疏松症，以预防髋部和脊柱骨折（椎骨压缩性骨折），也适用于男性骨质疏松症以增加骨量。

3. 用法用量 必须在每天第 1 次进食、喝饮料或应用其他药物治疗之前的至少半小时，用白水送服，绝经后妇女骨质疏松症的治疗，推荐剂量为每周 1 次，每次 1 片 70 mg 或每天 1 次，每次 1 片（10 mg）；治疗男性骨质疏松症以增加骨量，推荐剂量为每天 1 次，每次 1 片（10 mg）。

4. 不良反应

（1）本品一般耐受性良好。副作用轻微，不需要停止治疗。

（2）治疗绝经后妇女骨质疏松症中与安慰剂组对比发生率较高的不良反应有腹痛、消化不良、咽下困难、腹胀，皮疹和红斑很少发生。

（3）偶见荨麻疹和罕见的血管性水肿。

（4）胃肠道反应：恶心、呕吐、食管炎、食管糜烂、食管溃疡，罕见食管狭窄、口咽溃疡、胃和十二指肠溃疡。

5. 注意事项

（1）早餐前至少 30 min 用 200 mL 温开水送服，用药后至少 30 min 方可进食。

（2）在服用本品前后 30 min 内不宜饮用牛奶、奶制品和含较高钙的饮料。服药后即卧床有可能引起食管刺激或溃疡性食管炎。

（3）胃肠道功能紊乱、胃炎、食管不适、十二指肠炎、溃疡病患者慎用。婴幼儿、青少年慎用。

（4）轻、中度肾功能异常患者慎用。

（5）开始使用本品治疗前，必须纠正钙代谢和矿物质代谢紊乱、维生素 D 缺乏和低钙血症。补钙剂、抗酸药和一些口服制剂很可能妨碍本品的吸收，因此，服用本品后应至少推迟半小时再服用其他药物。

6. 禁忌证

（1）导致食管排空延迟的食管异物（例如狭窄）的患者。

（2）不能站立或坐直 30 min 者。

（3）对本品任何成分过敏者。

(4) 低钙血症者。

(二) 依替膦酸二钠片

1. 药理作用 本品为骨吸收抑制剂。在低剂量时，通过抑制破骨细胞活性，防止骨的吸收、降低骨转换率而达到骨钙调节作用。

2. 适应证 用于原发性骨质疏松症和绝经后骨质疏松症。

3. 用法用量 口服：每次 0.2 g，每日 2 次，两餐间服用。

4. 不良反应 腹部不适、腹泻、便软、呕吐、口炎、咽喉灼热感、头痛、皮肤瘙痒、皮疹等症状。

5. 注意事项

(1) 本品需间断、周期服药，服药 2 周后停药 11 周为 1 个周期，然后重新开始第 2 个周期，停药期间需补充钙剂及维生素 D_3。长期服用，应遵医嘱。

(2) 服药 2 h 内，避免食用高钙食品（如牛奶或奶制品）以及含矿物质的维生素或抗酸药。

(3) 出现皮肤瘙痒、皮疹等过敏症状时应停止用药。

6. 禁忌证 肾功能损害者、孕妇及哺乳期妇女慎用。

(三) 鲑鱼降钙素注射液

1. 药理作用 本品与受体结合部位有很高的亲和力，所以比哺乳类降钙素的效果更好、作用时间更长。鲑鱼降钙素通过其特异性受体，抑制破骨细胞活性。在骨吸收率增加的情况下，如骨质疏松症时，它能明显降低骨转换至正常水平。单剂量给药就可在人体内产生明显的临床生物学效应。

2. 适应证

(1) 禁用或不能使用常规雌激素与钙制剂联合治疗的早期和晚期绝经后骨质疏松症以及老年性骨质疏松症。

(2) 继发于乳腺癌、肺癌或肾癌、骨髓瘤和其他恶性肿瘤骨转移所致的高钙血症。

(3) 变形性骨炎。

3. 用法用量 本品可以通过皮下、肌内和静脉注射给药。由于非常精确的最低有效剂量目前不清楚，所以推荐的剂量如下：标准维持量为每日 50 IU 或隔日 100 IU，皮下或肌内注射。遵医嘱调整剂量。

(1) Paget 骨病（变形性骨炎）：每日 100 IU 皮下或肌内注射。皮下注射患者耐受性良好，在医护人员合理的指导下，患者也可以自己注射。隔日注射只限于某些患者。临床症状和体征改善之后，可考虑 50 IU 每日 1 次。必要时，每日剂量可以增加到 200 IU。治疗时间应至少持续 3 个月或更长时间。

(2) 高钙血症危象的紧急处理：对紧急状况或严重病例，静脉滴注是最有效的给药方法。每日每千克体重 5～10 IU 溶于 500 mL 生理盐水中，静脉滴注 6 h 以上或每日剂量分 2～4 次缓慢静脉注射。必须给患者补充液体。在紧急处理后，对原发的疾病应进行特殊的治疗。慢性高钙血症状态的长期处理注射剂：根据患者临床和生物化学反应，剂量为每日每千克体重 5～10 IU，1 次或分 2 次，皮下或肌内注射。如果注射剂量超过 2 mL，应在不同部位肌内注射。

(3) 痛性神经营养不良症(神经营养不良性症候群)的早期诊断非常重要,而且,一旦确诊,应尽早使用本品治疗。注射剂:每日 100 IU,皮下或肌内注射,持续 2～4 周,然后每周 3 次 100 IU,维持 6 周以上,这取决于患者的反应。特殊说明:对 Paget 骨病治疗需持续几个月甚至几年的时间。治疗使血清碱性磷酸酶和尿羟脯氨酸分泌显著下降,通常可降至正常值,而且疼痛可部分或完全缓解。然而,偶有降低后再升高现象。此时,医师应根据临床表现,决定是否继续治疗。停药后,异常的骨代谢在一到几个月后可能复发,需要重新使用本品治疗。尽管长期使用降钙素治疗的某些患者可能出现抗体,但通常并不影响药物的临床疗效。长期药物治疗有时发生药物失效("脱逸现象")。这可能是结合部位饱和所致,而与抗体产生无关。治疗中断后,降钙素的治疗反应又可恢复。

4. 不良反应

(1) 可以出现恶心、呕吐、头晕、轻度的面部潮红伴发热感。这些不良反应与剂量有关,静脉注射比肌内注射或皮下注射给药更常见。

(2) 罕见的多尿和寒战已有报告。在罕见的病例中,给予本品可导致过敏反应,包括注射部位的局部反应或全身性皮肤反应。据报道个别的过敏反应可导致心动过速、低血压和虚脱。

5. 注意事项

(1) 本品临床使用前必须进行皮肤试验。皮肤试验方法如下:50 IU 溶于 1 mL 生理盐水,用 T.B 针筒取 0.2 mL,用生理盐水稀释至 1 mL,皮下注射 0.1 mL(约 1 IU),观察 15 min,注射部位不超过中度红色为阴性,超过中度红色为阳性。

(2) 长期卧床治疗的患者,每日需检查血液生化指标和肾功能。

(3) 治疗过程中如出现耳鸣、眩晕、哮喘应停用。

(4) 变形性骨炎及有骨折史的慢性疾病患者,应根据血清碱性磷酸酶及尿羟脯氨酸排出量决定停药或继续治疗。

6. 禁忌证

(1) 对降钙素过敏者禁用。

(2) 孕妇及哺乳期妇女禁用。

(四) 维生素 D_3

1. 药理作用 本品为维生素类药。维生素 D_3 促进小肠黏膜刷状缘对钙的吸收及肾小管对磷的重吸收,提高血钙、血磷浓度,协同甲状旁腺激素、降钙素,促进旧骨释放磷酸钙,维持及调节血浆钙、磷正常浓度。维生素 D_3 促使钙沉着于新骨形成部位,使枸橼酸盐在骨中沉积,促进骨钙化及成骨细胞功能和骨样组织成熟。维生素 D_3 摄入后,在细胞微粒体中受 25-羟化酶系统催化生成骨化二醇(25-OH-D_3),经肾近曲小管细胞 1-羟化酶系统催化,生成具有生物活性的骨化三醇。

2. 适应证

(1) 用于维生素 D 缺乏症的预防与治疗。如:绝对素食者,肠外营养患者,胰腺功能不全伴吸收不良综合征患者、肝胆疾病(肝功能损害、肝硬化、阻塞性黄疸)患者、小肠疾病(脂性腹泻、局限性肠炎、长期腹泻)患者、胃切除患者等。

(2) 用于慢性低钙血症、低磷血症、佝偻病及伴有慢性肾功能不全的骨软化症、家族性低磷血症及甲状旁腺功能低下(术后、特发性或假性甲状旁腺功能低下)的治疗。

(3) 用于治疗急、慢性及潜在手术后手足搐搦症及特发性手足搐搦症。

3. 用法用量 口服。

(1) 成人用量如下。慢性肾功能不全合并骨质疏松：初始剂量为每次 2～4 粒，每日 1 次，维持剂量为每日 1～2 粒。甲状旁腺功能减退及抗维生素 D 的佝偻病及骨软化：每次 4～16粒，每日 1 次。

(2) 儿童用药：每日按体重每千克 0.2 粒，每日 1 次。个体剂量应根据年龄、病情酌情增减。同时应监测血清钙浓度。

(3) 孕妇及哺乳期妇女用药：高钙血症孕妇可伴有对维生素 D_3 敏感，应注意调整剂量。

(4) 婴儿用药：婴儿对维生素 D_3 敏感性个体差异大，用量应慎重酌定，血清钙和磷浓度的乘积([Ca]×[P](mg/d))不得大于 58。

4. 不良反应

(1) 便秘、腹泻、持续性头痛、食欲减退、口内有金属味、恶心、呕吐、口渴、疲乏、无力。

(2) 骨痛、尿混浊、惊厥、高血压、眼对光刺激敏感性增加、心律失常、偶有精神异常、皮肤瘙痒、肌痛、严重腹痛(有时误诊为胰腺炎)、夜间多尿、体重下降。

5. 注意事项

(1) 治疗低钙血症前，应先控制血清磷的浓度，定期复查血钙等有关指标；除非遵医嘱，避免同时应用钙、磷和维生素 D 制剂。

(2) 由于个体差异，维生素 D_3 用量应依据临床反应进行调整。

(3) 对诊断的干扰：维生素 D_3 可促使血清磷酸酶浓度降低，血清钙、胆固醇、磷酸盐和镁的浓度可能升高，尿液内钙和磷酸盐的浓度亦增高。

(4) 注意检查：血清尿素氮、肌酐和肌酐清除率、血清碱性磷酸酶、血磷、24 h 尿钙、尿钙与肌酐的比值、血钙(用治疗量维生素 D_3 时应定期监测，维持血钙浓度在 2.00～2.50 mmol/L)以及骨 X 线检查等。

6. 禁忌证 动脉硬化、心功能不全、高胆固醇血症、高磷血症、对维生素 D 高度敏感及肾功能不全患者慎用。非肾脏病用维生素 D_3 治疗时，如患者对维生素 D_3 异常敏感，也可产生肾脏毒性。

(五) 骨化三醇胶丸

1. 药理作用 骨化三醇是维生素 D_3 的最重要活性代谢产物之一，通常在肾脏内由其前体骨化二醇转化而成，正常生理性每日生成量为 0.5～1.0 μg，在骨质合成增加期内(如生长期或妊娠期)，其生成量稍有增加。骨化三醇促进肠道对钙的吸收并调节骨的矿化。

2. 适应证

(1) 绝经后骨质疏松。

(2) 慢性肾功能衰竭尤其是接受血液透析患者的肾性营养不良症。

(3) 术后甲状旁腺功能低下。

(4) 特发性甲状旁腺功能低下。

(5) 假性甲状旁腺功能低下。

(6) 维生素 D 依赖性佝偻病。

(7) 低血磷性维生素 D 抵抗性佝偻病等。

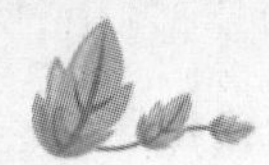

3. 用法用量

(1) 绝经后骨质疏松:推荐剂量为每次 0.25 μg,每日 2 次。服药后分别于第 4 周、第 3 个月、第 6 个月监测血钙和血肌酐浓度,以后每 6 个月监测 1 次。

(2) 肾性骨营养不良(包括透析患者):起始阶段的每日剂量为 0.25 μg。血钙正常或略降低的患者隔日 0.25 μg 即可。如 2～4 周内生化指标及病情未见明显改善,则每隔 2～4 周将本品的每日用量增加 0.25 μg,在此期间至少每周测定血钙 2 次。大多数患者最佳用量为每日 0.5～1.0 μg。

(3) 甲状旁腺功能低下和佝偻病:推荐起始剂量为每日 0.25 μg,晨服。如生化指标和病情未见明显改善,则每隔 2～4 周增加剂量。在此期间,每周至少测定血钙浓度 2 次。甲状旁腺功能低下者,偶见吸收不佳现象,因此这种患者需要较大剂量。如果医师决定对患有甲状旁腺功能低下的孕妇用本品治疗时,在妊娠后期应加大剂量,在产后及哺乳期应减小剂量。

(4) 老年患者:老年患者无需特殊剂量,但建议监测血钙和血肌酐浓度。

(5) 婴儿及儿童:本品的溶液剂型适用于婴儿和儿童。同成人一样,应在测定血钙水平的基础上确定每日最佳剂量。2 岁以内的儿童,推荐的每日参考剂量为 0.01～0.1 μg/kg 体重。包装内所配备的测量管可准确地量出每个患者所需的剂量。给药体积可以以毫升或滴计:0.1 mL 溶液相当于 0.1 μg 的活性成分(骨化三醇),或 1 滴溶液含有 0.02 μg 骨化三醇。溶液可以先放入汤匙然后混入儿童的饮料中(如橙汁等)。

4. 不良反应

(1) 由于骨化三醇能产生维生素 D 的作用,所以可能发生的不良反应与维生素 D 过量相似,如高血钙综合征或钙中毒(取决于高血钙的严重程度及持续时间)。

(2) 偶见的急性症状包括食欲减退、头痛、呕吐和便秘。慢性症状包括营养不良、感觉障碍、伴有口渴的发热、尿多、脱水、情感淡漠、发育停止以及泌尿道感染。

(3) 并发高钙和高磷血症的患者(浓度大于 6 mg/100 mL 或 1.9 mmol/L)可能发生软组织钙化,这些表现可通过放射学检查而观察到。肾功能正常的患者,慢性高钙血症也许与血肌酐增高有关。由于骨化三醇的生物半衰期较短,其药代动力学研究表明,停药或减量数天后升高的血钙即恢复至正常范围,这一过程要比维生素 D_3 快许多。

(4) 敏感体质的患者可能会发生过敏反应。

5. 注意事项

(1) 对于尿毒症性骨营养不良患者,使用骨化三醇治疗的患者中 40% 发现高血钙。饮食改变(例如增加奶制品的摄入)以至钙摄入量迅速增加或不加控制地服用钙制剂均可导致高血钙。应告知患者及其家属,必须严格遵守处方饮食,并教会他们如何识别高钙血症的症状。一旦血钙浓度比正常值(9～11 mg/100 mL)高出 1 mg/100 mL,或血肌酐升高到大于 120 μmol/L,应立即停止服用本品直至血钙正常。肾功能正常的患者,慢性高钙血症可能与血肌酐增加有关。卧床患者,如术后卧床患者发生高钙血症机会更大。

(2) 骨化三醇能增加血无机磷水平,这对低磷血症的患者是有益的,但对肾功能衰竭的患者来说则要小心不正常的钙沉积所造成的危险。在这种情况下,要通过口服适量的磷结合剂或减少磷摄入量将血磷保持在正常水平(2～5 mg/100 mL 或 0.65～1.62 mmol/L)。患维生素 D 抵抗性佝偻病(家族性低磷血症)患者,以本品治疗时应继续口服磷制剂。但必须考虑到本品可能促进肠道对磷的吸收，这种作用可能使磷的摄入需要量减少。因此需要定期进行血钙、磷、镁、碱性磷酸酶以及 24 h 内尿中钙、磷定量等实验室检查。本品治疗的稳定期，每周至少测定血钙 2 次。

(3) 由于骨化三醇是现有的最有效的维生素 D 代谢产物，故不需其他维生素 D 制剂与其合用，从而避免高维生素 D 血症。如果患者由服用维生素 D_2 改服骨化三醇时，则可能需要数月时间才能使血中维生素 D_2 恢复至基础水平。

(4) 肾功能正常的患者服用本品时必须避免脱水，故应保持适当的水摄入量。

6. 禁忌证

(1) 患有高血钙有关的疾病患者禁用。

(2) 对本品及其任何赋形剂或同类药品过敏的患者禁用。

(3) 有维生素 D 中毒迹象的患者禁用。

(六) 吲哚美辛肠溶片

1. 药理作用 本品为非甾体抗炎药，具有抗炎、解热及镇痛作用，其作用机制为通过对环氧合酶的抑制而减少前列腺素的合成。制止炎症组织痛觉神经冲动的形成，抑制炎性反应，包括抑制白细胞的趋化性及溶酶体酶的释放等。至于解热作用，由于作用于下视丘体温调节中枢，引起外周血管扩张及出汗，使散热增加。

2. 适应证 可用于发热、疼痛等症状。

3. 用法用量

(1) 口服，成人常用量：①抗风湿，初始剂量每次 25～50 mg，每日 2～3 次，每日最大量不应超过 150 mg；②镇痛，首剂每次 25～50 mg，继之 25 mg，每日 3 次，直到疼痛缓解，可停药；③退热，每次 6.25～12.5 mg，每日不超过 3 次。

(2) 小儿常用量：每日按体重 1.5～2.5 mg/kg，分 3～4 次。

4. 不良反应

(1) 胃肠道：出现消化不良、胃痛、胃灼热、恶心、反酸、溃疡、胃出血及胃穿孔等症状。

(2) 神经系统：出现头痛、头晕、焦虑及失眠等，严重者可有精神行为障碍或抽搐等。

(3) 肾：出现血尿、水肿、肾功能不全，老年人多见。

(4) 各型皮疹：最严重的为大疱性多形红斑。

(5) 造血系统受抑制而出现再生障碍性贫血，白细胞减少或血小板减少等。

(6) 过敏反应、哮喘、血管性水肿及休克等。

5. 注意事项

(1) 交叉过敏反应：本品与阿司匹林有交叉过敏反应，由于阿司匹林过敏引起的喘息患者，应用本品时可引起支气管痉挛。对其他非甾体抗炎镇痛药过敏者也可能对本品过敏。

(2) 本品解热作用强，故应防止大汗和虚脱，补充足量液体。

(3) 本品因对血小板聚集有抑制作用，可使出血时间延长，停药后此作用可持续 1 天，用药期间血尿素氮及血肌酐含量也常增高。

(4) 用药期间应定期随访检查：血常规及肝、肾功能；遇有视力模糊时应立即做眼科检查。

(5) 为减少药物对胃肠道的刺激，本品宜于饭后服用或与食物或抑酸药同服。

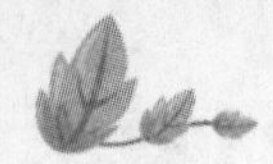

6. 禁忌证

(1) 本品能导致水钠潴留,故心功能不全及高血压等患者应慎用。

(2) 因本品可使出血时间延长,加重出血倾向,故血友病及其他出血性疾病患者应慎用。

(3) 本品对造血系统有抑制作用,再生障碍性贫血、粒细胞减少等患者也应慎用。

(七) 双氯芬酸钠缓释胶囊

1. 药理作用 本品是一种衍生于苯乙酸类的非甾体抗炎镇痛药,其作用机制为抑制环氧化酶活性,从而阻断花生四烯酸转化为前列腺素。同时,它也能促进花生四烯酸与三酰甘油结合,降低细胞内游离的花生四烯酸浓度,而间接抑制白三烯的合成。双氯芬酸是非甾体抗炎药中作用较强的一种,它对前列腺素合成的抑制作用强于阿司匹林和吲哚美辛等。

2. 适应证 急慢性风湿性关节炎、急慢性强直性脊柱炎、骨关节炎;肩周炎、滑囊炎、肌腱炎及腱鞘炎;腰背痛、扭伤、劳损及其他软组织损伤;急性痛风;痛经或子宫附件炎、牙痛和术后疼痛;创伤后的疼痛与炎症,如扭伤、肌肉拉伤等;耳鼻喉严重的感染性疼痛和炎症(如扁桃体炎、耳炎、鼻窦炎等),应同时使用抗感染药物。

3. 用法用量 口服:每日 1 次或者每日 1～2 次,或遵医嘱,餐后服。

4. 不良反应

(1) 可引起头痛及腹痛、便秘、腹泻、胃灼热、恶心、消化不良等胃肠道反应。

(2) 偶见头晕、眩晕。血清谷氨酸草酰乙酸转氨酶(GOT),血清谷氨酸丙酮酸转氨酶(GPT)升高。

(3) 少见的有肾功能下降,可导致水钠潴留,表现为尿量少、面部水肿、体重骤增等。极少数可引起心律失常、耳鸣等。

(4) 罕见:皮疹、胃肠道出血、消化性溃疡、呕血、黑便、胃肠道溃疡、穿孔、出血性腹泻、嗜睡、过敏反应(如哮喘、肝炎、水肿)。

(5) 有导致骨髓抑制或使之加重的作用。

5. 注意事项

(1) 血液系统异常、高血压、心脏病患者慎用。

(2) 因本品含钠,对限制钠盐摄入量的患者应慎用。

(3) 对那些有胃肠道症状或曾有胃肠溃疡病史,严重肝功能损害患者,如需应用双氯芬酸钠,应置于严密的医疗监护之下。

(4) 心、肾功能损害者正在应用利尿剂治疗、进行大手术后恢复期患者以及由于任何原因细胞外液丢失的患者慎用。

(5) 用药过程中,如出现明显不良反应,应停药。

(6) 个别需要长期治疗的患者,应定期检查肝功能和血常规。

6. 禁忌证

(1) 对本品及阿司匹林或其他非甾体抗炎药有过敏反应、哮喘、荨麻疹或其他变态反应的患者。

(2) 消化性溃疡患者。

四、骨质疏松症并发症治疗

骨折是骨质疏松症的主要并发症。肱骨近端、桡骨远端、踝部、髌骨等部位都是骨质疏松性骨折的好发部位，肱骨近端、桡骨下端骨折约占老年人骨折的 1/3。四肢骨折也是老年人常见的骨质疏松性骨折。骨质疏松性骨折的治疗目标是减少并发症，降低病死率，提高康复水平，改善生活质量。

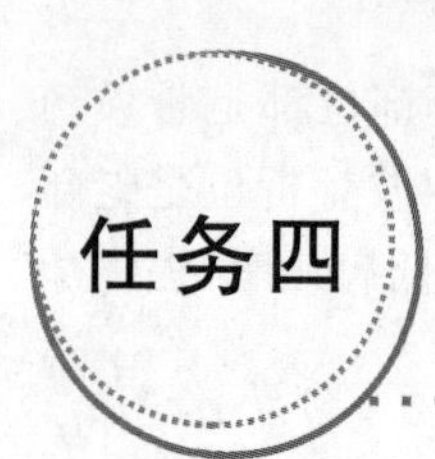

任务四 神经内科疾病常用药物治疗指导

项目一 阿尔茨海默病

阿尔茨海默病(AD)是最常见和最重要的脑变性疾病，随着全球人口老龄化，AD的发病率呈逐年上升趋势。AD的发病率随年龄增高而升高，多数资料显示65岁以上人群患病率约为5%，85岁以上为20%，妇女患病率约3倍于男性。流行病学资料显示AD的危险因素包括出生序列、出生时母亲年龄、Down综合征家族史及头部外伤史等，低教育程度作为AD的危险因素和脑力劳动具有保护作用至今未明。AD患者常出现精神疾病表现，约20%的患者住进精神病院。

AD的病因及发病机制未明，治疗尚无特效疗法，以对症治疗为主，包括药物治疗改善认知功能及记忆障碍，对症治疗改善精神症状，良好的护理延缓病情进展。AD的病程持续5～10年或更长，病情进行性加重，患者几年内丧失独立生活能力，多死于心血管病、肺部感染和褥疮等并发症。

一、药物治疗原则

由于AD的病因及发病机制未明，治疗尚无特效疗法，以对症治疗为主，包括药物治疗改善认知功能和精神行为症状，延缓病情进展，保持患者的独立生活能力，提高生存质量。要使患者和亲属知道现有治疗效果很可能是有限的。

1. 改善认知功能药物治疗原则 可单药应用，选乙酰胆碱酯酶(AChE)抑制剂或*N*-甲基-D-天冬氨酸(NMDA)受体拮抗剂，也可两者联合应用。而对副作用评价需用药后2～4周，对认知功能的评估需3～6个月，以后每6个月应评估疗效1次，在不能耐受或用药6个月后认知功能仍按服药前的速度下降时可放弃，再选用其他药物，需手术时应停药。

2. 精神行为症状的药物治疗原则 抑郁、兴奋、睡眠障碍的AD患者需对症治疗，出现过度兴奋或攻击行为时应给予抗精神病药物治疗，保护患者及周围成员。患者通常不能耐受常规剂量，有时常规剂量也会出现僵硬、运动不能或肌张力障碍等，应注意用最小有效剂量，避免用镇静或抗胆碱能作用强的药物，如阿米替林、丙咪嗪、多虑平等，应熟知所有药物的作用和副作用，根据行为异常的种类、患者具体情况、是否合并其他疾病和服用其他药物，采取个体化治疗。总之要遵循以下原则：患者存在精神行为异常，且利大于弊时才应用药物治疗，而且应从最小剂量开始，逐渐加量，观察药效和安全性。在行为和心理症状平稳3个月后尽量减药、撤药，必要时推荐精神科医师治疗。

二、药物选择

1. AChE 抑制剂 多奈哌齐、加兰他敏、重酒石酸卡巴拉汀、美曲磷脂、依斯的明、石杉碱甲。

2. NMDA 受体拮抗剂 美金刚。

3. 抗抑郁症药物 西酞普兰、氟西汀、舍曲林、多塞平、米氮平、曲唑酮。

4. 抗激惹、攻击行为等精神症状药物 利培酮、奥氮平、氟哌啶醇。

5. 针对睡眠障碍的药物 苯二氮䓬类(如阿普唑仑、劳拉西泮)、唑吡坦、米氮平、曲唑酮。

三、药物指导

(一) 盐酸多奈哌齐片

1. 药理作用 盐酸多奈哌齐是第二代乙酰胆碱酯酶抑制剂,其治疗作用是可逆性地抑制乙酰胆碱酯酶引起的乙酰胆酰水解而增加受体部位的乙酰胆碱含量。多奈哌齐可能还有其他机制,包括对肽的处置、神经递质受体或 Ca^{2+} 通道的直接作用。

2. 适应证 轻度或中度阿尔茨海默型痴呆症状的治疗。

3. 用法用量 每次 2.5~5 mg,每日 1 次,睡前服用,至少维持 1 个月,做出临床评估后,可以将剂量增加到每次 10 mg,每日 1 次,睡前服用。推荐最大剂量为 10 mg/d,3~6 个月为 1 个疗程。服药后出现严重失眠的患者可改为晨服。

4. 不良反应 最常见的不良反应是腹泻、恶心和失眠,通常是轻微和短暂的,无须停药,在 1~2 日内可缓解。

5. 注意事项

(1) 对心脏疾病、哮喘或阻塞性肺部疾病患者有影响,也能增加患消化性溃疡的危险。

(2) 拟胆碱作用可能引起尿潴留及惊厥(可能与原发病有关),用药时应注意观察。

(3) 与琥珀胆碱类肌松剂、抗胆碱能药有拮抗作用,故不能并用。

6. 禁忌证 对盐酸多奈哌齐或哌啶衍生物高度敏感的患者禁用。

(二) 重酒石酸卡巴拉汀胶囊

1. 药理作用 本品是一种氨基甲酸类脑选择性乙酰胆碱酯酶抑制剂,通过延缓功能完整的胆碱能神经元对释放的乙酰胆碱的降解,而促进胆碱能神经传导,重酒石酸卡巴拉汀能选择性增强脑皮质和海马等部位乙酰胆碱的效应。可以改善阿尔茨海默病患者胆碱能介导的认知功能障碍。

2. 适应证 用于治疗轻、中度阿尔茨海默型痴呆的症状。

3. 用法用量 服药方法:每日 2 次,与早、晚餐同服。起始剂量:1.5 mg,每日 2 次。递增剂量:推荐起始剂量为 1.5 mg,每日 2 次;如患者服用 4 周以后对此剂量耐受良好,可将剂量增至 3 mg,每日 2 次;当患者继续服用至少 4 周以后对此剂量耐受良好,可逐渐增加剂量至 4.5 mg,甚至 6 mg,每日 2 次。倘若治疗中出现副作用(如恶心、呕吐、腹痛或食欲减退等)或体重下降,应将每日剂量减至患者能够耐受的剂量为止。维持剂量:每次 1.5~6 mg,每日 2 次。获得最佳疗效的患者应维持其最高的、且耐受良好的剂量。推荐最高剂量:每次

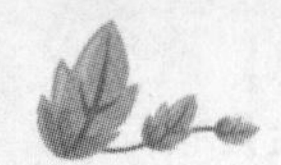

6 mg，每日 2 次。肾或肝功能减退患者：服药不必调整剂量。

4. 不良反应 该药可以出现轻至中度的副作用，通常不予处理即可自行消失。副作用发生的频率及程度常随服药剂量的递增而增多或加重。

5. 注意事项 本品对心血管系统不产生副作用。同其他拟胆碱药一样，对病窦综合征或伴严重心律失常患者应慎用。胆碱能样刺激作用可引起胃酸分泌增加。尽管无临床研究资料表明本品能明显加重溃疡病患者的症状，但治疗时该类患者应小心用药。有呼吸系统疾病病史或正在发病的患者服用本品治疗后能产生异常临床表现，使原来症状和体征加重的临床经验不多，但同其他拟胆碱药一样，对这类患者应慎用。急性支气管哮喘患者服用本品的临床经验尚待进一步研究。拟胆碱药可以加重尿道梗阻和痉挛。虽然在治疗中未发现这种病例，但此类患者应小心服用本品。

6. 禁忌证

(1) 对本品过敏者禁用。

(2) 严重心律失常患者应慎用。

(3) 哺乳期妇女在服药期间应停止哺乳。

（三）石杉碱甲片

1. 药理作用 本品为胆碱酯酶(ChE)抑制剂，对真胆碱酯酶具有选择性抑制作用，易通过血脑屏障。具有促进记忆再现和增强记忆保持的作用。

2. 适应证 用于良性记忆障碍，提高患者指向记忆、联想学习、图像回忆、无意义图形再认及人像回忆等能力。对痴呆患者和脑器质性病变引起的记忆障碍亦有改善作用。

3. 用法用量 口服。每次 0.1～0.2 mg(2～4 片)，每日 2 次，每日量最多不超过 9 片，或遵医嘱。

4. 不良反应 一般不明显，剂量过大时可引起头晕、恶心、胃肠道不适、乏力等反应，一般可自行消失，反应明显时减量或停药后缓解、消失。

5. 注意事项

(1) 心动过缓、支气管哮喘者慎用。

(2) 本品为可逆性 ChE 抑制剂，其用量有个体差异，一般应从小剂量开始，逐渐增量。

6. 禁忌证 癫痫、肾功能不全、机械性肠梗阻、心绞痛等患者禁用。

（四）盐酸氟西汀胶囊

1. 药理作用 氟西汀是一种选择性血清素(5-羟色胺，5-HT)再吸收抑制剂，通过抑制神经突触细胞对神经递质血清素的再吸收以增加细胞外可以和突触后受体结合的血清素水平。

2. 适应证 用于成人抑郁症、强迫症和神经性贪食症的治疗，还用于治疗具有或不具有广场恐惧症的惊恐症。

3. 用法用量 用于成人，口服。抑郁发作：成人及老年患者：建议每日服用 20 mg。如果必要的话，在治疗最初的 3～4 周时间内对药物剂量进行评估和调整以达到临床上适当的剂量。尽管较高的剂量可能会增加不良反应发生的可能性，但在某些患者中，由于使用 20 mg 剂量无明显疗效，可以逐渐增加剂量达到 60 mg 的最大剂量。必须根据每个患者的情况谨慎地进行剂量的调整，使患者维持最低的有效剂量。抑郁症患者必须持续治疗至少 6 个月，从而确保症状消失。强迫症成人及老年患者：推荐剂量是每日 20 mg。

4. 不良反应

(1) 过敏（如瘙痒、皮疹、风疹、脉管炎、血清反应、颜面水肿等）、寒战、5-羟色胺综合征、光敏反应及非常罕见的情况下，多形性红斑有可能发展为斯-约二氏综合征或中毒性表皮坏死松解症。

(2) 消化系统：胃肠道功能紊乱（如腹泻、恶心、呕吐、消化不良、吞咽困难、味觉颠倒）、口干等。罕见肝功能检测异常、特发性肝炎。

5. 注意事项

(1) 本品是肝脏细胞色素 P450 抑制剂，因此要注意像华法林这种靠肝脏代谢的药物，本品会增加这种药物在血液中的浓度，从而容易造成药物中毒。

(2) 不能和苯二氮䓬类药物一起使用，会降低身体对苯二氮䓬类药物的清除。

(3) 药物剂量过大会造成血清素综合征。

(4) 如要停药的话，必须逐渐地、慢慢地停掉。

6. 禁忌证 对氟西汀或其任何一种成分过敏的患者禁用。

（五）利培酮片

1. 药理作用 本品为苯并异噁唑衍生物，是新一代的抗精神病药。其活性成分利培酮是一种具有独特性质的选择性单胺能拮抗剂，它与 5-羟色胺能的 5-HT_2 受体和多巴胺的 D_2 受体有很高的亲和力。利培酮是强有力的 D_2 受体拮抗剂，可以改善精神分裂症的阳性症状，对中枢系统的 5-羟色胺和多巴胺拮抗作用的平衡可以减少发生锥体外系副作用的可能，并将其治疗作用扩展到精神分裂症的阴性症状和情感症状。

2. 适应证

(1) 用于治疗急性和慢性精神分裂症以及其他各种精神病性状态的明显的阳性症状（如幻觉、妄想、思维紊乱、敌视、怀疑）和明显的阴性症状（如反应迟钝、情感淡漠及社交淡漠、少语）。

(2) 可减轻与精神分裂症有关的情感症状（如抑郁、负罪感、焦虑）。

(3) 可用于治疗双相情感障碍的躁狂发作。

3. 用法用量 初始剂量为每日 1～2 mg，在 3～7 日内增加至每日 4～6 mg，每次加量每日 1～2 mg，最适剂量为每日 4～6 mg，可维持治疗或进一步调整。首次发作、老年人及肝肾病患者剂量减半。

4. 不良反应

(1) 失眠、焦虑、头痛、头晕、口干。

(2) 较少见的不良反应有嗜睡、疲劳、注意力下降、便秘、消化不良、恶心、呕吐、腹痛、视物模糊、阴茎异常勃起、勃起困难、射精无力、性淡漠、尿失禁、鼻炎、皮疹以及其他过敏反应。

(3) 可能引起锥体外系症状，如肌紧张、震颤、僵直、流涎、运动迟缓、静坐不能、急性肌张力障碍。通过降低剂量或给予抗帕金森综合征的药物可消除。

(4) 偶尔会出现（直立性）低血压、（反射性）心动过速或高血压的症状。

(5) 会出现体重增加、水肿和肝药酶水平升高的现象。

(6) 偶尔会由于患者烦渴或抗利尿激素分泌失调综合征（SIADH）引发水中毒。

(7) 会引起血浆中催乳素浓度的增加，其相关症状为溢乳、男性乳房女性化、月经失调、闭经。

(8) 偶见迟发性运动障碍、恶性症候群、体温失调以及癫痫发作。

(9) 有轻度中性粒细胞和(或)血小板计数下降的个例报道。

5. 注意事项

(1) 患有心血管疾病(如心衰、心肌梗死、传导异常、脱水、失血及脑血管病变)的患者应慎用,从小剂量开始并应逐渐增加剂量。

(2) 由于本品具有 α 受体拮抗活性,因此在用药初期和加药速度过快时会发生(直立性)低血压,此时应考虑减量。

(3) 同其他具有多巴胺受体拮抗性质的药物相似,引起迟发性运动障碍,其特征为有节律的不随意运动,主要见于舌及面部。如果出现迟发性运动障碍,应停止服用所有的抗精神病药。

(4) 服用经典的抗精神病药会出现恶性症候群,其特征为高热、肌肉僵直、颤抖、意识改变和血肌酸磷酸激酶水平升高。此时应停用包括本品在内的所有抗精神病药物。

(5) 患有帕金森综合征的患者应慎用本品,因为在理论上该药会引起此病的恶化。

(6) 经典的抗精神病药会降低癫痫的发作阈值,故患有癫痫的患者仍应慎用本品。

(7) 服用本品的患者应避免进食过多,以免发胖。

(8) 对中枢神经系统有作用,在与其他作用于中枢神经系统的药物同时服用时应慎重。

(9) 老年患者用药:建议起始剂量为每日 0.5 mg 之内,根据个体需要,剂量逐渐加大到每日 2 次,每次 1～2 mg。老年人加量过程中应慎重。

6. 禁忌证

(1) 心血管疾病患者慎用。

(2) 孕妇和哺乳期妇女禁用。

(六) 奥氮平

1. 药理作用 奥氮平属抗精神病药。奥氮平对 5-羟色胺、多巴胺和胆碱能的拮抗作用与其受体结合效应一致。奥氮平与 5-HT_2 受体亲和性比与多巴胺 D_2 受体的亲和性高。电生理研究证明,奥氮平选择性地减少中脑边缘系统(A10)。奥氮平可以在低于致僵直的剂量下降低条件性回避反应。与其他某些抗精神病药不同,奥氮平可增强对“抗焦虑”实验的反应。奥氮平的主要作用是对 CNS 的抑制作用、抗胆碱能作用以及抗外周的血液学障碍。对 CNS 的抑制会逐渐产生耐受。

2. 适应证 奥氮平用于治疗精神分裂症。初始治疗有效的患者,奥氮平在维持治疗期间能够保持基本临床效果。奥氮平用于治疗重度躁狂发作。对奥氮平治疗有效的躁狂发作患者,奥氮平可用于预防双相情感障碍的复发。

3. 用法用量 奥氮平的推荐起始剂量为每日 10 mg(2 片),服药与是否进食无关,因其吸收不受进食影响。奥氮平的剂量范围在每日 5～20 mg(1～4 片)。每日剂量需根据临床状况而定,超过每日 10 mg(2 片)的常规剂量用药,应先进行适当的临床评估。在临床状况许可的情况下,老年患者起始剂量为每日 5 mg(1 片),严重肾功能损害或中度肝功能损害患者,起始剂量亦为每日 5 mg(1 片)。

4. 不良反应

(1) 嗜睡和体重增加。

(2) 头晕、食欲增强、外周水肿、直立性低血压、急性或迟发性锥体外系运动障碍,包括帕金森病样症状、静坐不能、肌张力障碍,一过性抗胆碱能作用包括口干和便秘。

(3) 血清 AST 和 ALT 无症状的一过性升高,尤其是在用药初期。

(4) 罕见光敏反应、肌酸磷酸激酶升高。

5. 注意事项

(1) 神经阻滞剂恶性综合征,临床表现有高热、肌强直、精神状态改变及自主神经紊乱(脉搏和血压不规则、心动过速、大汗淋漓及心律不齐),其他体征可有肌酸磷酸激酶升高、肌血红蛋白尿、横纹肌溶解及急性肾功能衰竭。

(2) 迟发性运动障碍。

(3) 肝功能指标:偶见血清 ALT、AST 不伴症状的一过性升高,多见于用药初期,有 ALT 和(或)AST 升高、肝脏损害体征和症状、用药前已有与肝功能储备受到有关疾病以及使用具有潜在肝脏毒性药物的患者,应加以观察。

(4) 癫痫:与其他抗精神病药类似,奥氮平慎用于有癫痫史或有癫痫相关疾病的患者。

(5) 血液学指标:与其他抗精神病药类似,奥氮平慎用于有下列情况的患者。任何原因所致的白细胞降低;药物所致骨髓抑制/毒性反应史;伴发疾病、放疗或化疗所致的骨髓抑制;嗜酸性粒细胞过多性疾病或骨髓及外骨髓增殖性疾病。临床试验发现,许多有氯氮平所致粒细胞减少症或粒细胞缺乏症病史的患者使用奥氮平后未见复发。

(6) 抗胆碱能活性:临床试验表明,抗胆碱能作用发生率较低,但患者有合并症时服用奥氮平的资料有限,建议在合并前列腺增生、麻痹性肠梗阻,窄角型青光眼或相关疾病时慎用。

(7) 多巴胺能拮抗作用:奥氮平在体外有多巴胺拮抗作用。从理论上说,奥氮平和其他抗精神病药一样,能拮抗左旋多巴和多巴胺激动剂的作用。

(8) 中枢神经系统活性:奥氮平的原初作用部位就是中枢神经系统,但在与其他中枢神经系统药物包括酒精合并使用时应加以注意。

(9) 奥氮平可引起嗜睡,患者在操作危险性机器包括机动车时应慎用。

6. 禁忌证

(1) 禁用于已知对该药制剂中任何一种成分(尤其是乳糖)过敏的患者。

(2) 禁用于窄角型青光眼。

(3) 慎用于有低血压倾向的心血管和脑血管疾病患者,肝功能损害、前列腺肥大,麻痹性肠梗阻和癫痫患者亦应慎用。

(4) 任何原因所致的白细胞降低,药物所致骨髓抑制/毒性反应史,伴发疾病、放疗或化疗所致的骨髓抑制,嗜酸性粒细胞过多性疾病或骨髓及外骨髓增殖性疾病。但许多有氯氮平所致粒细胞减少症或粒细胞缺乏症病史患者使用奥氮平后未见复发。

(5) 抗精神病药恶性综合征(NMS):临床上未见有奥氮平所致的 NMS 报道。患者如出现 NMS 的临床表现,或仅有高热而无 NMS 的临床表现,均应停用奥氮平。

(6) 迟发性运动障碍(TD):奥氮平虽然较少发生 TD,但长期用药可增加 TD 风险,如果患者出现迟发性运动障碍的体征或症状,应减量或停药。

(7) 老年人用奥氮平常见直立性低血压,故 65 岁以上用药者应常规定时测血压。

(8) 对于既往或现时有肝功能损害或 AST 和 ALT 升高的患者,用药期间应予积极随

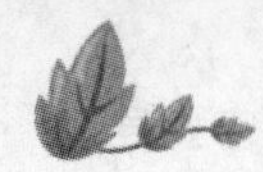

访或酌情减量。

（七）阿普唑仑片

1. 药理作用 阿普唑仑为苯二氮䓬类镇静催眠药和抗焦虑药。该药作用于中枢神经系统的苯二氮䓬受体，加强中枢抑制性神经递质 γ-氨基丁酸（GABA）与 GABAA 受体的结合，促进氯离子通道开放，使细胞超极化，增强 GABA 能神经元所介导的突触抑制，使神经元的兴奋性降低。

2. 适应证 主要用于焦虑、紧张、激动，还可作为催眠或焦虑的辅助用药，还可作为抗惊恐药，并能缓解急性酒精戒断症状等。

3. 用法用量 成人常用量：抗焦虑，开始每次 0.4 mg，每日 3 次，用量按需递增。最大限量每日可达 4 mg。镇静催眠：0.4～0.8 mg，睡前服。抗惊恐 0.4 mg，每日 3 次，用量按需递增，每日最大量可达 10 mg。18 岁以下儿童，用量尚未确定。

4. 不良反应

(1) 常见的不良反应有嗜睡，头昏、乏力等，大剂量偶见共济失调、震颤、尿潴留、黄疸。

(2) 罕见的有皮疹、光敏、白细胞减少。

(3) 个别患者发生兴奋、多语、睡眠障碍，甚至幻觉。停药后，上述症状很快消失。

(4) 有成瘾性，长期应用后，停药可能发生撤药症状，表现为激动或忧郁。

(5) 少数患者有口干、精神不集中、多汗、心悸、便秘或腹泻、视物模糊、低血压。

5. 注意事项

(1) 对苯二氮䓬类药物过敏者，可能对本药过敏。

(2) 肝肾功能损害者能延长本药清除半衰期。

(3) 癫痫患者突然停药可导致发作。

(4) 严重的精神抑郁可使病情加重，甚至产生自杀倾向，应采取预防措施。

(5) 避免长期大量使用而成瘾，如长期使用需停药时不宜骤停，应逐渐减量。

(6) 出现呼吸抑制或低血压常提示超量。

(7) 对本类药耐受量小的患者初用量宜小，逐渐增加剂量。

(8) 高空作业者、驾驶员、精细工作者、危险工作者慎用。

6. 禁忌证

(1) 中枢神经系统处于抑制状态的急性酒精中毒。

(2) 肝肾功能损害。

(3) 重症肌无力。

(4) 急性或易于发生的闭角型青光眼发作。

(5) 严重慢性阻塞性肺部病变。

(6) 驾驶员、高空作业者、危险作业者、精细作业者。

（八）酒石酸唑吡坦片

1. 药理作用 本品为催眠剂，通过选择性地与中枢神经系统的 ω_1 受体亚型的结合，产生药理作用。本品小剂量时，能缩短入睡时间，延长睡眠时间；较大剂量时，第二相睡眠、慢波睡眠（第三和第四相睡眠）时间和快动眼期（REM）睡眠时间延长，REM 睡眠时间缩短。

2. 适应证 用于失眠症的短期治疗。

3. 用法用量 本品起效迅速，所以应在临睡前服用。成人的推荐剂量为每天 10 mg。老年人和体质虚弱者可能对本品较敏感，因此推荐剂量为每天 5 mg。对于肝功能不全者，本品的清除速率、代谢率降低，应从每天 5 mg 剂量开始服用。

4. 不良反应

(1) 嗜睡、头晕、头痛、恶心、腹泻和眩晕。

(2) 夜间烦躁，抑郁综合征、精神障碍、意识障碍或复视、颤抖、舞蹈步和跌倒。

(3) 使用苯二氮䓬类或类似苯二氮䓬类药物会出现如下副作用：烦躁、兴奋、过敏性、侵略性错觉、易怒、梦魇、幻觉、精神病、过激行为和其他敌对行为。如出现这些症状，应停止用药。老年人更易出现。

5. 注意事项

(1) 连续服用速效的苯二氮䓬类和类似苯二氮䓬类药物几周后，其药效和催眠效果可能会有所降低，而产生耐受性。

(2) 依赖性和失眠症反弹：使用苯二氮䓬类和类似苯二氮䓬类药物可能会对这些药物产生躯体和精神依赖性。产生依赖性的风险随剂量的增加及治疗期的延长而增加。具有滥用药物和酗酒史者风险更大。一旦出现身体依赖性，立即停药会出现戒断症状，包括头痛、肌肉痛、极度焦虑、紧张、烦躁、兴奋和谵妄。严重时会出现意识障碍、失去理智、听觉过敏、麻木、四肢麻刺感，对光、声音和身体接触过敏、出现幻觉和癫痫发作。失眠症反弹：由苯二氮䓬类和类似苯二氮䓬类药物引起的短暂综合症状可能会使失眠症复发并增强。停止安眠治疗可能出现失眠症反弹。也可能伴随其他症状，包括情绪不稳、焦虑和烦躁。由于突然停药，会出现戒断症状或失眠症反弹，故应逐渐减少剂量。

(3) 对驾车和操作机械能力的影响：虽然研究表明服用本品后，模拟车辆驾驶未受影响，但司机和机械操作者应注意，同别的催眠药一样，服用本品次日上午可能有睡意。

6. 禁忌证

(1) 对本品过敏者禁用。

(2) 梗阻性睡眠呼吸暂停综合征、重症肌无力、严重肝功能不全、急性呼吸功能不全伴呼吸抑制及精神病患者禁用。

(3) 15 岁以下儿童，妊娠及哺乳期妇女禁用。

四、阿尔茨海默病的预防与治疗

针对高危易感人群采取有效的预防措施，如雌激素替代疗法可明显降低更年期妇女 AD 的患病风险，小规模临床试验证实，雌激素可延缓疾病发生、改善患者的认知功能。AD 患者脑组织老年斑形成与炎性反应有关，出现炎性相关蛋白及小胶质细胞增生，导致 β-淀粉样蛋白沉积，非甾体抗炎药可抑制与老年斑形成有关的炎性反应，可能预防和延缓 AD，流行病学研究发现，常服用抗炎镇痛药的老年人患 AD 和认知障碍的风险明显降低，因此，抗炎镇痛药可能成为 AD 预防用药。

项目二　癫　痫

癫痫是大脑神经元突发性异常放电，导致短暂的大脑功能障碍的一种慢性疾病。由于异常放电神经元所涉及的部位不同，可表现为发作性的运动、感觉、自主神经、意识及精神障碍。它是多种原因引起的临床常见的病症之一。国内流行病学调查显示，其发病率农村为每年 25/10 万，城市为每年 35/10 万，患病率约为人群的 7%。

一、药物治疗原则

(1) 一经确诊为癫痫，原则上应及早用药，但仅有一次发作且有明确诱因或数年一发者可先观察，暂不给药。

(2) 尽快控制发作：应长期按时定量服药，间断服药既无治疗价值，又有导致癫痫持续状态的危险。

(3) 正确选择药物：按癫痫发作类型选药，选择有效、安全、价廉和来源有保证的药物。

(4) 合适的药物剂量：通常从小剂量开始，逐渐增加至有效控制发作而无明显毒副作用剂量，坚持长期按时定量服用。

(5) 单一药物为主：一般主张使用单一药物治疗。

(6) 换药：某一药物用至极量，药物血浆浓度亦超出常量范围仍不能控制发作和(或)有严重的毒副作用，需考虑换药或联合用药。

(7) 停药：根据发作类型、既往发作情况、颅内有无持久性病灶和脑电图异常来决定。一般原发性者完全控制 2～4 年后，脑电图正常或发作波消失者方可考虑停药。停药宜逐渐减量，最好在 6～12 个月内完成。对继发性癫痫有时停药困难，有的可能要终生服药。

(8) 癫痫持续状态的治疗：终止呈持续状态的癫痫发作，减少发作对脑部神经元的损伤；保持稳定的生命体征和进行心肺功能支持；纠正感染、酸碱及电解质紊乱等并发症。

二、药物选择

口服用药：苯妥英钠、苯巴比妥、丙戊酸类、卡马西平、奥卡西平、硝西泮、氯硝西泮、拉莫三嗪、托吡酯、左乙拉西坦。

肌内注射或静脉用药：地西泮注射液、苯巴比妥注射液、丙戊酸注射液、咪达唑仑注射液。

三、药物指导

(一) 苯妥英钠片

1. 药理作用　本品为抗癫痫药、抗心律失常药。治疗剂量不引起镇静催眠作用。

(1) 动物实验证明，本品对超强电休克、惊厥的强直相有选择性对抗作用，而对阵挛相无效或反而加剧，故其对癫痫大发作有良效，而对失神性发作无效。其抗癫痫作用机制尚未阐明，一般认为，增加细胞内钠离子外流，减少细胞外钠离子内流，而使神经细胞膜稳定，提高兴奋阈，减少病灶高频放电的扩散。

(2) 本品缩短动作电位间期及有效不应期，还可抑制钙离子内流，降低心肌自律性，抑制交感神经中枢，对心房、心室的异位节律点有抑制作用，提高房颤与室颤阈值。

(3) 其具有稳定细胞膜作用及降低突触传递作用，而具抗神经痛及松弛骨骼肌作用。

(4) 本品可抑制皮肤成纤维细胞合成或分泌胶原酶。还可加速维生素D代谢，可引起淋巴结肿大，有抗叶酸作用，对造血系统有抑制作用，可引起过敏反应，有酶诱导作用，静脉用药可扩张周围血管。

2. 适应证 适用于治疗全身强直-阵挛性发作、复杂部分性发作(精神运动性发作、颞叶癫痫)、单纯部分性发作(局限性发作)和癫痫持续状态。

3. 用法用量 抗癫痫成人常用量：每日250～300 mg，开始时100 mg，每日2次，1～3周内增加至250～300 mg，分3次口服，极量每次300 mg，每日500 mg。由于个体差异及饱合药动学特点，用药需个体化。应用达到控制发作和血药浓度达稳态后，可改用长效控释制剂，1次顿服。如发作频繁，可按体重12～15 mg/kg，分2～3次服用，每6 h一次，第2天开始给予100 mg(或按体重1.5～2 mg/kg)，每日3次直到调整至恰当剂量为止。小儿常用量：开始每日5 mg/kg，分2～3次服用，按需调整，以每日不超过250 mg为度。维持量为4～8 mg/kg或按体表面积250 mg/m^2，分2～3次服用，如有条件可进行血药浓度监测。

4. 不良反应

(1) 常见齿龈增生，儿童发生率高。

(2) 长期服用后会出现恶心、呕吐甚至胃炎，饭后服用可减轻。

(3) 神经系统不良反应与剂量相关，常见眩晕、头痛，严重时可引起眼球震颤、共济失调、语言不清和意识模糊，调整剂量或停药可消失。

(4) 较少见的神经系统不良反应有头晕、失眠、一过性神经质、颤搐、舞蹈症、肌张力不全、震颤、扑翼样震颤等。

(5) 可影响造血系统，致粒细胞和血小板减少，罕见再生障碍性贫血，常见巨幼红细胞性贫血，可用叶酸加维生素 B_{12} 防治。

(6) 可引起过敏反应，常见皮疹伴高烧，罕见严重皮肤反应，如剥脱性皮炎，多形糜烂性红斑，系统性红斑狼疮和致死性肝坏死、淋巴系统霍奇金病等。一旦出现症状应立即停药并采取相应措施。

(7) 小儿长期服用可加速维生素D代谢造成软骨病或骨质异常。

(8) 孕妇服用偶致畸胎。

(9) 可抑制抗利尿激素和胰岛素分泌使血糖升高，有致癌的报道。

5. 注意事项

(1) 对乙内酰脲类中一种药过敏者，对本品也过敏。

(2) 有酶诱导作用，可对某些诊断产生干扰，如地塞米松试验、甲状腺功能试验使血清碱性磷酸酶、谷丙转氨酶、血糖浓度升高。

(3) 用药期间需检查血常规、肝功能、血钙、口腔、脑电图、甲状腺功能并经常随访血药浓度，防止毒性反应；其妊娠期每月测定1次、产后每周测定1次血药浓度以确定是否需要调整剂量。

(4) 下列情况应慎用：嗜酒，使本品的血药浓度降低；贫血，增加严重感染的危险性；心血管病(尤其老年人)；糖尿病，可能升高血糖；肝肾功能损害，改变本药的代谢和排泄；甲状腺功能异常。

6. 禁忌证

(1) 对乙内酰脲类药有过敏史或阿-斯综合征者禁用。

(2) Ⅱ～Ⅲ度房室阻滞,窦房结阻滞、窦性心动过缓等心功能损害者禁用。

(二) 苯巴比妥片

1. 药理作用 本品为镇静催眠药、抗惊厥药,是长效巴比妥类的典型代表。对中枢的抑制作用随着剂量加大,表现为镇静、催眠、抗惊厥及抗癫痫。大剂量对心血管系统、呼吸系统有明显的抑制作用。过量可麻痹延髓呼吸中枢致死。体外电生理实验见苯巴比妥使神经细胞的氯离子通道开放,细胞过极化,拟似 γ-氨基丁酸(GABA)的作用。治疗浓度的苯巴比妥可降低谷氨酸的兴奋作用、加强 γ-氨基丁酸的抑制作用,抑制中枢神经系统单突触和多突触传递,抑制痫灶的高频放电及其向周围扩散。可减少胃液分泌,降低胃张力。通过诱导葡萄糖醛酸转移酶结合胆红素从而降低胆红素的浓度。可产生依赖性,包括精神依赖和身体依赖。

2. 适应证 主要用于治疗焦虑、失眠(用于睡眠时间短早醒患者)、癫痫及运动障碍。是治疗癫痫大发作及局限性发作的重要药物。也可用作抗高胆红素血症药及麻醉前用药。

3. 用法用量 成人常用量:催眠,30～100 mg,晚上 1 次顿服;镇静,每次 15～30 mg,每日 2～3 次;抗惊厥,每日 90～180 mg,可在晚上 1 次顿服,或每次 30～60 mg,每日 3 次;极量每次 250 mg,每日 500 mg。小儿常用量:用药应个体化,镇静,每次按体重 2 mg/kg 或按体表面积 60 mg/m^2,每日 2～3 次;抗惊厥,每次按体重 3～5 mg/kg。

4. 不良反应

(1) 用于抗癫痫时最常见的不良反应为镇静,但随着疗程的持续,其镇静作用逐渐变得不明显。

(2) 可能引起微妙的情感变化,出现认知和记忆的缺损。

(3) 长期用药,偶见叶酸缺乏和低钙血症。

(4) 罕见巨幼红细胞性贫血和骨软化。

(5) 大剂量时可产生眼球震颤、共济失调和严重的呼吸抑制。

(6) 用本品的患者中 1%～3%的人出现皮肤反应,多见者为各种皮疹,严重者可出现剥脱性皮炎和多形红斑,中毒性表皮坏死极为罕见。

(7) 有报道用药者出现肝炎和肝功能紊乱。

(8) 长时间使用可发生药物依赖,停药后易发生停药综合征。

5. 注意事项

(1) 对一种巴比妥过敏者,可能对本品过敏。

(2) 作为抗癫痫药应用时,可能需 10～30 天才能达到最佳效果,需按体重计算药量,如有可能应定期测定血药浓度,以达最佳疗效。

(3) 肝功能不全者,用量应从小量开始。

(4) 长期用药可产生精神或躯体的药物依赖性,停药需逐渐减量,以免引起撤药症状。

(5) 与其他中枢抑制药合用,对中枢产生协同抑制作用,应注意。

(6) 下列人群慎用:轻微脑功能障碍(MBD)综合征、低血压、高血压、贫血、甲状腺功能减退症、肾上腺功能减退症、心肝肾功能损害、高空作业患者及驾驶员、精细和危险工种作业者。

6. 禁忌证 禁用于以下情况：严重肺功能不全、肝硬化、有血卟啉病史、贫血、有哮喘史、未控制的糖尿病、过敏等。

（三）卡马西平片

1. 药理作用 本品为抗惊厥药和抗癫痫药。卡马西平的药理作用表现为抗惊厥、抗癫痫、抗神经性疼痛、抗躁狂-抑郁症、改善某些精神疾病的症状、抗中枢性尿崩症，产生这些作用的机制可能分别在于如下几点。

（1）浓度依赖性地阻滞各种可兴奋细胞膜的 Na^+ 通道，故能明显抑制异常高频放电的发生和扩散。

（2）抑制 T 型钙通道。

（3）增强中枢的去甲肾上腺素能神经的活性。

（4）促进抗利尿激素（ADH）的分泌或提高效应器对 ADH 的敏感性。

2. 适应证

（1）癫痫部分性发作、复杂部分性发作、简单部分性发作和继发性全身发作、强直阵挛发作。

（2）三叉神经痛和舌咽神经痛发作，亦用作三叉神经痛缓解后的长期预防性用药，也可用于脊髓痨和多发性硬化、糖尿病性周围性神经痛、幻肢痛和外伤后神经痛以及疱疹后神经痛。

（3）预防或治疗躁狂-抑郁症：对锂盐抗精神病药、抗抑郁药无效的或不能耐受的躁狂-抑郁症，可单用或与锂盐和其他抗抑郁药合用。

（4）中枢性部分性尿崩症：可单用或与氯磺丙脲、氯贝丁酯等合用。

（5）酒精癖的戒断综合征。

3. 用法用量 成人常用量如下。

（1）抗惊厥：开始每次 0.1 g，每日 2～3 次；第 2 日后每日增加 0.1 g，直到出现疗效为止；维持量根据病情调整至最低有效量，分次服用；注意个体化，最高量每日不超过 1.2 g。

（2）镇痛：开始每次 0.1 g，每日 2 次；第 2 日后每隔 1 日增加 0.1～0.2 g，直到疼痛缓解，维持量每日 0.4～0.8 g，分次服用；最高量每日不超过 1.2 g。

（3）抗躁狂或抗精神病：开始每日 0.2～0.4 g，每周逐渐增加至最大量 1.6 g，分 3～4 次服用。每日限量，12～15 岁，不超过 1 g；15 岁以上不超过 1.2 g；有少数用至 1.6 g。通常成人限量为 1.2 g，12～15 岁每日不超过 1 g，少数人需用至 1.6 g。作止痛用每日不超过 1.2 g。

小儿常用量：抗惊厥，6 岁以前开始每日按体重 5 mg/kg，每 5～7 日增加 1 次用量，达每日 10 mg/kg，必要时增至 20 mg/kg，维持量调整到维持血药浓度 8～12 μg/kg，一般为按体重 10～20 mg/kg，约 0.25～0.3 g，不超过 0.4 g；6～12 岁儿童第 1 日 0.05～0.1 g，分 2 次服用，隔周增加 0.1 g 至出现疗效；维持量调整到最小有效量，一般为每日 0.4～0.8 g，不超过 1 g，分 3～4 次服用。

4. 不良反应

（1）较常见的不良反应是中枢神经系统的反应，表现为视力模糊、复视、眼球震颤。

（2）因刺激抗利尿激素分泌引起水潴留和低钠血症（或水中毒），发生率为 10%～15%。

（3）较少见的不良反应有变态反应，Stevens-Johnson 综合征或中毒性表皮坏死溶解症、皮疹、荨麻疹、瘙痒；儿童行为障碍，严重腹泻，红斑狼疮样综合征（荨麻疹、瘙痒、皮疹、发热、咽喉痛、骨或关节痛、乏力）。

（4）罕见的不良反应有腺体病、心律失常或房室传导阻滞（老年人尤其应注意）、骨髓抑制、中枢神经系统中毒（语言困难、精神不安、耳鸣、震颤、幻视）、过敏性肝炎、低钙血症，直接影响骨代谢导致骨质疏松以及肾脏中毒、周围神经炎、急性尿紫质病、栓塞性脉管炎、过敏性肺炎、急性间歇性卟啉病，可致甲状腺功能减退症。应注意有1例合并无菌性脑膜炎的肌阵挛性癫痫患者，接受本品治疗后引起脑膜炎复发。偶见粒细胞减少，可逆性血小板减少，再生障碍性贫血，中毒性肝炎。

5. 注意事项

（1）与三环类抗抑郁药有交叉过敏反应。

（2）用药期间注意：全血检查（包括血小板、网织红细胞及血清铁，应经常复查，达2～3年），尿常规检查，肝功能检查，眼科检查；卡马西平血药浓度测定。

（3）一般疼痛不要用本品。

（4）糖尿病患者可能引起尿糖增加，应注意。

（5）癫痫患者不能突然撤药。

（6）已用其他抗癫痫药的患者，本品用量应逐渐递增，治疗4周后可能需要增加剂量，避免自身诱导所致血药浓度下降。

（7）下列情况应停药：肝中毒或骨髓抑制症状出现，心血管系统不良反应或皮疹出现。

（8）用于特异性疼痛综合征止痛时，如果疼痛完全缓解，应每月减量至停药。

（9）饭后服用可减少胃肠反应，漏服时应尽快补服，不可1次服双倍量，可1日内分次补足。

（10）下列情况应慎用：乙醇中毒、心脏损害、冠心病、糖尿病、青光眼、对其他药物有血液反应史（易诱发骨髓抑制）、肝病、抗利尿激素分泌异常或其他内分泌紊乱、尿潴留、肾病。

6. 禁忌证 有房室传导阻滞、血清铁严重异常、骨髓抑制、严重肝功能不全等病史者禁用。

（四）氯硝西泮片

1. 药理作用 氯硝西泮为苯二氮䓬类抗癫痫药，作用与地西泮（安定）相似，但抗惊厥作用较地西泮强5倍，且作用迅速。本药具有广谱抗癫痫作用。作用机制复杂，可能通过加强突触前抑制，而起抗惊厥作用。此外，本药还可阻止皮质、背侧丘脑和边缘结构的致痫灶发作活动的传播，但不能消除病灶的异常放电。

2. 适应证

（1）用于控制各型癫痫发作，对失神发作、婴儿痉挛症、肌阵挛性及运动不能性发作疗效较好。

（2）也可用于药物引起的注意缺陷障碍（多动症）和各种神经痛的治疗。

3. 用法用量

（1）成人常用量：开始用每次0.5 mg，每日3次，每3日增加0.5～1 mg，直到发作被控制或出现了不良反应为止。用量应个体化，成人最大量每日不要超过20 mg。

（2）小儿常用量：10岁以下或体重30 kg以下的儿童开始每日按体重0.01～0.03 mg/kg，分2～3次服用，以后每3日增加0.25～0.5 mg，至达到按体重每日0.1～0.2 mg/kg

或出现了不良反应为止。氯硝西泮的疗程应不超过6个月。

4. 不良反应

(1) 常见不良反应:嗜睡、头昏、共济失调、行为紊乱、异常兴奋、神经过敏、易激惹(反常反应)、肌力减退。

(2) 较少发生的不良反应有行为障碍、思维不能集中、易暴怒(儿童多见)、精神错乱、幻觉、精神抑郁;皮疹或过敏、咽痛、发热或出血异常、淤斑、极度疲乏、乏力(血细胞减少)。

(3) 需注意的不良反应:行动不灵活、行走不稳、嗜睡,开始服药较严重,之后会逐渐消失;视力模糊、便秘、腹泻、眩晕或头晕、头痛、气管分泌物增多、恶心、排尿障碍、语言不清。

5. 注意事项

(1) 对苯二氮䓬药物过敏者,可能对本药过敏。

(2) 本药可以通过胎盘及分泌入乳汁。

(3) 幼儿中枢神经系统对本药异常敏感。

(4) 老年人中枢神经系统对本药较敏感。

(5) 肝肾功能损害者能延长本药清除半衰期。

(6) 癫痫患者突然停药可引起癫痫持续状态。

(7) 严重的精神抑郁可使病情加重,甚至产生自杀倾向,应采取预防措施。

(8) 避免长期大量使用而成瘾,如长期使用应逐渐减量,不宜骤停。

(9) 对本类药耐受量小的患者初用量宜小。

6. 禁忌证 孕妇、妊娠期妇女、新生儿禁用。

(1) 严重的急性乙醇中毒,可加重中枢神经系统抑制作用。

(2) 重症肌无力,病情可能被加重。

(3) 急性闭角型青光眼可因本品的抗胆碱能效应而使病情加重。

(4) 低蛋白血症时,可导致易嗜睡、难醒。

(5) 多动症者服用本品可有反常反应。

(6) 严重慢性阻塞性肺部病变,可加重呼吸衰竭。

(7) 外科或长期卧床患者,咳嗽反射可受到抑制。

(五) 地西泮注射液

1. 药理作用 本品为长效苯二氮䓬类药。苯二氮䓬类为中枢神经系统抑制药,可引起中枢神经系统不同部位的抑制,随着用量的加大,临床表现可自轻度的镇静到催眠甚至昏迷。本类药的作用部位与机制尚未完全阐明,目前多数学者认为本品可以加强或易化γ-氨基丁酸(GABA)的抑制神经递质的作用,GABA在与苯二氮䓬受体相互作用下,主要在中枢神经各个部位起突触前和突触后的抑制作用。具有以下作用。

(1) 抗焦虑、镇静催眠作用。

(2) 遗忘作用。

(3) 抗惊厥作用。

(4) 骨骼肌松弛作用。

2. 适应证 可用于抗癫痫和抗惊厥;静脉注射为治疗癫痫持续状态的首选药,对破伤风轻度阵发性惊厥也有效;静脉注射可用于全麻的诱导和麻醉前给药。

3. 用法用量 成人常用量:基础麻醉或静脉全麻,10~30 mg。镇静、催眠或急性酒精

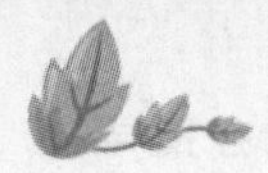

戒断，开始 10 mg，以后按需每隔 3～4 h 加 5～10 mg。24 h 总量以 40～50 mg 为限。癫痫持续状态和严重频发性癫痫，开始静脉注射 10 mg，每隔 10～15 min 可按需增加直至达最大限用量。破伤风可能需要较大剂量。静脉注射宜缓慢，每分钟 2～5 mg。

小儿常用量：抗癫痫、癫痫持续状态和严重频发性癫痫，出生 30 天至 5 岁，静脉注射为宜，每 2～5 min 0.2～0.5 mg，最大限用量为 5 mg。5 岁以上每 2 至 5 min 1 mg，最大限用量为 10 mg。如需要，2～4 h 后可重复治疗。重症破伤风解痉时，出生 30 天至 5 岁 1～2 mg，必要时 3～4 h 后可重复注射，5 岁以上注射 5～10 mg。小儿静脉注射宜缓慢，3 min 内按体重不超过0.25 mg/kg，间隔 15～30 min 可重复。新生儿慎用。

4. 不良反应

(1) 常见的不良反应有嗜睡、头昏、乏力等，大剂量可有共济失调、震颤。

(2) 罕见的不良反应有皮疹、白细胞减少。

(3) 个别患者发生兴奋、多语、睡眠障碍，甚至幻觉。停药后，上述症状很快消失。

(4) 长期连续用药可产生依赖性和成瘾性，停药可能发生撤药症状，表现为激动或忧郁。

5. 注意事项

(1) 对苯二氮䓬类药物过敏者，可能对本药过敏。

(2) 肝肾功能损害者能延长本药清除半衰期。

(3) 癫痫患者突然停药可引起癫痫持续状态。

(4) 严重的精神抑郁可使病情加重，甚至产生自杀倾向，应采取预防措施。

(5) 避免长期大量使用而成瘾，如长期使用应逐渐减量，不宜骤停。

(6) 对本类药耐受量小的患者初用量宜小，逐渐增加剂量。

6. 禁忌证　孕妇、妊娠期妇女、新生儿禁用或慎用。

以下情况慎用。

(1) 严重急性乙醇中毒，可加重对中枢神经系统的抑制作用。

(2) 重症肌无力，病情可能被加重。

(3) 急性闭角型青光眼可因本品的抗胆碱能效应而使病情加重。

(4) 低蛋白血症时，可导致嗜睡、难醒。

(5) 多动症者可有反常反应。

(6) 严重慢性阻塞性肺部病变，可加重呼吸衰竭。

(7) 外科或长期卧床患者，咳嗽反射可受到抑制。

(8) 有药物滥用和成瘾史者。

四、癫痫复发的预防与治疗

(1) 对因遗传性疾病引起的癫痫，要进行产前诊断，发现患某种遗传性疾病，要宣传优生优育的知识。但很多引起癫痫的遗传因素还缺少产前诊断手段。

(2) 癫痫患者在选择婚配对象时，应避免与有癫痫家族史的人结婚，癫痫患者的未婚夫(妻)在婚前要做脑电地形图检查，脑电地形图有癫痫波者应避免结婚，双方都有癫痫家族史的人也应避免结婚。

(3) 为了预防出生时脑损伤引起的癫痫，对于高龄初产妇，如预计生产过程不顺利，应及早剖腹取胎，这样可以避免因缺氧、窒息、产伤引起婴儿日后患癫痫。

(4) 对于各种颅内感染引起的癫痫，要积极地预防这些感染的发生，一旦发生了颅内感染性疾病，应及早诊断，正确治疗，减轻脑组织损伤程度。在颅内感染的急性期，不少患者常有癫痫发作，这时应及时、足量使用抗癫痫药物，以减轻脑组织因癫痫发作造成的损害，也可减少日后癫痫发作的机会。

(5) 预防脑外伤引起的癫痫，重点是预防脑外伤的发生，避免因工作、交通事故引起脑外伤。

(6) 高惊厥患者以后约有15%转变成癫痫，如对有复发可能的高热惊厥，及早采取预防措施，可大大减少高热惊厥造成的脑损伤，也就减少了癫痫的发生率。

(7) 去掉癫痫发作诱因，是预防癫痫复发的重要环节之一，如饮酒、吸烟、疲劳、精神压抑、暴饮暴食、感染性疾病、受惊发热、剥夺睡眠、近亲结婚及有害的声、光刺激等。

(8) 药物治疗最重要的一点就是，一旦开始服药治疗，应坚持服用，不能间断，只有这样才能有效地控制发作，若发作已完全控制，减药时要逐渐减量，不可骤停。如在停药或减药过程中出现复发，应在医师指导下立即恢复原治疗剂量。

项目三　面神经炎

面神经炎也称特发性面神经麻痹或Bell麻痹，是最常见面神经疾病，是指茎乳孔内急性非化脓性炎症引起的周围性面瘫。年发病率23/10万，男女发病率相近，任何年龄均可发病，无明显季节性。其病因未完全阐明，由于骨性面神经管仅能容纳面神经通过，面神经一旦发生炎性水肿，必然导致面神经受压。风寒、病毒感染(如带状疱疹)及自主神经功能不稳等可引起局部神经营养血管痉挛，导致神经缺血水肿，也可为吉兰-巴雷综合征体征之一。治疗以改善局部血液循环、减轻面神经水肿、缓解神经受压、促进神经功能恢复为主。预后取决于病情的严重程度及处理是否及时、适当。

一、药物治疗原则

立即采取措施改善局部血液循环，促使局部水肿、炎症消退，以免面神经进一步受损，并进而促进面神经功能的恢复。

二、药物选择

(1) 激素类药物：泼尼松、地塞米松。

(2) 抗病毒药物：阿昔洛韦。

(3) 改善微循环的药物：地巴唑、706代血浆。

(4) 神经营养代谢药物：维生素 B_1、维生素 B_{12}。

三、药物指导

(一) 泼尼松

1. 药理作用　该品具有抗炎及抗过敏作用，能抑制结缔组织的增生，降低毛细血管壁和细胞膜的泼尼松通透性，减少炎性渗出，并能抑制组胺及其他毒性物质的形成与释放。本品还能促进蛋白质分解转变为糖，减少葡萄糖的利用。因而使血糖及肝糖原都增加，可出现糖尿,同时增加胃液分泌,增进食欲。当严重中毒性感染时,与大量抗菌药配合使用,可有良好的降温、抗毒、抗炎、抗休克及促进症状缓解作用。其水、钠潴留及排钾作用比可的松小,抗炎及抗过敏作用较强,副作用较少,故比较常用。

2. 适应证 用于各种急性严重细菌感染、严重的过敏性疾病、胶原性疾病(红斑狼疮、结节性动脉周围炎等)、风湿病、肾病综合征、严重的支气管哮喘、血小板减少性紫癜、粒细胞减少症、急性淋巴性白血病、各种肾上腺皮质功能不足症、剥脱性皮炎、天疱疮、神经性皮炎、湿疹等。

3. 用法用量

(1) 补充替代治疗法:口服,每次 5～10 mg,每日 10～60 mg,早晨起床后服用 2/3,下午服用 1/3。

(2) 抗炎:口服每日 5～60 mg,疗程剂量根据病情不同而异。

(3) 治疗自身免疫性疾病:口服,每日 40～60 mg,病情稳定后酌减。

(4) 治疗过敏性疾病:每日 20～40 mg,症状减轻后每隔 1～2 日减少 5 mg。

(5) 防止器官移植排异反应:一般术前 1～2 天开始每日口服 100 mg,术后 1 周改为每日 60 mg。

(6) 治疗急性白血病、恶性肿瘤等:每日口服 60～80 mg,症状缓解后减量。

4. 不良反应 糖皮质激素在应用生理剂量替代治疗时无明显不良反应,不良反应多发生在应用药理剂量时,而且与疗程、剂量、用药种类、用法及给药途径等有密切关系。常见不良反应有以下几类。

(1) 静脉迅速给予大剂量可能发生全身性过敏反应,包括面部、鼻黏膜、眼睑肿胀,荨麻疹,气短,胸闷,喘鸣。

(2) 长程用药可引起以下副作用:医源性库欣综合征面容和体态、体重增加、下肢浮肿、紫纹、出血倾向、创口愈合不良、痤疮、月经紊乱、肱或股骨头缺血性坏死、骨质疏松或骨折(包括脊椎压缩性骨折、长骨病理性骨折)、肌无力、肌萎缩、低血钾综合征、胃肠道刺激(恶心、呕吐)、胰腺炎、消化性溃疡或肠穿孔、儿童生长受到抑制、青光眼、白内障、良性颅内压升高综合征、糖耐量减退和糖尿病加重。

(3) 患者可出现精神症状:欣快感、激动、不安、谵妄、定向力障碍,也可表现为抑制。精神症状尤易发生于患慢性消耗性疾病的患者及以往有过精神不正常者。在用量达每日强的松 40 mg 或更多,用药数日至 2 周时即可出现。

(4) 并发感染为糖皮质激素的主要不良反应。以真菌、结核菌、葡萄球菌、变形杆菌、绿脓杆菌和各种疱疹病毒感染为主。多发生在中程或长程疗法时,但亦可在短期大剂量用后出现。

(5) 下丘脑-垂体-肾上腺轴受到抑制,为激素治疗的重要并发症,其发生与制剂、剂量、疗程等因素有关。每日用强的松 20 mg 以上,历时 3 周以上,以及出现医源性库欣综合征时,应考虑肾上腺功能已受到抑制。

(6) 糖皮质激素停药后综合征可有以下各种不同的情况。①下丘脑-垂体-肾上腺功能减退,可表现为乏力、软弱、食欲减退、恶心、呕吐、血压偏低,长程治疗后此轴功能的恢复用泼尼松一般需要 9～12 个月,功能恢复的先后顺序依次为:下丘脑促肾上腺皮质激素释放激素(CRF)分泌恢复并增多;促肾上腺皮质激素(ACTH)分泌恢复并高于正常,此时肾上腺皮质激素的分泌仍偏低；氢化皮质素的基础分泌恢复正常、垂体 ACTH 的分泌由原来偏多而恢复正常；下丘脑-垂体-肾上腺皮质轴对应激的反应恢复正常。②停药后原来疾病已被控制的症状重新出现。为了避免肾上腺皮质功能减退的发生及原来疾病症状的复燃，在长程激素治疗后应缓慢逐渐减量，并由原来的 1 日服用数次，改为每日上午服药 1 次，或隔日上午服药 1 次。③糖皮质激素停药综合征。有时患者在停药后出现头晕、晕厥倾向、腹痛或背痛、低热、食欲减退、恶心、呕吐、肌肉或关节疼痛、头疼、乏力、软弱，经仔细检查如能排除肾上腺皮质功能减退和原来疾病的复燃，则可考虑为对糖皮质激素的依赖综合征。④体重增加，多毛症，痤疮，血糖、血压及眼内压升高，水、钠潴留。可引起低血钾、兴奋、胃肠溃疡甚至出血穿孔、骨质疏松、伤口愈合不良。

本品抑制抗原抗体反应，抑制白细胞移行和吞噬作用，减弱机体对外部感染的防御功能。

5. 注意事项

(1) 已长期应用本药的患者，在手术时及术后 3～4 日内常需酌增用量，以防皮质功能不足。一般外科患者应尽量不用，以免影响伤口的愈合。

(2) 本品及可的松均需经肝脏代谢活化为氢化泼尼松或氢化可的松才有效，故肝功能不良者不宜应用。

(3) 本品因其盐皮质激素活性很弱，故不适用于原发性肾上腺皮质功能不全症。

(4) 肾上腺皮质功能亢进症、高血压病、动脉粥样硬化、心力衰竭、糖尿病、神经病、癫痫、术后患者以及胃、十二指肠溃疡和有角膜溃疡、肠道疾病或慢性营养不良、肝功能不全者不宜使用；孕妇应慎用或禁用；病毒性感染患者应慎用。

6. 禁忌证

(1) 妊娠期用药：糖皮质激素可通过胎盘。动物实验研究证实孕期给药可增加胚胎腭裂、胎盘功能不全、自发性流产和子宫内生长发育迟缓的发生率。人类使用药理剂量的糖皮质激素可增加胎盘功能不全、新生儿体重减少或死胎的发生率。尚未证明对人类有致畸作用。妊娠时曾接受一定剂量的糖皮质激素者，所产的婴儿需注意观察是否出现肾上腺皮质功能减退的表现。对早产儿，为避免呼吸窘迫综合征，而在分娩前给母亲使用地塞米松，以诱导早产儿肺表面活化蛋白的形成，由于仅短期应用，对幼儿的生长和发育未见有不良影响。

(2) 哺乳期用药：生理剂量或低药理剂量(每天可的松 25 mg 或强的松 5 mg，或更少)对婴儿一般无不良影响。但是，如乳母接受药理性大剂量的糖皮质激素，则不应哺乳，这是因为糖皮质激素可由乳汁中排泄，对婴儿造成不良影响，如生长受抑制、肾上腺皮质功能受抑制等。

(3) 小儿用药：小儿如长期使用肾上腺皮质激素，需十分慎重，因激素可抑制患儿的生长和发育，如确有必要长期使用，应采用短效制剂(如可的松)或中效制剂(如强的松)，避免使用长效制剂(如地塞米松)。口服中效制剂隔日疗法可减轻对生长的抑制作用。儿童或青少年患者长程使用糖皮质激素必须密切观察，患儿发生骨质疏松症、股骨头缺血性坏死、青光眼、白内障的危险性都增加。儿童使用激素的剂量除了一般的按年龄或体重而定外，更应当按疾病的严重程度和患儿对治疗的反应而定。对于肾上腺皮质功能减退患儿的治疗，其激素的用量应根据体表面积而定，如果按体重而定，则易发生过量，尤其是婴幼儿和矮小或肥胖的患儿。

(4) 老年用药:老年患者用糖皮质激素易发生高血压。老年患者尤其是更年期后的女性应用糖皮质激素易发生骨质疏松。

(5) 糖皮质激素与感染:肾上腺皮质功能减退症患者易发生感染,且多严重,为重要的死亡原因,给予生理剂量的肾上腺皮质激素可提高患者对感染的抵抗力。非肾上腺皮质功能减退患者接受药理剂量糖皮质激素后易发生感染,这是由于患者原有的疾病往往已削弱了细胞免疫和(或)体液免疫功能,长疗程超生理剂量皮质类固醇使患者的炎性反应、细胞免疫、体液免疫功能减弱,由皮肤、黏膜等部位侵入的病原菌不能得到控制。在激素作用下,原来已被控制的感染可活动起来,最常见者为结核感染复发。接受糖皮质激素的患者在发生感染后,因炎性反应轻微,临床症状不明显而易于漏诊。以上说明非生理性糖皮质激素对抗感染不利。但另一方面,在某些感染时应用糖皮质激素可减轻组织的破坏、减少渗出、减轻感染中毒症状,但必须同时用有效的抗生素治疗、密切观察病情变化,在短期用药后,即应迅速减量、停药。

(6) 下列情况应慎用:心脏病或急性心力衰竭、糖尿病、憩室炎、情绪不稳定和有精神病倾向、全身性真菌感染、青光眼、肝功能损害、眼单纯性疱疹、高脂蛋白血症、高血压、甲减(此时糖皮质激素作用增强)、重症肌无力、骨质疏松、胃溃疡、胃炎或食管炎、肾功能损害或结石、结核病等。

(7) 以下情况不宜使用糖皮质激素:严重的精神病史,活动性胃、十二指肠溃疡,新近胃肠吻合术后,较重的骨质疏松,明显的糖尿病,严重的高血压,未能用抗菌药控制的病毒、细菌、霉菌感染。肾上腺皮质功能亢进症,高血压病,动脉粥样硬化,心力衰竭,糖尿病,精神病,癫痫,术后,胃、十二指肠及角膜溃疡,肠道疾病,慢性营养不良患者均应避免使用。孕妇禁用。病毒性感染者慎用。

(二) 阿昔洛韦注射液

1. 药理作用 阿昔洛韦在体外对单纯疱疹病毒、水痘带状疱疹病毒、巨细胞病毒等具有抑制作用。药物易被单纯疱疹病毒摄取,然后磷酸化为三磷酸盐,通过两种方式抑制病毒复制:干扰病毒DNA多聚酶,抑制病毒的复制;在DNA多聚酶作用下,与增长的DNA链结合,引起DNA链的延伸中断。

2. 适应证

(1) 单纯疱疹病毒感染:用于免疫缺陷者初发和复发性黏膜、皮肤感染的治疗以及反复发作病例的预防;也用于单纯疱疹性脑炎治疗。

(2) 带状疱疹:用于免疫缺陷者严重带状疱疹患者或免疫功能正常者弥散型带状疱疹的治疗。

(3) 免疫缺陷者水痘的治疗。

3. 用法用量 静脉用药液的配制:本品用0.9%生理盐水或5%葡萄糖溶液稀释至至少100 mL,使最后药物浓度不超过7 g/L,否则易引起静脉炎。静脉滴注用法分成人和儿童。

成人用法用量如下。

(1) 重症生殖器疱疹的初治:按体重每8 h 5 mg/kg,共5日。

(2) 免疫缺陷者皮肤黏膜单纯疱疹或严重带状疱疹:按体重每8 h 5~10 mg/kg,静脉滴注1 h以上,共7~10日。

(3) 单纯疱疹性脑炎:按体重每 8 h 10 mg/kg,共 10 日。

(4) 成人急性或慢性肾功能不全者不宜用本品静脉滴注,因滴速过快时可引起肾功能衰竭。

(5) 成人每日最高剂量按体重 30 mg/kg 或按体表面积 1.5 g/m^2。

儿童用法用量如下。

(1) 重症生殖器疱疹的初治:婴儿与 12 岁以下小儿,每 8 h 按体表面积 250 mg/m^2,共 5 日。

(2) 免疫缺陷者皮肤黏膜单纯疱疹:婴儿与 12 岁以下小儿,每 8 h 按体表面积 250 mg/m^2,共 7 日,12 岁以上按成人量。

(3) 单纯疱疹性脑炎:每 8 h 按体重 10 mg/kg,共 10 日。

(4) 免疫缺陷者合并水痘:每 8 h 按体重 10 mg/kg 或按体表面积 500 mg/m^2,共 10 日。

(5) 小儿最高剂量为每 8 h 按体表面积 500 mg/m^2。

4. 不良反应

(1) 常见的不良反应:注射浓度太高(10 g/L)可引起静脉炎,外溢时注射部位可出现炎症。还可能引起皮肤瘙痒或荨麻疹。

(2) 少见的不良反应:注射给药特别是静脉注射时,有急性肾功能不全、血尿和低血压症状。

(3) 罕见的不良反应:注射给药时可能出现昏迷、意识模糊、幻觉、癫痫等中枢神经系统症状。

(4) 以下症状如持续存在或明显时应引起注意:注射用药引起的轻度头痛(常见)、多汗(少见)。

5. 注意事项

(1) 对更昔洛韦过敏者也可能对本品过敏。

(2) 以下情况需考虑用药利弊:①脱水或已有肾功能不全者,本品剂量应减少。②严重肝功能不全者、对本品不能承受者、精神异常或以往对细胞毒性药物出现精神反应者,静脉用本品易产生精神症状,需慎用。

(3) 严重免疫功能缺陷者长期或多次应用本品治疗后可能引起单纯疱疹病毒和带状疱疹病毒对本品耐药。单纯疱疹患者应用本品后皮损无改善者应测试单纯疱疹病毒对本品的敏感性。

(4) 对诊断的干扰:静脉给药可引起肾小管阻塞,使血肌酐和尿素氮增高。如剂量恰当、补水充足则不易引起。

(5) 随访检查:由于女性生殖器疱疹患者大多易患子宫颈癌,因此患者每年至少应检查 1 次,以便早期发现。静脉用药可能引起肾毒性,用药前或用药期间应检查肾功能。

(6) 一旦疱疹症状与体征出现,应尽早给药。

(7) 静脉给药:①本品专供静脉滴注,药液在 1 h 内匀速滴入,避免快速滴入或静脉推注,否则可发生肾小管内药物结晶沉积,引起肾功能损害(可达 10%)。②静脉滴注后 2 h,尿药浓度最高,此时应给患者充足的水,防止药物沉积于肾小管内。③血液透析可使血药浓度降低 60%,故每血透 6 h 应重复给药 1 次。④配液方法:本品应加入适量的溶液(如葡萄糖注射液),使药液浓度不高于 7 g/L。肥胖患者的剂量应按标准体重计算。

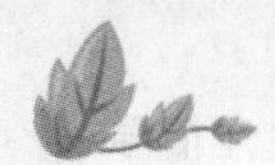

(8) 一次血液透析可使血药浓度降低60%,因此血液透析后应补给1次剂量。

6. 禁忌证 老年人:由于生理性肾功能衰退,本品剂量与用药间期需调整。以下情况需考虑用药利弊:脱水或已有肾功能不全者,本品剂量应减少;严重肝功能不全者、对该品不能承受者、精神异常或以往对细胞毒性药物出现精神反应者,静脉应用该品易产生精神症状,需慎用。

(1) 对该品有过敏史者禁用。

(2) 肝、肾功能异常者需慎用。

(3) 孕妇勿口服或静脉注射,可外用。

(三) 地巴唑片

1. 药理作用 对血管平滑肌有直接松弛作用,使外周阻力降低而使血压下降。对胃肠平滑肌有解痉作用。

2. 适应证 轻度高血压、脑血管痉挛、胃肠平滑肌痉挛,脊髓灰质炎后遗症,外周颜面神经麻痹。也可用于妊娠后高血压综合征。

3. 用法用量 口服用药治疗高血压、胃肠痉挛:每次10~20 mg,每日3次。神经疾病:每次5~10 mg,每日3次。

4. 不良反应 大剂量时可引起多汗、面部潮红、轻度头痛、头晕、恶心、血压下降。

5. 注意事项 尚未明确。

6. 禁忌证 尚未明确。

(四) 维生素B_1

1. 药理作用 水溶性。和所有B族维生素一样,多余的维生素B_1不会储藏于体内,而会完全排出体外,所以,必须每天补充。在体内参与糖类的代谢。B族维生素之间有协同作用,也就是说,一次摄取全部B族维生素,要比分别摄取效果更好。维生素B_1被称为精神性的维生素,这是因为维生素B_1对神经组织和精神状态有良好的影响;维生素B_1的计量单位是毫克(mg)。

2. 适应证

(1) 适用于维生素B_1缺乏的预防和治疗,如维生素B_1缺乏所致的脚气病或Wernicke脑病。亦用于周围神经炎、消化不良等的辅助治疗。

(2) 全胃肠道外营养或摄入不足引起的营养不良时维生素B_1的补充。

(3) 下列情况时维生素B_1的需要量增加:妊娠或哺乳期、甲状腺功能亢进症、烧伤、血液透析、长期慢性感染、发热、重体力劳动、吸收不良综合征伴肝胆系统疾病(肝功能损害、酒精中毒伴肝硬化)、小肠疾病(乳糜泻、热带口炎性腹泻、局限性肠炎、持续腹泻、回肠切除)及胃切除后。

(4) 大量维生素B_1对下列遗传性酶缺陷病可改善症状:亚急性坏死性脑脊髓病(Leigh病)、支链氨基酸病、乳酸性酸中毒和间歇性小脑共济失调。

3. 用法用量 口服。

成人:①预防用量:推荐膳食中每日摄入维生素B_1量,男性青年及成人1.2~1.5 mg,女性青年及成人1~1.1 mg,孕妇1.5 mg,乳母1.6 mg。正常膳食均可达上述需要量。②治疗用量:a.成人脚气病(轻型或重型维持量),每次5~10 mg,每日3次;维生素B_1缺乏症，每次 5～10 mg，每日 3 次至症状改善。b. 妊娠期由于维生素 B_1 缺乏而致神经炎：每日 5～10 mg。c. 嗜酒而致维生素 B_1 缺乏：每日 40 mg。

儿童：①预防用量：推荐膳食中每日摄入维生素 B_1 量，出生至 3 岁婴儿 0.3～0.7 mg，4～6岁小儿 0.9 mg，7～10 岁小儿 1 mg。正常膳食均可达上述需要量。②治疗用量：a. 小儿脚气病（轻型）：每日 10 mg。b. 维生素 B_1 缺乏症：每日 10～50 mg，分次服。

4. 不良反应 维生素 B_1 对正常肾功能者几乎无毒性。

5. 注意事项

(1) 大剂量应用时，测定血清茶碱浓度可受到干扰，测定尿酸浓度可呈假性增高，尿胆原可呈假阳性。

(2) 治疗脑病注射葡萄糖前，应先应用维生素 B_1。

(3) 维生素 B_1 一般可从正常食物中摄取，较少发生单一维生素 B_1 缺乏。如有缺乏症状表现，使用复合维生素 B 制剂较宜。

6. 禁忌证 尚不明确。

四、面神经炎复发的预防与治疗

避免受凉、吹风，避免过度劳累。如复发则治疗同前所述。

项目四 帕金森病

帕金森病(PD)又名震颤麻痹，是一种常见的中老年神经系统变性疾病。主要病变是黑质、蓝斑及迷走神经背核等处色素细胞变性坏死，多巴胺递质生成障碍，导致多巴胺能与胆碱能系统不平衡。临床呈缓慢进展性，以静止性震颤、运动迟缓、肌强直及姿势步态异常为主要特征。65 岁以上人群患病率为 1000/10 万，随年龄增长而增高，男性稍多于女性。随着人口的老龄化，其发病率呈逐年上升趋势，给家庭和社会都造成了负面影响。从 1817 年 Parkinson 首次描述帕金森病至今，对帕金森病的认识已将近 200 年。最近的 30 余年，尤其是近 10 多年，无论是对帕金森病发病机制的认识，还是对治疗手段的探索，都有了长足的进步。

一、药物治疗原则

药物治疗是首选且是主要的治疗手段，目前应用的治疗手段中，无论药物或手术，只能改善症状，不能阻止病情的发展，更无法治愈。

二、药物选择

(1) 抗胆碱能药：苯海索（安坦）、丙环定、苯甲托品、东莨菪碱、环戊丙醇和安克痉。

(2) 金刚烷胺。

(3) 复方左旋多巴：多巴丝肼片、卡比多巴-左旋多巴。

(4) 多巴胺受体激动剂：国内已上市的药物有溴隐亭、培高利特、吡贝地尔缓释片。

(5) 单胺氧化酶 B 受体拮抗剂：国内已上市的药物有司来吉兰。

(6) 儿茶酚-*O*-甲基转移酶抑制剂：恩托卡朋、托卡朋。

三、药物指导

(一) 盐酸苯海索片

1. 药理作用 本品为中枢抗胆碱抗帕金森病药，作用在于选择性阻断纹状体的胆碱能神经通路，而对外周作用较小，从而有利于恢复帕金森病患者脑内多巴胺和乙酰胆碱的平衡，改善患者的帕金森病症状。

2. 适应证 用于帕金森病、帕金森综合征。也可用于药物引起的锥体外系疾病。

3. 用法用量 口服。帕金森病、帕金森综合征患者，开始每日 1～2 mg，以后每 3～5 日增加 2 mg，至疗效最好而又不出现副作用为止，一般每日不超过 10 mg，分 3～4 次服用，需长期服用。极量每日 20 mg。药物诱发的锥体外系疾病，第 1 日 2～4 mg，分 2～3 次服用，以后视需要及耐受情况逐渐增加至 5～10 mg。老年患者应酌情减量。

4. 不良反应 常见口干、视物模糊等，偶见心动过速、恶心、呕吐、尿潴留、便秘等。长期应用可出现嗜睡、抑郁、记忆力下降、幻觉、意识混浊。

5. 注意事项

(1) 老年人对药物较敏感，注意控制剂量。

(2) 常见的不良反应有口干、便秘、尿潴留、瞳孔散大、视力模糊等抗胆碱反应。

(3) 青光眼患者禁用。

6. 禁忌证 青光眼、尿潴留、前列腺肥大患者。

(二) 金刚烷胺

1. 药理作用 抗帕金森病的作用机制可能是因本品能促进纹状体内多巴胺能神经末梢释放 DA，并加强中枢神经系统的 DA 与儿茶酚胺的作用，以增加神经元的 DA 含量所致。

2. 适应证 适用于原发性帕金森病、脑炎后的帕金森综合征、药物诱发的锥体外系反应、金刚烷胺一氧化碳中毒后帕金森综合征及老年人合并有脑动脉硬化的帕金森综合征。也可用于预防或治疗亚洲甲-Ⅱ型流感病毒所引起的呼吸道感染。本品与灭活的甲型流感病毒疫苗合用时可促使机体产生预防性抗体。

3. 用法用量

(1) 抗震颤麻痹：口服，成人常用量为每次 100 mg，每日 1～2 次，每日最大量为 400 mg。肾功能障碍者应减量。小儿不用。

(2) 抗病毒：口服，成人常用量为每次 200 mg，每日 1 次；或每次 100 mg，每 12 h 一次，最大量为每日 200 mg。肾功能障碍者，应减小剂量。

4. 不良反应

(1) 较常见的不良反应有幻觉、精神错乱，特别是老年患者，可能由抗胆碱作用所致；情绪或其他精神改变，一般由于中枢神经系统受刺激或中毒。

(2) 比较少见的不良反应有排尿困难，由抗胆碱作用所致，以老年人为多；晕厥，常继发于直立性低血压。

(3) 极少见的不良反应有语言含糊不清或不能控制的眼球滚动，一般是中枢神经系统兴奋过度或中毒的表现；咽喉炎及发热，可能因白细胞减少和(或)中性粒细胞减少所致。

(4) 持续存在或比较顽固难以消失的不良反应：注意力不能集中、头晕或头晕目眩、易激动、食欲消失、恶心、神经质、皮肤出现紫红色网状斑点或网状青斑、睡眠障碍或噩梦(中枢神经系统受刺激或中毒)等为常见;视力模糊,便秘,口、鼻及喉干,头痛,皮疹,经常感觉疲劳或无力,呕吐等较为少见或极少见。

(5) 长期治疗中,常见的不良反应有足部或下肢肿胀、不能解释的呼吸短促、体重迅速增加。不能解释的呼吸短促有可能由充血性心力衰竭所致。

(6) 逾量中毒的表现:惊厥,见于用4倍于常用量时;严重的情绪或其他精神改变,严重的睡眠障碍或噩梦。

5. 注意事项

(1) 用于震颤麻痹时,剂量较大,能引起眩晕、易激动、失眠、共济失调等。

(2) 中枢神经系统副作用是最常见的不良反应,包括思考困难、精神错乱、眩晕、幻觉、焦虑和失眠。这些症状较轻,常在治疗后不久即产生,停药后可以逆转,即使继续用药往往症状也会消失。应避免进行需要精神戒备的活动(如驾车),直至有理由认为不会产生这些症状。

(3) 较严重的不良反应,例如精神抑郁和精神病,常与剂量超过每日200 mg有关。较少见的不良反应有厌食、恶心、呕吐和直立性低血压。

(4) 偶可见到白细胞减少和中性粒细胞减少。

6. 禁忌证

(1) 哺乳期妇女禁用。

(2) 下列情况应慎用:①有脑血管病或病史者。②有反复发作的湿疹样皮疹病史。③四肢水肿。④充血性心力衰竭。⑤精神病或严重神经官能症。⑥肾功能障碍。⑦有癫痫病史者,本品可增加发作。

(3) 精神病、脑动脉硬化、癫痫患者和哺乳期妇女慎用;因其可致畸胎,孕妇禁用。

(三) 多巴丝肼片

1. 药理作用 多巴丝肼是左旋多巴和苄丝肼组成的复方制剂。多巴胺是脑中的一种神经递质,帕金森病患者脑基底神经节中多巴胺含量不足。左旋多巴是多巴胺生物合成的中间产物,是多巴胺前体,在芳香族L-氨基酸脱羧酶的作用下生成多巴胺。左旋多巴可以通过血脑屏障,而多巴胺本身则不能,因此左旋多巴被用作前药来增加多巴胺水平。

2. 适应证 适用于帕金森病(原发性震颤麻痹)以及脑炎后、动脉硬化性或中毒性帕金森综合征。

3. 用法用量

(1) 初始治疗:首次推荐量是每次1/2片,每日3次。以后每周的日服量增加1/2片,直至达到适合该患者的治疗量为止。

(2) 维持疗法:日用量至少应分成3次服用,平均维持量是每日1次,每次1片。

(3) 如果过去服用左旋多巴治疗的患者需要改用本品片剂,改变的方法如下:每日服用本品的片数相当于患者现时日服左旋多巴500毫克/片片剂或胶囊总数的一半减1/2片。

4. 不良反应

(1) 血液和淋巴系统:极个别病例报道有溶血性贫血、一过性白细胞减少和血小板减少。因此在长期使用含左旋多巴的药物治疗时,应定期检查血细胞以及肝、肾功能。

(2) 代谢和营养:报道有厌食症。

(3) 精神症状:接受美多芭治疗的患者可能出现抑郁,但这亦可能属于帕金森病和多动腿综合征患者的一种临床表现。老年患者或者有类似病史的患者中可能发生激动、焦虑、失眠、幻觉、妄想和短暂性定向力障碍。

(4) 神经系统:个别病例报道有味觉丧失或味觉障碍。在治疗后期,可能出现运动障碍(如舞蹈病样动作或手足徐动症),减小用药剂量通常能使症状消除或耐受。随治疗时间的延长,也可能出现治疗反应的波动,包括冻结发作和"开-关"现象等。通常可以通过调整剂量或少量多次给药来消除或者使其耐受,随后可逐步增加剂量来加强疗效。服用美多芭与嗜睡有关,在极少数情况下与过度日间催眠状态或突然睡眠发作有关。

(5) 心脏:偶见心律失常。

(6) 血管:偶见直立性低血压。减少美多芭剂量通常可改善直立性低血压。

(7) 胃肠道:美多芭用药期间报道有恶心、呕吐及腹泻。胃肠道不良反应主要发生在治疗的开始阶段。

5. 注意事项 下列情况应慎用。

(1) 支气管哮喘、肺气肿及其他严重疾病。

(2) 严重心血管疾病。

(3) 有惊厥病或病史者。

(4) 糖尿病及其他内分泌疾病,因其影响下丘脑或垂体的功能。

(5) 闭角型青光眼或有倾向者。

(6) 肝、肾功能障碍。

(7) 有黑色素瘤病史或怀疑者。

(8) 有心肌梗死史及遗留有心律失常者。

(9) 精神病患者。

(10) 有尿潴留者。

6. 禁忌证 妊娠期、哺乳期由于本品可能影响胎儿的骨骼发育,因此绝对禁用于妊娠期或未采用有效避孕措施的有潜在妊娠可能性的妇女。

(四) 甲磺酸培高利特片

1. 药理作用 本品为一典型的中枢神经突触后多巴胺受体激动剂,能明显抑制垂体前叶释放催乳素,降低正常和利血平化大鼠血清催乳素含量;降低大鼠脑内多巴胺代谢转化,从而降低脑内3,4-二羟基苯乙酸含量,使黑质纹状体损伤的大鼠产生对侧旋转反应;增加小鼠自主活动能力和攀爬行为,引起大鼠和豚鼠的刻板化运动,以及对抗猴中脑背盖腹侧损伤引起的自发性震颤。

2. 适应证

(1) 帕金森病及帕金森综合征患者使用复方左旋多巴制剂疗效减退或出现运动功能障碍时,如同开-关现象等。也可用于早期联合治疗。

(2) 高催乳素血症。

3. 用法用量 口服。

(1) 帕金森病:起始剂量为0.05 mg/d,维持2～3日;以后在医师指导下逐渐增加剂量,每次增加0.05 mg,加至最佳有效量,最大可增至0.2 mg/d或遵医嘱。

(2) 高催乳素血症:起始剂量为0.025～0.05 mg/d,每2周调整1次剂量,极量为0.1～

0.15 mg/d 或遵医嘱。

4. 不良反应

(1) 可出现恶心、呕吐、头晕、乏力、鼻塞、皮肤瘙痒、便秘等不良反应，不良反应严重时须停药。

(2) 个别患者口服本品后，曾发生精神症状，直立性低血压；个别患者出现窦性心动过速伴房性早搏。

5. 注意事项

(1) 服用本品必须在医师严格指导下，从小剂量开始，逐步增加至最佳剂量。

(2) 严重心脏病及既往有精神病史的患者，使用高剂量时宜慎重。

6. 禁忌证 对本品或其他麦角类衍生物过敏者。

(五) 盐酸司来吉兰片

1. 药理作用 司来吉兰是一种选择性单胺氧化酶-B(MAO-B)抑制剂，抑制多巴胺的重摄取及突触前受体，这些作用促进脑内多巴胺的功能。与左旋多巴并用时，司来吉兰特别能减少帕金森病的波动。

2. 适应证

(1) 单用治疗早期帕金森病或与左旋多巴及外周多巴脱羧酶抑制剂合用。

(2) 司来吉兰与左旋多巴合用特别适用于治疗运动波动，例如由于大剂量左旋多巴治疗引起的剂末波动。

3. 用法用量 单独服用适用于治疗早期帕金森病或与左旋多巴及外周多巴脱羧酶抑制剂合用，两者开始剂量为早晨 5 mg。司来吉兰剂量可增至每天 10 mg(早晨 1 次服用或分开 2 次)，若患者在合用左旋多巴制剂时显示类似左旋多巴的副作用，左旋多巴剂量应减小。

4. 不良反应 单独服用司来吉兰耐受性好。有报道服用司来吉兰后患者口干、短暂血清转氨酶上升及睡眠障碍(例如失眠)的发生率比用安慰剂患者增加。由于司来吉兰能增加左旋多巴效果，左旋多巴副作用也会增加。加入司来吉兰给已服用最大耐受剂量左旋多巴的患者，可能出现不随意运动、恶心、激越、错乱、幻觉、头痛、直立性低血压、心律不齐及眩晕。排尿困难及皮疹也曾有报道。应监测潜在的副作用，所以，当加入司来吉兰治疗时，左旋多巴剂量应降低大约 30%。

5. 注意事项 有胃及十二指肠溃疡、不稳定高血压、心律失常、严重心绞痛、严重肝或肾功能衰竭或精神病患者服用司来吉兰需特别注意。若服用大剂量(超过每天 30 mg)，会降低抑制单胺氧化酶-B 受体的选择性，抑制单胺氧化酶-A(MAO-A)受体开始显著增加。所以，同时服用大剂量司来吉兰及含高酪胺食品可能引发理论上的高血压症危险。有报告在司来吉兰治疗期中有短暂性肝转氨酶增高，运动员慎用。

6. 禁忌证

(1) 对本品中任一成分过敏者禁用。

(2) 本品禁与度冷丁同时使用。

(六) 恩托卡朋片

1. 药理作用 本品属于儿茶酚-*O*-甲基转移酶(COMT)抑制剂。它是一种可逆的、特异性的、主要作用于外周的 COMT 抑制剂，与左旋多巴制剂同时使用。本品通过抑制 COMT

减少左旋多巴代谢为3-*O*-甲基多巴(3-OMD)。这使左旋多巴的生物利用度增高，并增加了脑内可利用的左旋多巴总量。

2. 适应证 用于治疗以上药物不能控制的帕金森病及剂末现象(症状波动)。

3. 用法用量 每次服用左旋多巴/多巴脱羧酶抑制剂时给予本品0.2 g(1片)，最大推荐剂量是每日10次0.2 g(1片)，即2 g。

4. 不良反应

(1) 运动障碍、恶心和尿色异常。

(2) 腹泻、帕金森病症状加重、头晕、腹痛、失眠、口干、疲乏、幻觉、便秘。

(3) 肌张力障碍、多汗、运动功能亢进、头痛、腿部痉挛、意识模糊、噩梦、跌倒。

(4) 直立性低血压、眩晕和震颤。

5. 注意事项

(1) 帕金森病患者偶可发生继发于严重运动障碍的横纹肌溶解症或神经阻滞剂恶性综合征(NMS)。包括横纹肌溶解症和高热，以运动症状(强直、肌阵挛、震颤)、精神状况改变(如易激惹、意识模糊、昏迷)、高热、自主神经功能障碍(心动过速、血压不稳)以及血清肌酸磷酸激酶增高为特征。

(2) 局部缺血性心脏病的患者使用恩托卡朋治疗应谨慎。

(3) 会加重左旋多巴所致的直立性低血压。当患者还服用其他可以导致直立性低血压的药物时，使用本品应谨慎。

(4) 含有蔗糖，因此不得用于患有果糖不耐受、葡萄糖/半乳糖吸收障碍或蔗糖酶/异麦芽糖酶缺乏的极少数遗传病患者。

(5) 对驾驶和操作机械能力有影响。

6. 禁忌证

(1) 已知对本品或任何其他组成成分过敏者。

(2) 肝功能不全者。

(3) 不适用于嗜铬细胞瘤的患者，因其有增加高血压危象的危险。

(4) 禁忌与本品同时使用非选择性MAO(MAO-A和MAO-B)抑制剂(如苯乙肼、反苯环丙胺)。同样，禁忌与本品同时使用选择性MAO-A抑制剂和选择性MAO-B抑制剂。

(5) 可以与司来吉兰(选择性的MAO-B抑制剂)联合使用，但是后者的日剂量不能超过10 mg。

(6) 既往有神经阻滞剂恶性综合征(NMS)和(或)非创伤性横纹肌溶解症病史的患者禁用。

四、帕金森病复发的预防与治疗

略。

项目五　蛛网膜下腔出血

蛛网膜下腔出血(SAH)是指血液流入蛛网膜下腔的一种临床综合征，分原发性和继发性2种。原发性蛛网膜下腔出血是由于大脑表面和脑底的血管破裂出血，血液直接流入蛛网膜下腔所致。年轻人先天性颅内动脉瘤是常见的病因，而老年人以高血压脑动脉粥样硬化最为常见。发病突然，可有情绪激动。用力、排便、咳嗽等为诱因。治疗以防脑血管痉挛、再出血及病因治疗为主。绝大多数可以临床治愈，预后良好。

一、药物治疗原则

治疗总原则是缓解患者症状，预防再出血、脑血管痉挛、正压性脑积水等并发症的发生。

1. 抗纤溶治疗原则 为了防止动脉瘤周围的血块溶解引起再度出血，可用抗纤维蛋白溶解剂，以抑制纤维蛋白的溶解。

2. 防治脑血管痉挛治疗原则 脑血管痉挛是在SAH后，颅底容量大血管迟发性收缩，常在血管造影或脑血流上表现为受累血管远端区域的灌注减少。造影上血管痉挛有典型的短暂过程，出血后3～5天开始，5～14天狭窄到最大限度，2～4周后逐渐恢复。约半数病例血管痉挛表现为迟发性神经系统缺损，可缓解或发展为脑梗死。15%～20%的患者进行标准治疗后发生脑卒中或死于血管痉挛。抗血管痉挛治疗目的在于防止血管痉挛的发生。

3. 降颅内压治疗原则 为了防止颅内压增高引起头痛或脑疝形成。

4. 血压调控的治疗原则 为了防止再出血，根据血压增高的程度，进行不同的处理。收缩压≥200 mmHg或舒张压≥110 mmHg者，在脱水治疗的同时应慎重、平稳地进行降血压治疗，使血压降至略高于发病前的水平或在180/105 mmHg左右为宜；收缩压在170～200 mmHg或舒张压100～110 mmHg，不急于降血压，可通过脱水降低颅内压使血压降低，并严密观察血压变化。如血压继续升高，则按前者处理；收缩压＜165 mmHg或舒张压＜95 mmHg，不需降血压治疗，仅通过降低颅内压即可达到降血压效果。

二、药物选择

(1) 抗纤溶药物：6-氨基己酸、氨甲环酸(止血环酸)、抗血纤溶芳酸(对羟基苄胺)。

(2) 防治脑血管痉挛药物：尼莫地平。

(3) 降颅内压药物：甘露醇、呋塞米、甘油果糖、七叶皂苷钠、皮质类固醇激素、白蛋白。

(4) 降血压治疗药物：硝普钠、拉贝洛尔、卡托普利、依那普利、硝苯地平、利血平。

(5) 控制头痛药物：罗通定(颅痛定)。

(6) 镇静治疗药物：硝西泮、氯硝西泮、苯巴比妥粉针。

(7) 通便治疗药物：聚乙醇散剂、开塞露。

三、药物指导

(一) 6-氨基己酸注射液

1. 药理作用 抗纤维蛋白溶解剂。纤维蛋白原通过其分子结构中的赖氨酸结合部位特异性地与纤维蛋白结合，形成纤维蛋白降解产物，使血凝块溶解。能阻抑纤溶酶原与纤维蛋白结合，防止其激活，从而抑制纤维蛋白溶解。

2. 适应证 用于纤溶性出血，如脑、肺、子宫、前列腺、肾上腺、甲状腺等外伤或手术出血。术中早期用药或术前用药，可减少手术中渗血，并减少输血量。

3. 用法用量

(1) 静脉滴注：初用量4～6 g，以5%～10%葡萄糖溶液或生理盐水100 mL稀释，15～

30 min 内滴完，维持量为每小时 1 g，维持时间依病情而定，1 日量不超过 20 g，可连用 3～4 日。

(2) 口服：成人每次 2 g，小儿每千克体重 0.1 g，每日 3～4 次，依病情服用 7～10 日或更久。

4. 不良反应 偶有腹泻、腹部不适、结膜充血、鼻塞、皮疹、低血压、呕吐、胃灼热及尿多等反应。

5. 注意事项

(1) 本品排泄较快，需持续给药，否则血药浓度迅速降低。

(2) 本品不能阻止小动脉出血，术中如有活动性动脉出血，仍需结扎止血。

6. 禁忌证

(1) 本品从肾脏排泄，且能抑制尿激酶，可引起血凝块形成而导致尿路阻塞，故泌尿道手术后，血尿的患者慎用。

(2) 有血栓形成倾向或过去有栓塞性血管病者慎用。

(二) 尼莫地平片

1. 药理作用 尼莫地平是一种 Ca^{2+} 通道阻滞剂。正常情况下，平滑肌的收缩依赖于 Ca^{2+} 进入细胞内，引起跨膜电流的去极化。尼莫地平通过有效地阻止 Ca^{2+} 进入细胞内、抑制平滑肌收缩，达到解除血管痉挛的目的。动物实验证明，尼莫地平对脑动脉的作用远较全身其他部位动脉的作用强许多，并且由于它具有很高的嗜脂性特点，易透过血脑屏障，当用于蛛网膜下腔出血的治疗时，脑脊液中的浓度可达 12.5 μg/L。由此推论，临床上可用于预防蛛网膜下腔出血后的血管痉挛，然而在人体应用该药的作用机制仍不清楚。

2. 适应证 用于缺血性脑血管病、偏头痛、轻度蛛网膜下腔出血所致脑血管痉挛、突发性耳聋、轻中度高血压。

3. 用法用量

(1) 缺血性脑血管病：口服，每日 80～120 mg(4～6 片)，分 3 次服用，连服 1 个月。

(2) 偏头痛：口服，每次 40 mg(2 片)，每日 3 次，12 周为 1 个疗程，有效率达 88%，约有一半病例可基本痊愈或显效，对血管性、紧张性和丛集性以及混合性头痛等均能减轻疼痛程度，减少发作频率和持续时间，并能防止先兆症状的出现。

(3) 蛛网膜下腔出血所引起的脑血管痉挛：口服，每次 40～60 mg(2～3 片)，每日 3～4 次，3～4 周为 1 个疗程。

4. 不良反应

(1) 血压下降，血压下降的程度与药物剂量有关。

(2) 肝炎、皮肤刺痛、胃肠道出血、血小板减少常见，偶见一过性头晕、头痛、面部潮红、呕吐、胃肠不适等。

(3) 个别患者可发生碱性磷酸酶(ALP)、乳酸脱氢酶(LDH)升高、血糖升高以及个别患者的血小板数升高。

5. 注意事项

(1) 脑水肿及颅内压增高患者须慎用。

(2) 尼莫地平的代谢产物具有毒性反应，肝功能损害者应当慎用。

(3) 本品可引起血压降低。在高血压合并蛛网膜下腔出血或脑卒中患者中，应注意减少或暂时停用降血压药物,或减少本品的用药剂量。

(4) 可产生假性肠梗阻,表现为腹胀、肠鸣音减弱。当出现上述症状时应当减少用药剂量和保持观察。

(5) 避免与β受体拮抗剂或其他钙通道阻滞剂合用。

6. 禁忌证 长期使用抗癫痫药,如苯巴比妥、苯妥英钠、卡马西平,会显著降低口服尼莫地平的生物利用度,所以不推荐口服本品与这些抗癫痫药同时使用。用于治疗老年性脑功能障碍时,肝功能严重不良(如肝硬化)的患者禁用尼莫地平。

(三) 甘露醇注射液

1. 药理作用 甘露醇为单糖,在体内不被代谢,经肾小球滤过后在肾小管内甚少被重吸收,起到渗透利尿作用。

(1) 组织脱水作用。提高血浆渗透压,导致组织(包括眼、脑等)内水分进入血管内,从而减轻组织水肿,降低眼内压、颅内压和减小脑脊液容量及其压力。

(2) 利尿作用。甘露醇的利尿作用机制分两个方面。

①甘露醇增加血容量,并促进前列腺素 I_2 分泌,从而扩张肾血管,增加肾血流量包括肾髓质血流量。肾小球入球小动脉扩张,肾小球毛细血管压升高,皮质肾小球滤过率升高。

②自肾小球滤过后极少,甘露醇口服吸收很少。静脉注射后迅速进入细胞外液而不进入细胞内。但当血甘露醇浓度很高或存在酸中毒时,甘露醇可通过血脑屏障,并引起颅内压反跳。利尿作用于静脉注射后 1 h 出现,作用维持 3 h。降低眼内压和颅内压作用于静脉注射后 15 min 内出现,达峰时间为 30～60 min,作用维持 3～8 h。本药可由肝脏生成糖原,但由于静脉注射后迅速经肾脏排泄,故一般情况下经肝脏代谢的量很少。本药 $t_{1/2}$ 为 100 min,当存在急性肾功能衰竭时可延长至 6 h。肾功能正常时,静脉注射甘露醇 100 g,3 h 内 80% 经肾脏排出。

2. 适应证

(1) 组织脱水。用于治疗各种原因引起的脑水肿,降低颅内压,防止脑疝。

(2) 降低眼内压。可有效降低眼内压,应用于其他降眼内压药无效时或眼内手术前准备。

(3) 渗透性利尿。用于鉴别肾前性因素或急性肾功能衰竭引起的少尿。亦可应用于预防各种原因引起的急性肾小管坏死。

(4) 作为辅助性利尿措施治疗肾病综合征、肝硬化腹水,尤其是当伴有低蛋白血症时。

(5) 对某些药物过量或毒物中毒(如巴比妥类药物、锂、水杨酸盐和溴化物等),本药可促进上述物质的排泄,并防止肾毒性。

(6) 作为冲洗剂,应用于经尿道内做前列腺切除术的患者。

(7) 术前肠道准备。

3. 用法用量 静脉给药。

成人用法用量如下。

(1) 利尿:常用量为按体重 1～2 g/kg,一般用 20% 溶液 250 mL 静脉滴注,并调整剂量使尿量维持在每小时 30～50 mL。

(2) 治疗脑水肿、颅内高压和青光眼:按体重 0.25～2 g/kg,配制为 15%～25% 溶液,于 30～60 min 内静脉滴注。当患者衰弱时,剂量应减小至 0.5 g/kg。严密随访肾功能。

(3) 鉴别肾前性少尿和肾性少尿：按体重 0.2 g/kg，以 20%浓度于 3～5 min 内静脉滴注，如用药 2～3 h 以后每小时尿量仍低于 30 mL，最多再试用一次，如仍无反应则应停药。已有心功能减退或心力衰竭者慎用或不宜使用。

(4) 预防急性肾小管坏死：先给予 12.5～25 g，10 min 内静脉滴注，若无特殊情况，再给 50 g，1 h 内静脉滴注，若尿量能维持在每小时 50 mL 以上，则可继续应用 5%溶液静脉滴注；若无效则立即停药。

(5) 治疗药物、毒物中毒：50 g 以 20%溶液静脉滴注，调整剂量使尿量维持在每小时 100～500 mL。

儿童用法用量如下。

(1) 利尿：按体重 0.25～2 g/kg 或按体表面积 60 g/m²，以 15%～20%溶液于 2～6 h 内静脉滴注。

(2) 治疗脑水肿、颅内高压和青光眼：按体重 1～2 g/kg 或按体表面积 30～60 g/m²，以 15%～20%溶液于 30～60 min 内静脉滴注。患者衰弱时剂量减至 0.5 g/kg。

(3) 鉴别肾前性少尿和肾性少尿：按体重 0.2 g/kg 或按体表面积 6 g/m²，以 15%～25%溶液静脉滴注 3～5 min，如用药后 2～3 h 尿量无明显增多，可再用一次，如仍无反应则不再使用。

(4) 治疗药物、毒物中毒：按体重 2 g/kg 或按体表面积 60 g/m² 以 5%～10%溶液静脉滴注。

口服给药：肠道准备，术前 4～8 h，10%溶液 1000 mL 于 30 min 内口服完毕。

4. 不良反应

(1) 水和电解质紊乱最为常见。

①快速大量静脉注射甘露醇可引起体内甘露醇积聚，血容量迅速大量增多(尤其是急、慢性肾功能衰竭时)，导致心力衰竭(尤其有心功能损害时)和稀释性低钠血症，偶可致高钾血症。

②不适当的过度利尿导致血容量减少，加重少尿。

③大量细胞内液转移至细胞外可致组织脱水，并可引起中枢神经系统症状。

(2) 寒战、发热。

(3) 排尿困难。

(4) 血栓性静脉炎。

(5) 甘露醇外渗可致组织水肿、皮肤坏死。

(6) 过敏引起皮疹、荨麻疹、呼吸困难、过敏性休克。

(7) 头晕、视力模糊。

(8) 高渗引起口渴。

(9) 渗透性肾病(或称甘露醇肾病)，主要见于大剂量快速静脉滴注时。其机制尚未完全阐明，可能与甘露醇引起肾小管液渗透压上升过高，导致肾小管上皮细胞损伤有关。病理表现为肾小管上皮细胞肿胀，空泡形成。临床上出现尿量减少，甚至急性肾功能衰竭。渗透性肾病常见于老年肾血流量减少及低钠、脱水患者。

5. 注意事项

(1) 除做肠道准备用外，其他均应静脉内给药。

(2) 甘露醇遇冷易结晶，故应用前应仔细检查，如有结晶，可置于热水中或用力振荡待结晶完全溶解后再使用。当甘露醇浓度高于15%时，应使用有过滤器的输液器。

(3) 根据病情选择合适的浓度，避免不必要地使用高浓度和大剂量。

(4) 使用低浓度和含氯化钠溶液的甘露醇能降低过度脱水和电解质紊乱的发生机会。

(5) 用于治疗水杨酸盐或巴比妥类药物中毒时，应合用碳酸氢钠以碱化尿液。

(6) 下列情况慎用。

①明显心肺功能损害者，因本药所致的突然血容量增多可引起充血性心力衰竭。

②高钾血症或低钠血症。

③低血容量，应用后可因利尿而加重病情，或使原来低血容量情况被暂时性扩容所掩盖。

④严重肾功能衰竭而排泄减少，使本药在体内积聚，引起血容量明显增加，加重心脏负荷，诱发或加重心力衰竭。

⑤对甘露醇不能耐受者。

(7) 给大剂量甘露醇不出现利尿反应，可使血浆渗透浓度显著升高，故应警惕血液高渗状态的发生。

(8) 随访检查。

6. 禁忌证

(1) 已确诊为急性肾小管坏死的无尿患者，包括对试用甘露醇无反应者，因甘露醇积聚引起血容量增大，会加重心脏负担。

(2) 严重失水者。

(3) 颅内活动性出血者，因扩容加重出血，但颅内手术时除外。

(4) 急性肺水肿或严重肺淤血。

（四）罗通定片

1. 药理作用 本品具有镇痛、镇静、催眠及安定作用。其镇痛作用弱于哌替啶，强于一般解热镇痛药。在治疗剂量下无呼吸抑制作用，亦不引起胃肠道平滑肌痉挛。对慢性持续性疼痛及内脏钝痛效果较好，对急性锐痛(如手术后疼痛、创伤性疼痛等)、晚期癌症痛效果较差。在产生镇痛作用的同时，可引起镇静及催眠。本品的作用机制尚待阐明，可能与通过抑制脑干网状结构上行激活系统、阻滞脑内多巴胺受体的功能有关。治疗量无成瘾性。

2. 适应证 用于头痛、月经痛以及助眠等。

3. 用法用量 口服，成人常用量为每次30～60 mg，每日3次。

4. 不良反应 常用剂量下不良反应较轻，较长期应用也不致成瘾。偶有眩晕、乏力、恶心等反应。用于镇痛时，部分患者出现嗜睡。

5. 注意事项

(1) 本品虽为非成瘾性镇痛药，但具有一定的耐受性。

(2) 用于镇痛时，临床较多见患者出现嗜睡状态，因而对驾驶员、机械操作员、运动员等人员应用本品应慎重。

(3) 据报道，本类药物曾发生过敏性休克与急性中毒的反应，故应引起重视。本品与中枢神经系统抑制药合用时应慎重，必要时适当调整剂量。

6. 禁忌证 孕妇慎用。

（五）硝西泮片

1. 药理作用 本品为苯二氮䓬类抗焦虑药，作用机制与其选择性作用于大脑边缘系统，与中枢苯二氮䓬受体结合，而促进 γ-氨基丁酸的释放，促进突触传导功能有关，具有安定、镇静及显著催眠作用。本品还具有中枢性肌松弛作用和抗惊厥作用。

2. 适应证

（1）睡眠障碍。

（2）巴比妥类药物依赖的戒断症状。

（3）癫痫小发作、肌阵挛性发作、婴儿痉挛发作及其他原因所致的惊厥发作。

3. 用法用量 口服。治疗失眠：5～10 mg，睡前服用。抗癫痫：每次 5～10 mg，每日 3 次。

4. 不良反应

（1）常见嗜睡，可见无力、头痛、眩晕、恶心、便秘等。偶见皮疹、肝损害、骨髓抑制。

（2）白细胞减少、重症肌无力、对本品过敏。

5. 注意事项 长期使用可产生耐受性和依赖性。肝肾功能不全者慎用。应定期检查肝功能与白细胞计数。用药期间不宜驾驶车辆、操作机械或高空作业。长期用药后骤停可能引起惊厥等撤药反应。服药期间勿饮酒。

6. 禁忌证 白细胞减少者、重症肌无力者、对本品过敏者。

四、蛛网膜下腔出血复发的预防与治疗

主要是病因治疗，去除引起蛛网膜下腔出血的原因。

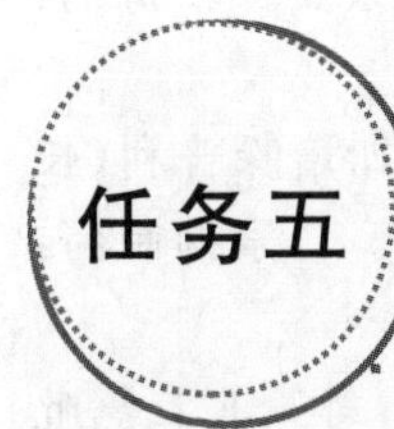

任务五 心血管内科疾病常用药物治疗指导

项目一 高 血 压

根据1999年2月世界卫生组织/国际高血压联盟(WHO/ISH)有关高血压治疗指南,高血压是指在未服降压药情况下,收缩压(SP)≥140 mmHg和(或)舒张压(DP)≥90 mmHg。我国采用此标准。我国人群流行病学调查表明,血压水平从110/75 mmHg开始,随着血压水平升高,心血管疾病发病危险持续增加,与血压<110/75 mmHg比较,血压为120～129/80～84 mmHg时,心血管疾病发病危险增加1倍,血压为140～149/90～94 mmHg时,心血管疾病发病危险增加2倍,血压>180/110 mmHg时,心血管疾病发病危险增加10倍。

高血压根据病因不同,分为原发性高血压和继发性高血压两大类,前者病因不明称为原发性高血压,后者病因明确称为继发性高血压,亦称为症状性高血压。临床流行病学调查结果显示,临床上以原发性高血压多见,占人群高血压患者90%以上,而继发性高血压不足10%,但近年来随着检查措施的完善,继发性高血压比例有增高趋势。

一、药物治疗的原则

1. 小剂量开始 初始治疗时通常采用较小的有效治疗剂量,并根据需要,逐步增加剂量。降压药需要长期或终生应用,药物的安全性和患者的耐受性的重要性不亚于或甚至更胜过药物的疗效。

2. 优先选择长效制剂 尽可能使用每天1次给药而有持续24 h降压作用的长效药物,以有效控制夜间血压与晨峰血压,更有效预防心脑血管并发症的发生。如使用中、短效制剂,则需每天2～3次用药,以达到平稳控制血压。

3. 联合用药 以增加降压效果又不增加不良反应,在低剂量单药治疗疗效不满意时,可以采用两种或多种降压药联合治疗。

4. 个体化 根据患者具体情况和耐受性及个人意愿或长期承受能力,选择适合患者的降压药。

二、药物选择

1. 利尿降压药 噻嗪类:如氢氯噻嗪。保钾利尿剂:氨苯蝶啶、阿米洛利。醛固酮拮抗剂:螺内酯等。袢利尿剂:呋塞米等。

2. 交感神经系统抑制药　中枢性降压药：如可乐定、利美尼定等。神经节阻断药：如樟磺咪芬等。去甲肾上腺素能神经末梢阻断药：如利血平、胍乙啶等。肾上腺素受体拮抗剂：如普萘洛尔等。

3. 肾素-血管紧张素系统抑制剂　血管紧张素转化酶抑制剂（ACEI）：如培哚普利（长效）、卡托普利（短效）等。血管紧张素Ⅱ受体拮抗剂：如氯沙坦、坎地沙坦等。肾素抑制药：如雷米克林等。

4. 钙通道阻滞剂　二氢吡啶类：硝苯地平（短效）、左旋氨氯地平（长效）等。非二氢吡啶类：地尔硫䓬、维拉帕米等。

5. 血管扩张药　如肼屈嗪和硝普钠等。

三、药物指导

（一）氢氯噻嗪片

1. 药理作用

（1）对水、电解质排泄的影响。

①利尿作用：尿钠、钾、氯、磷和镁等离子排泄增加，而使尿钙排泄减少。本类药物作用机制主要是抑制远端小管前段和近端小管（作用较轻）对氯化钠的重吸收，从而增加远端小管和集合管的 Na^+-K^+ 交换，K^+ 分泌增多。本类药物都能不同程度地抑制碳酸酐酶活性，故能解释其对近端小管的作用。本类药还能抑制磷酸二酯酶活性，减少肾小管对脂肪酸的摄取和线粒体消耗，从而抑制肾小管对 Na^+、Cl^- 的主动重吸收。

②降压作用：除利尿排钠作用外，可能还有肾外作用机制参与降压，可能是增加胃肠道对 Na^+ 的排泄。

（2）对肾血流动力学和肾小球滤过功能的影响。由于肾小管对水、Na^+ 重吸收减少，肾小管内压力升高，以及流经远曲小管的水和 Na^+ 增多，刺激致密斑通过管-球反射，使肾内肾素、血管紧张素分泌增加，引起肾血管收缩、肾血流量下降、肾小球入球小动脉和出球小动脉收缩，肾小球滤过率也下降。肾血流量和肾小球滤过率下降，以及对亨氏袢无作用，是本类药物利尿作用远不如袢利尿剂的主要原因。

2. 适应证

（1）水肿性疾病：排泄体内过多的钠和水，减少细胞外液容量，消除水肿。常见的包括充血性心力衰竭、肝硬化腹水、肾病综合征、急慢性肾炎水肿、慢性肾功能衰竭早期、肾上腺皮质激素和雌激素治疗所致的水、钠潴留。

（2）高血压：可单独或与其他降压药联合应用，主要用于治疗原发性高血压。

（3）中枢性或肾性尿崩症。

（4）肾结石：主要用于预防含钙盐成分的结石。

3. 用法用量

（1）成人口服常用量如下。

①治疗水肿性疾病：每次 25～50 mg，每日 1～2 次，或隔日治疗，或每周连服 3～5 日。

②治疗高血压：每日 25～100 mg，分 1～2 次服用，并根据降压效果调整剂量。

（2）小儿口服常用量如下。每日按体重 1～2 mg/kg 或按体表面积 30～60 mg/m^2，分 1～2次服用，并根据疗效调整剂量。小于 6 个月的婴儿剂量可达每日 3 mg/kg。

4. 不良反应

(1) 水、电解质紊乱所致的副作用较为常见。低钾血症较易发生,与噻嗪类利尿剂排钾作用有关,长期缺钾可损伤肾小管,严重失钾可引起肾小管上皮的空泡变化,以及引起严重快速型心律失常等异位心率。低氯性碱中毒或低氯、低钾性碱中毒,噻嗪类特别是氢氯噻嗪常明显增加氯化物的排泄。此外,低钠血症亦不罕见,导致中枢神经系统症状及加重肾损害。脱水造成血容量和肾血流量减少亦可引起肾小球滤过率降低。上述水、电解质紊乱引起的临床常见反应有口干、烦渴、肌肉痉挛、恶心、呕吐和极度疲乏无力等。

(2) 高糖血症。本药可使糖耐量降低,血糖升高,此可能与抑制胰岛素释放有关。

(3) 高尿酸血症。干扰肾小管排泄尿酸,少数可诱导痛风发作。由于通常无关节疼痛,故高尿酸血症易被忽视。

(4) 过敏反应,如皮疹、荨麻疹等,但较为少见。

(5) 血白细胞减少或缺乏症、血小板减少性紫癜等亦少见。

(6) 其他,如胆囊炎、胰腺炎、性功能减退、光敏感、色觉障碍等,但较罕见。

5. 注意事项

(1) 交叉过敏:与磺胺类药物、呋塞米、布美他尼、碳酸酐酶抑制剂有交叉过敏反应。

(2) 对诊断的干扰:可致糖耐量降低、血糖、尿糖、血胆红素、血钙、血尿酸、血胆固醇、三酰甘油、低密度脂蛋白浓度升高,血镁、血钾、血钠及尿钙降低。

(3) 下列情况慎用。

①无尿或严重肾功能减退者,因本类药效果差,应用大剂量时可致药物蓄积,毒性增加;②糖尿病;③高尿酸血症或有痛风病史者;④严重肝功能损害者,水、电解质紊乱可诱发肝昏迷;⑤高钙血症;⑥低钠血症;⑦红斑狼疮,可加重病情或诱发活动;⑧胰腺炎;⑨交感神经切除者(降压作用加强);⑩有黄疸的婴儿。

(4) 随访检查:①血电解质;②血糖;③血尿酸;④血肌酶、尿素氮;⑤血压。

(5) 应从最小有效剂量开始用药,以减少副作用的发生,减少反射性肾素和醛固酮分泌。

(6) 有低钾血症倾向的患者,应酌情补钾或与保钾利尿剂合用。

6. 禁忌证

(1) 能通过胎盘屏障,故孕妇使用应慎重。对高血压综合征无预防作用。

(2) 哺乳期妇女不宜服用。

(二) 螺内酯

1. 药理作用 结构与醛固酮相似,为醛固酮的竞争性抑制剂。作用于远曲小管和集合管,阻断 Na^+-K^+ 和 Na^+-H^+ 交换,结果使 Na^+、Cl^- 和水排泄增多,K^+、Mg^{2+} 和 H^+ 排泄减少,对 Ca^{2+} 和 P^{3-} 的作用不定。由于本药仅作用于远曲小管和集合管,对肾小管其他各段无作用,故利尿作用较弱。另外,本药对肾小管以外的醛固酮靶器官也有作用。

2. 适应证

(1) 水肿性疾病:与其他利尿剂合用,治疗充血性水肿、肝硬化腹水、肾性水肿等水肿性疾病,其目的在于纠正上述疾病时伴发的继发性醛固酮分泌增多,并对抗其他利尿剂的排钾作用。也用于特发性水肿的治疗。

(2) 高血压:作为治疗高血压的辅助药物。

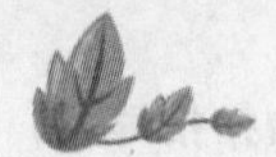

(3) 原发性醛固酮增多症:螺内酯可用于此病的诊断和治疗。

(4) 低钾血症的预防:与噻嗪类利尿剂合用,增强利尿效应和预防低钾血症。

3. 用法用量

(1) 成人用法如下。

①治疗水肿性疾病:每日 40～120 mg,分 2～4 次服用,至少连服 5 日。以后酌情调整剂量。

②治疗高血压:开始每日 40～80 mg,分次服用,至少 2 周,以后酌情调整剂量,不宜与血管紧张素转化酶抑制剂合用,以免增加发生高钾血症的机会。

③治疗原发性醛固酮增多症:手术前患者每日用量 100～400 mg,分 2～4 次服用。不宜手术的患者,则选用较小剂量维持。

④诊断原发性醛固酮增多症。长期用药,每日 400 mg,分 2～4 次服用,连续 3～4 周。短期用药,每日 400 mg,分 2～4 次服用,连续 4 日。老年人对本药较敏感,开始用量宜偏小。

(2) 小儿用法如下。

治疗水肿性疾病,开始每日按体重 1～3 mg/kg 或按体表面积 30～90 mg/m^2,单次或分 2～4 次服用,连服 5 日后酌情调整剂量。最大剂量为每日 3～9 mg/kg 或 90～270 mg/m^2。

4. 不良反应

(1) 高钾血症最为常见,尤其是单独用药、高钾饮食、与钾剂或含钾药物如青霉素钾等以及存在肾功能损害、少尿、无尿时。即使与噻嗪类利尿剂合用,高钾血症的发生率仍可达 8.6%～26%,且常以心律失常为首发表现,故用药期间必须密切随访血钾和心电图;胃肠道反应,如恶心、呕吐、胃痉挛和腹泻;尚有报道可致消化性溃疡。

(2) 少见的不良反应:低钠血症,单独应用时少见,与其他利尿剂合用时发生率增高;抗雄激素样作用或对其他内分泌系统的影响,长期服用本药在男性可致男性乳房发育、阳痿、性功能低下,在女性可致乳房胀痛、声音变粗、毛发增多、月经失调;中枢神经系统表现,长期或大剂量服用本药可发生行走不协调、头痛等。

(3) 罕见的不良反应:过敏反应,出现皮疹甚至呼吸困难;暂时性血浆肌酐、尿素氮升高,主要与过度利尿、有效血容量不足、引起肾小球滤过率下降有关;轻度高氯性酸中毒;肿瘤,有报道 5 例患者长期服用本药和氢氯噻嗪发生乳腺癌。

5. 注意事项

(1) 以下患者慎用。

①无尿。

②肝功能不全,因本药引起电解质紊乱可诱发肝昏迷。

③低钠血症。

④酸中毒,一方面酸中毒可加重或促发本药所致的高钾血症,另一方面本药可加重酸中毒。

⑤乳房增大或月经失调。

(2) 给药应个体化,从最小有效剂量开始使用,以减少电解质紊乱等副作用的发生。如每日服药 1 次,应于早晨服药,以免夜间排尿次数增多。

(3) 用药前应了解患者血钾浓度,但在某些情况下血钾浓度并不能代表机体内钾含量,如酸中毒时钾从细胞内转移至细胞外而易出现高钾血症,酸中毒纠正后血钾即可下降。

(4) 本药起作用较慢,而维持时间较长,故首日剂量可增加至常规剂量的 2～3 倍,以后酌情调整剂量。与其他利尿剂合用时,可先于其他利尿剂 2～3 日服用。在已应用其他利尿剂再加用本药时,其他利尿剂剂量在最初 2～3 日可减量 50%,以后酌情调整剂量。在停药时,本药应先于其他利尿剂 2～3 日停药。

(5) 用药期间如出现高钾血症,应立即停药。

(6) 应于进食时或餐后服药,以减少胃肠道反应,并可能提高本药的生物利用度。

(7) 运动员慎用。

6. 禁忌证 高钾血症患者禁用。

(三) 呋塞米

1. 药理作用

(1) 对水和电解质排泄的作用。能增加水、钠、氯、钾、钙、镁、磷等的排泄。与噻嗪类利尿剂不同,呋塞米等袢利尿剂存在明显的剂量-效应关系。随着剂量加大,利尿效果明显增强,且药物剂量范围较大。本类药物主要通过抑制肾小管髓袢厚壁段对 NaCl 的主动重吸收,结果管腔液 Na^+、Cl^- 浓度升高,而髓质间液 Na^+、Cl^- 浓度降低,使渗透压梯度差降低,肾小管浓缩功能下降,从而导致水、Na^+、Cl^- 排泄增多。由于 Na^+ 重吸收减少,远端小管 Na^+ 浓度升高,促进 Na^+-K^+ 和 Na^+-H^+ 交换增加,K^+ 和 H^+ 排出增多。另外,呋塞米可能尚能抑制近端小管和远端小管对 Na^+、Cl^- 的重吸收,促进远端小管分泌 K^+。呋塞米通过抑制亨氏袢对 Ca^{2+}、Mg^{2+} 的重吸收而增加 Ca^{2+}、Mg^{2+} 排泄。短期用药能增加尿酸排泄,而长期用药则可引起高尿酸血症。

(2) 对血流动力学的影响。呋塞米能抑制前列腺素分解酶的活性,使前列腺素 E_2 含量升高,从而具有扩张血管作用。扩张肾血管,降低肾血管阻力,使肾血流量尤其是肾皮质深部血流量增加,在呋塞米的利尿作用中具有重要意义,也是其用于预防急性肾功能衰竭的理论基础。

2. 适应证

(1) 水肿性疾病:包括充血性心力衰竭、肝硬化、肾脏疾病(肾炎、肾病及各种原因所致的急、慢性肾功能衰竭),尤其是应用其他利尿剂效果不佳时,应用本类药物仍可能有效。与其他药物合用治疗急性肺水肿和急性脑水肿等。

(2) 高血压:在高血压的阶梯疗法中,不作为治疗原发性高血压的首选药物,但当噻嗪类药物疗效不佳,尤其当伴有肾功能不全或出现高血压危象时,本类药物尤为适用。

(3) 预防急性肾功能衰竭:用于各种原因所致肾脏血流灌注不足,如失水、休克、中毒、麻醉意外及循环功能不全等,在纠正血容量不足的同时及时应用,可减少急性肾小管坏死的机会。

(4) 高钾血症及高钙血症。

(5) 稀释性低钠血症:尤其是当血钠浓度低于 120 mmol/L 时。

(6) 抗利尿激素分泌失调综合征(SIADH)。

(7) 急性药物、毒物中毒:如巴比妥类药物中毒等。

3. 用法用量

(1) 成人用法如下。

①治疗水肿性疾病:起始剂量为口服 20～40 mg,每日 1 次,必要时 6～8 h 后追加20～

40 mg，直至出现满意利尿效果。最大剂量虽可达每日 600 mg，但一般应控制在 100 mg 以内，分 2～3 次服用。以防过度利尿和不良反应的发生。部分患者剂量可减少至 20～40 mg，隔日 1 次，或每周中连续服药 2～4 日，每日 20～40 mg。

②治疗高血压：起始每日 40～80 mg，分 2 次服用，并酌情调整剂量。

③治疗高钙血症：每日口服 80～120 mg，分 1～3 次服。

（2）小儿：治疗水肿性疾病，起始按体重 2 mg/kg，口服，必要时每 4～6 h 追加 1～2 mg/kg。新生儿应延长用药间隔。

4. 不良反应

（1）大剂量或长期应用时，出现直立性低血压、休克、低钾血症、低氯血症、低氯性碱中毒、低钠血症、低钙血症以及与此有关的口渴、乏力、肌肉酸痛、心律失常等。

（2）少见者有过敏反应（包括皮疹等）、视觉模糊、黄视症、光敏感、头晕、头痛、纳差、恶心、呕吐、腹痛、腹泻、胰腺炎、肌肉强直等，骨髓抑制导致粒细胞减少、血小板减少性紫癜和再生障碍性贫血，肝功能损害，指（趾）感觉异常，高糖血症，尿糖阳性，原有糖尿病加重，高尿酸血症。耳鸣、听力障碍多见于大剂量静脉快速注射时（每分钟剂量大于 15 mg），多为暂时性，少数为不可逆性，尤其当与其他有耳毒性的药物同时应用时。在高钙血症时，可引起肾结石。尚有报道本药可加重特发性水肿。

5. 注意事项

（1）交叉过敏：对磺胺药和噻嗪类利尿剂过敏者，对本药可能亦过敏。

（2）对诊断的干扰：可致血糖升高、尿糖阳性，尤其是糖尿病或糖尿病前期患者，过度脱水可使血尿酸和尿素氮水平暂时性升高。血 Na^+、Cl^-、K^+、Ca^{2+} 和 Mg^{2+} 浓度下降。

（3）随访检查：①血电解质，尤其是合用洋地黄类药物或皮质激素类药物、肝肾功能损害者；②血压，尤其是用于降压、大剂量应用或用于老年人时；③肾功能；④肝功能；⑤血糖；⑥血尿酸；⑦酸碱平衡情况；⑧听力。

（4）药物剂量应从最小有效剂量开始，然后根据利尿反应调整剂量，以减少水、电解质紊乱等副作用的产生。

（5）存在低钾血症或低钾血症倾向时，应注意补充钾盐。

（6）与降压药合用时，后者剂量应酌情调整。

（7）少尿或无尿患者应用最大剂量后 24 h 仍无效时应停药。

6. 禁忌证 下列情况慎用：①无尿或严重肾功能损害者，后者因需加大剂量，故用药间隔时间应延长，以免出现耳毒性等副作用。②糖尿病。③高尿酸血症或有痛风病史者。④严重肝功能损害者，因水、电解质紊乱可诱发肝昏迷。⑤急性心肌梗死，过度利尿可促发休克。⑥胰腺炎或有此病史者。⑦有低钾血症倾向者，尤其是应用洋地黄类药物或有室性心律失常者。⑧红斑狼疮，本药可加重病情或诱发活动。⑨前列腺肥大。

（四）利血平片

1. 药理作用 利血平是肾上腺素能神经元阻断性抗高血压药。本品通过耗竭周围交感神经末梢的肾上腺素，心、脑及其他组织中的儿茶酚胺和 5-羟色胺发挥抗高血压、减慢心率和抑制中枢神经系统的作用。降压作用主要通过减少心输出量和降低外周阻力、部分抑制心血管反射实现。减慢心率的作用对正常心率者不明显，但对于窦性心动过速者则明显。利血平作用于下丘脑部位产生镇静作用，但无致嗜睡和麻醉作用，不改变睡眠时脑电波，可缓解高血压患者焦虑、紧张和头痛。

2. 适应证 用于高血压(不推荐为一线用药)。

3. 用法用量 口服,初始剂量每次 0.1～0.25 mg,每日 1 次,经过 7～14 日的剂量调整期,以最小有效剂量确定维持量;极量不超过每次 0.5 mg。利血平常与噻嗪类利尿剂合用以降低剂量,减少不良反应。儿童每日按体重 0.005～0.02 mg/kg 或体表面积 0.15～0.6 mg/m^2 给药,分 1～2 次口服。

4. 不良反应

(1) 大量口服容易出现的不良反应有过度镇静、注意力不集中、抑郁可致自杀,且可出现于停药之后数月;嗜睡、晕厥、偏执性焦虑、失眠、多梦、梦呓、头痛、神经紧张、帕金森病(停药后可逆转)、倦怠、乏力、阳痿、性欲减退、排尿困难、乳房充血、非产褥期泌乳。

(2) 较少见的有柏油样黑色大便、呕血、腹部痉挛、心绞痛、心律失常、室性期前收缩、心动过缓、支气管痉挛、手指强硬颤动。

(3) 偶见体液潴留、水肿和充血性心力衰竭,血栓性血细胞减少性紫癜、前列腺术后出血过多,鼻衄、鼻充血、对寒冷敏感;瘙痒、皮疹、皮肤潮红,体重增加、肌肉疼痛;瞳孔缩小、视神经萎缩、色素层炎、耳聋、青光眼、视物模糊、肌肉疼痛、鼻衄、对寒冷敏感。

(4) 不良反应持久出现时需加以注意,以腹泻、眩晕(直立性低血压)、口干、食欲减退、恶心、呕吐、唾液分泌增加,高剂量时胃酸分泌增加、鼻塞较多见;下肢水肿较少见。

(5) 停药后仍可以出现的中枢或心血管反应有眩晕、倦怠、晕倒、阳痿、性欲减退、心动过缓、乏力、精神抑郁、注意力不集中、神经紧张、焦虑、多梦、梦呓或清晨失眠。精神抑郁的发生较隐袭,可致自杀,且可出现于停药后数月。

(6) 绝经期妇女长期使用有增加乳腺癌发生风险。

5. 注意事项

(1) 对萝芙木制剂过敏者对本品也过敏。

(2) 利血平引起胃肠道动力加强和分泌增多,可促使胆石症患者胆绞痛发作。

(3) 利血平慎用于体弱和老年患者及肾功能不全、帕金森病、癫痫、心律失常和心肌梗死患者。

(4) 利血平可能导致低血压,包括直立性低血压。

(5) 治疗期间,可能发生焦虑、抑郁以及精神病。在服药剂量不大于每日 0.25 mg 时,少见抑郁症发生;如之前就有抑郁症,用药可加重病症。一旦有抑郁症状立即停药;有抑郁症史的患者用药需非常慎重,并警惕自杀的可能性。

(6) 当两种或两种以上抗高血压药合用时,需减少每种药物的用量以防止血压过度下降,这对有冠心病的高血压患者尤为重要。

(7) 正在服用利血平的患者不能同时进行电休克治疗,小的惊厥性电休克剂量即可引起严重的甚至是致命的反应。停用利血平至少 14 日后方可开始电休克治疗。

(8) 需周期性检查血电解质以防电解质失衡。

(9) 麻醉期间服用利血平可能加重中枢镇静,导致严重低血压和心动过缓。

6. 禁忌证

(1) 活动性胃溃疡。

(2) 溃疡性结肠炎。

(3) 抑郁症，尤其是有自杀倾向的抑郁症。

(五) 普萘洛尔片

1. 药理作用

(1) 普萘洛尔为非选择性肾上腺素β受体拮抗剂。拮抗心脏上的β_1、β_2受体，拮抗交感神经兴奋和儿茶酚胺作用，降低心脏的收缩力与收缩速度，同时抑制血管平滑肌收缩，降低心肌耗氧量，使缺血心肌的氧供需关系在低水平上恢复平衡，可用于治疗心绞痛。

(2) 抑制心脏起搏点电位的肾上腺素能兴奋，用于治疗心律失常。本品亦可通过阻滞中枢、肾上腺素能神经元，抑制肾素释放以及降低心输出量等作用，用于治疗高血压。

(3) 竞争性拮抗异丙肾上腺素和去甲肾上腺素的作用，阻断β_2受体，降低血浆肾素活性。可致支气管痉挛。抑制胰岛素分泌，使血糖升高，掩盖低血糖症状，延迟低血糖的恢复。

2. 适应证

(1) 作为二级预防，降低心肌梗死死亡率。

(2) 高血压(单独或与其他抗高血压药合用)。

(3) 劳力型心绞痛。

(4) 控制室上性快速型心律失常、室性心律失常，特别是与儿茶酚胺有关或洋地黄引起的心律失常。可用于洋地黄疗效不佳的房扑、房颤心室率的控制，也可用于顽固性期前收缩，改善患者的症状。

(5) 减低肥厚型心肌病流出道压差，减轻心绞痛、心悸与晕厥等症状。

(6) 配合α受体拮抗剂用于嗜铬细胞瘤患者控制心动过速。

(7) 用于控制甲状腺功能亢进症的心率过快，也可用于治疗甲状腺危象。

3. 用法用量

(1) 高血压：口服，初始剂量 10 mg，每日 3～4 次，可单独使用或与利尿剂合用。剂量应逐渐增加，日最大剂量为 200 mg。

(2) 心绞痛：开始时 5～10 mg，每日 3～4 次；每 3 日可增加 10～20 mg，可渐增至每日 200 mg，分次服。

(3) 心律失常：每日 10～30 mg，日服 3～4 次，饭前、睡前服用。

(4) 心肌梗死：每日 30～240 mg，日服 2～3 次。

(5) 肥厚型心肌病：10～20 mg，每日 3～4 次，按需要及耐受程度调整剂量。

(6) 嗜铬细胞瘤：10～20 mg，每日 3～4 次。术前用 3 日，一般应先用α受体拮抗剂，待药效稳定后加用普萘洛尔。

4. 不良反应

(1) 眩晕、神志模糊(尤见于老年人)、精神抑郁、反应迟钝等中枢神经系统不良反应；头昏(低血压所致)；心率过慢(＜50 次/分)。

(2) 较少见的有支气管痉挛及呼吸困难、充血性心力衰竭。

(3) 更少见的有发热和咽痛(粒细胞缺乏)、皮疹(过敏反应)、出血倾向(血小板减小)；不良反应持续存在时，需格外警惕雷诺综合征样四肢冰冷，腹泻，倦怠，眼、口或皮肤干燥，恶心，指(趾)麻木，异常疲乏等。

5. 注意事项

(1) 本品口服可空腹或与食物共进，后者可延缓肝内代谢，提高生物利用度。

(2) β受体拮抗剂的耐受量个体差异大，用量必须个体化。首次用本品时需从小剂量开始，逐渐增大剂量并密切观察反应以免发生意外。

(3) 注意本品血药浓度不能完全预示药理效应，故还应根据心率及血压等临床征象指导临床用药。

(4) 冠心病患者使用本品不宜骤停，否则可出现心绞痛、心肌梗死或室性心动过速。

(5) 甲亢患者用本品也不可骤停，否则使甲亢症状加重。

(6) 长期用本品者撤药需逐渐递减剂量，至少经过3日，一般为2周。

(7) 长期应用本品可在少数患者出现心力衰竭，倘若出现，可用洋地黄苷类和(或)利尿剂纠正，并逐渐递减剂量，最后停用。

(8) 本品可引起糖尿病患者血糖降低，但非糖尿病患者无降糖作用。故糖尿病患者应定期检查血糖。

(9) 服用本品期间应定期检查血常规、血压、心功能、肝功能、肾功能等。

(10) 对诊断的干扰：服用本品时，血尿素氮、脂蛋白、肌酐、钾、三酰甘油、尿酸等都有可能升高，而血糖降低。但糖尿病患者有时血糖会升高。肾功能不全者本品的代谢产物可蓄积于血中，干扰测定血清胆红素的重氮反应，出现假阳性。

(11) 下列情况慎用本品：过敏史、充血性心力衰竭、糖尿病、肺气肿或非过敏性支气管哮喘、肝功能不全、甲状腺功能减退症、雷诺综合征或其他周围血管疾病、肾功能衰竭等。

6. 禁忌证 支气管哮喘、心源性休克、心脏传导阻滞(二至三度房室传导阻滞)、重度或急性心力衰竭、窦性心动过缓患者禁用。

(六) 卡托普利片

1. 药理作用 本品为竞争性血管紧张素转化酶抑制剂，使血管紧张素Ⅰ不能转化为血管紧张素Ⅱ，从而降低外周血管阻力，并通过抑制醛固酮分泌，减少水、钠潴留。本品还可通过干扰缓激肽的降解从而扩张外周血管。对心力衰竭患者，本品也可降低肺毛细血管楔压及肺血管阻力，增加心输出量及运动耐受时间。

2. 适应证

(1) 高血压。

(2) 心力衰竭。

3. 用法用量

(1) 成人常用量如下。

高血压：口服每次12.5 mg，每日2～3次，按需要1～2周内增至50 mg，每日2～3次，疗效仍不满意时可加用其他降压药。

心力衰竭：开始每次口服12.5 mg，每日2～3次，必要时逐渐增至50 mg，每日2～3次，若需进一步加量，宜观察疗效2周后再考虑；对近期大量服用利尿剂，处于低钠/低血容量，而血压正常或偏低的患者，初始剂量宜用6.25 mg，每日3次，以后通过测试逐步增加至常用量。

(2) 小儿常用量：降压与治疗心力衰竭，开始按体重0.3 mg/kg，每日3次，必要时，每隔8～24 h增加0.3 mg/kg，直到最低有效量。

4. 不良反应

(1) 较常见的不良反应：皮疹，可能伴有瘙痒和发热，常发生于治疗4周内，呈斑丘疹或荨麻疹，减量、停药或给抗组胺药后消失，7%～10%伴嗜酸性粒细胞增多或抗核抗体阳性；心悸，心动过速；胸痛、咳嗽、味觉迟钝。

(2) 较少见的不良反应：蛋白尿，常发生于治疗开始8个月内，其中1/4出现肾病综合征，但蛋白尿在6个月内逐渐减少，疗程不受影响；眩晕、头痛、晕厥，由低血压引起，尤其在缺钠或血容量不足时；血管性水肿，见于面部及四肢，也可引起舌、声门或喉血管性水肿，应予警惕；心率快而不齐、面部潮红或苍白。

(3) 少见的不良反应：白细胞减少、发热、寒战，其中白细胞减少与剂量相关，治疗开始后3～12周出现，10～30天最显著，停药后持续2周。伴有肾功能衰竭者应加强警惕，同服别嘌呤醇可增加此种危险。

5. 注意事项

(1) 胃中食物可使本品吸收减少30%～40%，故宜在餐前1 h服药。

(2) 本品可使血尿素氮、肌酐浓度增高，常为暂时性，在有肾病或长期严重高血压而血压迅速下降后易出现，偶有血清肝脏酶增高；可能增高血钾，与保钾利尿剂合用时尤应注意检查血钾。

(3) 下列情况慎用本品：①自身免疫性疾病如严重系统性红斑狼疮，此时白细胞减少的机会增多。②骨髓抑制。③脑动脉或冠状动脉供血不足，可因血压降低而缺血加剧。④血钾过高。⑤肾功能障碍而致血钾增高，白细胞减少，并使本品潴留。⑥主动脉瓣狭窄，此时可能使冠状动脉灌注减少。⑦严格饮食(限制钠盐)或进行透析者，此时首剂本品可能发生突然而严重的低血压。

(4) 用本品期间随访检查。

①白细胞计数及分类计数，最初3个月内每2周1次，此后定期检查，有感染迹象时随即检查。

②尿蛋白检查，每月1次。

(5) 肾功能差者应采用小剂量或减少给药次数，缓慢递增；若须同时用利尿剂，建议用呋塞米而不用噻嗪类，血尿素氮和肌酐增高时，将本品减量或同时停用利尿剂。

(6) 用本品时蛋白尿若渐增多，暂停本品或减少用量。

(7) 用本品时若白细胞计数过低，暂停用本品，可以恢复。

(8) 用本品时出现血管神经性水肿，应停用本品，迅速皮下注射1∶1000肾上腺素0.3～0.5 mL。

(9) 本品可引起尿丙酮检查假阳性。

6. 禁忌证　对本品或其他血管紧张素转化酶抑制剂过敏者禁用。

(七) 氯沙坦钾片

1. 药理作用　本品为血管紧张素Ⅱ受体(AT1型)拮抗剂。可以阻断内源性及外源性的血管紧张素Ⅱ所产生的各种药理作用(包括促使血管收缩、醛固酮释放等作用)；本品可选择性地作用于AT1型受体，不影响其他激素受体或心血管中重要的离子通道的功能，也不抑制降解缓激肽的血管紧张素转化酶(激肽酶Ⅱ)，不影响血管紧张素Ⅱ及缓激肽的代谢过程。

2. 适应证　用于治疗原发性高血压。

3. 用法用量　本品可同其他降压药一起使用。本品可与或不与食物同时服用。对大多数患者,通常起始和维持剂量为每日 1 次 50 mg。治疗 3～6 周可达到最大降压效果。在部分患者中,剂量增加到每日 1 次 100 mg 可产生进一步的降压作用,对血管容量不足的患者可考虑采用每日 1 次 25 mg 起始剂量。对老年患者或肾功能损害患者包括透析的患者,不必调整起始剂量。对有肝功能损害病史的患者应考虑使用较低剂量。

4. 不良反应 偶见过敏反应,血管性水肿不良反应轻微且短暂,一般不需终止治疗。

5. 注意事项

(1) 过敏反应:血管性水肿。

(2) 低血压及电解质或体液平衡失调。

血管容量不足的患者(如应用大剂量利尿剂治疗的患者),可发生症状性低血压,在使用本品治疗前应该纠正这些情况,或使用较低的起始剂量。

(3) 应当注意,在肾功能不全、伴或不伴有糖尿病的患者中常见电解质平衡失衡。在 2 型糖尿病伴蛋白尿的患者中进行临床研究,氯沙坦钾治疗组高钾血症的发生率较安慰剂组高;然而,几乎没有患者因高钾血症中断治疗。

(4) 肝功能损害:肝硬化患者氯沙坦的血浆浓度明显增加,故对有肝功能损害病史的患者应该考虑使用较低剂量。

(5) 肾功能损害。

6. 禁忌证 对本品任何成分过敏者禁用。

（八）硝苯地平缓释片

1. 药理作用 本品为一种钙离子内流阻滞剂或慢通道阻滞剂,阻滞钙离子经过心肌或血管平滑肌细胞膜的通道而进入细胞内,由此引起周身血管,包括冠状动脉的血管张力降低而扩张,因而可以降低血压。增加冠状动脉的血供。另一方面,能抑制心肌收缩,使心肌做功减低,需氧减少,缓解心绞痛。治疗量时对窦房结与房室结功能影响小。

2. 适应证

(1) 高血压:单独或与其他降压药合用。

(2) 心绞痛:尤其是变异型心绞痛。

3. 用法用量

(1) 空腹整粒吞服,不得嚼碎或掰开服用。

(2) 从小剂量开始服用。初始剂量为每次 20 mg,最大剂量为每次 60 mg,每日 1 次。日最大剂量不超过 120 mg。

(3) 硝苯地平的剂量应视患者的耐受性和对心绞痛的控制情况逐步调整。增加剂量前需监测患者血压。如患者症状明显,可根据患者对药物的反应,缩短剂量调整期。

(4) 停药时未观察到反跳症状,但是仍需逐步减量,并严密观察患者情况。

(5) 普通制剂的剂量可安全地替换成缓释制剂的剂量。例如:普通制剂每次 30 mg,每日 3 次,可替换为缓释制剂,每次 90 mg,每日 1 次。

4. 不良反应

(1) 肝脏:偶尔出现黄疸及谷氨酸草酰乙酸氨基转移酶、谷丙转氨酶升高。

(2) 循环系统:偶尔出现胸部疼痛、头痛、脸红、眼花、心悸、血压下降、下肢浮肿等。

(3) 过敏症状:偶尔出现荨麻疹、瘙痒等过敏症状。

(4) 消化系统:偶尔出现腹痛、恶心、食欲不振、便秘等症状。

(5) 口腔:可能出现牙龈肥厚。

(6) 代谢异常:偶尔出现高血糖症状。

5. 注意事项

(1) 低血压:绝大多数患者服用硝苯地平后仅有轻度低血压反应,个别患者出现严重的低血压症状。这种反应常发生在剂量调整期或加量时,特别是合用β受体拮抗剂时。在此期间需监测血压,尤其合用其他降压药时。

(2) 外周水肿:患者发生轻、中度外周水肿与服用剂量成正比,与动脉扩张有关。水肿多初发于下肢末端,可用利尿剂治疗。对于伴充血性心力衰竭的患者,需分辨水肿是否由左心室功能进一步恶化所致。

(3) 对诊断的干扰:应用本品时偶见碱性磷酸酶、肌酸磷酸激酶、乳酸脱氢酶、AST和ALT升高,一般无临床症状,但曾有报道胆汁淤积和黄疸;血小板聚集度降低,出血时间延长;直接试验阳性,伴或不伴溶血性贫血。

(4) 肝肾功能不全、正在服用β受体拮抗剂者应慎用,宜从小剂量开始,以防诱发或加重低血压,增加心绞痛、心力衰竭甚至心肌梗死的发生率。慢性肾功能衰竭患者应用本品时偶有可逆性血尿素氮和肌酐升高,与硝苯地平的关系不够明确。

6. 禁忌证 对硝苯地平过敏者禁用。

(九) 苯磺酸左旋氨氯地平片

1. 药理作用 本品为钙离子内流阻滞剂(亦即钙通道阻滞剂或钙离子拮抗剂),阻滞心肌和血管平滑肌细胞外钙离子经细胞膜的钙离子通道(慢通道)进入细胞。直接舒张血管平滑肌,具有抗高血压作用。缓解心绞痛的作用机制尚未完全确定,但通过以下作用减轻心肌缺血:扩张外周小动脉,使外周阻力(后负荷)降低,从而使心肌的耗能和氧需求减少;扩张正常和缺血区的冠状动脉及冠状小动脉,使冠状动脉痉挛(变异型心绞痛)患者心肌供氧增加。

2. 适应证 用于高血压病、心绞痛。

3. 用法用量

(1) 治疗高血压和心绞痛的初始剂量为2.5 mg,每日1次;根据患者的临床反应,可将剂量增加,最大可增至5 mg,每日1次。

(2) 本品与噻嗪类利尿剂、β受体拮抗剂和血管紧张素转化酶抑制剂合用时不需调剂量。

4. 不良反应

(1) 较少见的副作用是头痛、水肿、疲劳、失眠、恶心、腹痛、面部潮红、心悸和头晕。

(2) 极少见的副作用为瘙痒、皮疹、呼吸困难、无力、肌肉痉挛和消化不良。

5. 注意事项

(1) 肝功能受损患者的使用:与其他所有钙通道阻滞剂相同,在肝功能受损时使用本品应十分小心。

(2) 肾功能衰竭患者的使用:肾功能衰竭患者可以采用正常剂量。

(3) 本品不被透析。

6. 禁忌证 对二氢吡啶类钙通道阻滞剂过敏的患者禁用。

(十) 硝普钠注射液

1. 药理作用 本品为一种速效和短时作用的血管扩张药。通过血管内皮细胞产生

NO,对动脉和静脉平滑肌均有直接扩张作用,但不影响子宫、十二指肠或心肌的收缩。血管扩张使周围血管阻力降低,因而有降压作用。血管扩张使心脏前、后负荷均降低,心输出量改善,故对心力衰竭有益。后负荷降低可减少瓣膜关闭不全时主动脉和左心室的阻抗而减轻返流。

2. 适应证

(1) 用于高血压急症,如高血压危象、高血压脑病、恶性高血压、嗜铬细胞瘤手术前后阵发性高血压等的紧急降压,也可用于外科麻醉期间进行控制性降压。

(2) 用于急性心力衰竭,包括急性肺水肿。亦用于急性心肌梗死或瓣膜(二尖瓣或主动脉瓣)关闭不全时的急性心力衰竭。

3. 用法用量 用前将本品 50 mg 溶解于 5 mL 5% 葡萄糖注射液中,再稀释于 250～1000 mL 5% 葡萄糖注射液中,在避光输液瓶中静脉滴注。

(1) 成人常用量:静脉滴注,开始每分钟按体重 0.5 g/kg,根据治疗反应以每分钟 0.5 g/kg 递增,逐渐调整剂量,常用剂量为每分钟按体重 3 g/kg,极量为每分钟按体重 10 g/kg。

(2) 小儿常用量:静脉滴注,每分钟按体重 1.4 g/kg,按效应逐渐调整用量。

4. 不良反应 短期应用适量不致发生不良反应。

(1) 血压降低过快、过剧,出现眩晕、大汗、头痛、肌肉颤搐、神经紧张或焦虑、烦躁、胃痛、反射性心动过速或心律失常,症状的发生与静脉给药速度有关,与总量关系不大。

(2) 硫氰酸盐中毒或逾量时,可出现运动失调、视力模糊、谵妄、眩晕、头痛、意识丧失、恶心、呕吐、耳鸣、气短。

(3) 皮肤:光敏感与疗程及剂量有关,皮肤色素沉着,停药后经较长时间(1～2 年)才渐退。其他过敏性皮疹,停药后消退较快。

(4) 氰化物中毒或超量时,可出现反射消失、昏迷、心音遥远、低血压、脉搏消失、皮肤粉红色、呼吸浅、瞳孔散大。

5. 注意事项

(1) 本品对光敏感,溶液稳定性较差,滴注溶液应新鲜配制并注意避光。新配溶液为淡棕色,如变为暗棕色、橙色或蓝色,应弃去。溶液的保存与应用不应超过 24 h。溶液内不宜加入其他药品。

(2) 对诊断的干扰:用本品时血二氧化碳分压、pH 值、碳酸氢盐浓度可能降低;血浆氰化物、硫氰酸盐浓度可能因本品代谢后产生而增高,本品逾量时动脉血乳酸盐浓度可增高,提示代谢性酸中毒。

(3) 下列情况慎用。

①脑血管或冠状动脉供血不足时,对低血压的耐受性降低。

②麻醉中控制性降压时,如有贫血或低血容量应先予纠正再给药。

③脑病或其他颅内压增高时,扩张脑血管可进一步增高颅内压。

④肝功能损害时,本品可能加重肝损害。

⑤甲状腺功能过低时,本品的代谢产物硫氰酸盐可抑制碘的摄取和结合,因而可能加重病情。

⑥肺功能不全时,本品可能加重低氧血症。

⑦维生素 B_{12} 缺乏时使用本品,可能使病情加重。

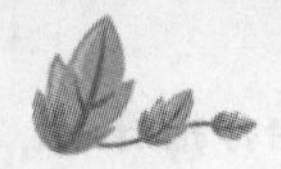

(4) 应用本品过程中,应经常测血压,最好在监护室内进行;肾功能不全而本品应用超过 72 h 者,警惕血浆中氰化物或硫氰酸盐中毒,保持硫氰酸盐不超过 100 mg/L;氰化物不超过 3 mmol/L。

(5) 药液有局部刺激性,谨防外渗。

(6) 少壮男性患者麻醉期间用本品作控制性降压时,需要用大量,甚至接近极量。

(7) 如静脉滴注已达每分钟 10 g/kg,经 10 min 而降压仍不满意,应考虑停用本品,改用或加用其他降压药。

(8) 左心衰竭时应用本品可恢复心脏的泵血功能,但伴有低血压时,须同时加用心肌正性肌力药如多巴胺或多巴酚丁胺。

(9) 用本品过程中,偶可出现明显耐药性,此应视为中毒的先兆征象,此时减慢滴速,即可消失。

6. 禁忌证 代偿性高血压如动、静脉分流或主动脉狭窄者禁用。

四、高血压复发的预防与治疗

坚持服药。

项目二 急性心肌梗死

急性心肌梗死(AMI)大多数是由冠状动脉粥样硬化引起(偶见由于冠状动脉炎症、栓塞及先天性畸形),当冠状动脉在粥样硬化病变基础上发生血供急剧减少或中断,以致供血区域的心肌发生持久而严重的缺血性损害,出现以剧烈胸痛、心电图和心肌酶学的动态变化,形成不可逆坏死时,即形成急性心肌梗死。

一、药物治疗原则

对于急性心肌梗死患者应及早发现、及早治疗,加强入院前的急救处理。其治疗原则是保护和维持心脏功能,挽救濒死的心肌,防止梗死面积扩大,缩小心肌缺血范围,及时处理严重心律失常、心力衰竭及其他各种并发症,防止猝死。使患者不但能度过急性期,且康复后能保持尽可能多的有功能的心肌细胞。

二、药物选择

(1) 溶栓药物:尿激酶、重组链激酶、低分子肝素。

(2) 硝酸酯类药物:常用的硝酸酯类药物包括硝酸甘油、硝酸异山梨酯和单硝酸异山梨酯。

(3) 抗血小板治疗:阿司匹林、氯吡格雷。

(4) 抗凝治疗:肝素钠注射液、低分子肝素钠注射液。

(5) β 受体拮抗剂:美托洛尔。

(6) 血管紧张素转化酶抑制剂(ACEI)。

(7) 钙通道阻滞药:盐酸地尔硫䓬注射液、盐酸维拉帕米片。

(8) 洋地黄制剂:地高辛、毛花苷丙。

(9) 硫酸镁注射液,胺碘酮。

三、药物指导

(一) 尿激酶注射液

1. 药理作用 直接作用于内源性纤维蛋白溶解系统,能催化裂解纤溶酶原成纤溶酶。内源性纤维蛋白溶解系统不仅能降解纤维蛋白凝块,亦能降解血液循环中的纤维蛋白原、凝血因子Ⅴ和凝血因子Ⅷ等,从而发挥溶栓作用,对新形成的血栓起效快、效果好。提高血管ADP酶活性、抑制ADP诱导的血小板聚集、预防血栓形成。在静脉滴注后,患者体内纤溶酶活性明显提高;停药几小时后,纤溶酶活性恢复原水平,但血浆纤维蛋白或纤维蛋白原水平的降低,以及它们的降解产物的增加可持续12～24 h。

2. 适应证 用于血栓栓塞性疾病的溶栓治疗。包括急性广泛性肺栓塞、胸痛6～12 h内的冠状动脉栓塞和心肌梗死、症状短于6 h的急性期脑血管栓塞、视网膜动脉栓塞和其他外周动脉栓塞症状严重的髂-股静脉血栓形成者。也用于人工心脏瓣膜手术后预防血栓形成,保持血管插管和胸腔及心包腔引流管的通畅等。溶栓的疗效均需后继的肝素抗凝加以维持。

3. 用法用量 静脉推注或静脉滴注,每日4万～6万U,溶于20～40 mL生理盐水,1次或2～3次静脉推注;或溶于5%葡萄糖溶液或生理盐水或低分子右旋糖酐250 mL中静脉滴注。一般7～10日为1个疗程,或酌情增减。

(1) 脑血管疾病:在急性脑血栓形成的中风症状出现6 h至6日内,用6万U静脉推注或滴注。

(2) 急性静脉血栓形成:首次剂量可以每日6万～18万U,以后改为6万U,每日2次,用7～10日。

(3) 急性动脉栓塞取栓术时:注射6万U,术后继续用6万U,每日2次,用5～7日。

(4) 急性心肌梗死:以50万U溶于20 mL的25%葡萄糖溶液中静脉推注,再以50万U加于500 mL5%葡萄糖溶液中静脉滴注。

(5) 眼科应用:每日静脉滴注或推注1万～2万U,或用200～500 U溶于0.5 mL注射用水中做结膜下或球后注射。

(6) 冠状动脉输注:20万～100万U溶于氯化钠注射液或5%葡萄糖注射液20～60 mL中冠脉内输注,按每分钟1万～2万U速度输入,剂量可依患者体重、体质情况及溶栓效果等情况做调整。

4. 不良反应

(1) 使用剂量较大时,少数患者可能有出血现象,轻度出血如皮肤、黏膜、肉眼及显微镜下血尿、血痰或小量咳血、呕血等,采取相应措施,症状可缓解。若发生严重出血,如大量咯血或消化道大出血,腹膜后出血及颅内、脊髓、纵隔内或心包出血等,应中止使用,失血可输全血(最好用新鲜血,不要用代血浆),能得到有效的控制,紧急状态下可考虑用氨基己酸、氨甲苯酸对抗尿激酶作用。

(2) 少数患者可出现过敏反应:一般表现较轻,如支气管痉挛、皮疹等。偶可见过敏性休克。

(3) 发热:有2%～3%患者可见不同程度的发热。可用对乙酰氨基酚作退热药。不可

用阿司匹林或其他有抗血小板作用的退热药。

(4) 其他:尚可见恶心、呕吐、食欲不振、疲倦,可出现 ALT 升高。可引起出血,少数有过敏反应、头痛、恶心、呕吐、食欲不振等,应立即停药。

5. 注意事项

(1) 应用本品前,应对患者进行红细胞压积、血小板记数、凝血酶时间(TT)、凝血酶原时间(PT)、活化部分凝血活酶时间(APTT)及优球蛋白溶解时间(ELT)的测定。TT 和 APTT 应小于 2 倍延长的范围内。

(2) 用药期间应密切观察患者反应,如脉率、体温、呼吸频率和血压、出血倾向等,至少每 4 h 记录 1 次。如发现过敏症状如皮疹、荨麻疹等应立即停用。

(3) 静脉给药时,要求穿刺一次成功,以避免局部出血或血肿。

(4) 动脉穿刺给药时,给药毕,应在穿刺局部加压至少 30 min,并用无菌绷带和敷料加压包扎,以免出血。

(5) 下述情况使用本品会使所冒风险增大,应权衡利弊后慎用本品。

①近 10 天内分娩、进行过组织活检、静脉穿刺、大手术的患者及严重胃肠道出血患者。

②极有可能出现左心血栓的患者,如二尖瓣狭窄伴心房颤动。

③亚急性细菌性心内膜炎患者。

④继发于肝肾疾病而有出血倾向或凝血障碍的患者。

⑤妊娠妇女、脑血管病患者和糖尿病性出血性视网膜病患者。

(6) 本品不得用酸性溶液稀释,以免药效下降。

6. 禁忌证 下列情况禁用。

(1) 近期(14 天内)有活动性出血(胃与十二指肠溃疡、咳血、痔疮等)、做过手术、活体组织检查、心肺复苏(体外心脏按摩、心内注射、气管插管)、不能实施压迫部位的血管穿刺以及外伤史。

(2) 控制不满意的高血压(血压>160/110 mmHg)或不能排除主动脉夹层动脉瘤者。

(3) 有出血性脑卒中(包括一过性缺血发作)史者。

(4) 对扩容和血管加压药无反应的休克。

(5) 妊娠、细菌性心内膜炎、二尖瓣病变并有房颤且高度怀疑左心腔内有血栓者。

(6) 糖尿病合并视网膜病变者。

(7) 有出血性疾病或出血倾向,严重的肝、肾功能障碍及进展性疾病。

(8) 意识障碍患者。严重肝功能障碍,低纤维蛋白原血症及出血性素质者忌用。严重肝功能障碍和严重高血压患者、低纤维蛋白原血症及有出血性疾病者均忌用。老年人、严重动脉粥样硬化者应用时宜谨慎。

(二) 硝酸甘油片

1. 药理作用 主要药理作用是松弛血管平滑肌。硝酸甘油释放 NO,与内皮舒张因子相同,激活鸟苷酸环化酶,使平滑肌和其他组织内的环鸟苷酸增多,导致肌球蛋白轻链去磷酸化,调节平滑肌收缩状态,引起血管扩张。硝酸甘油扩张动静脉血管床,以扩张静脉为主,其作用强度呈剂量相关性。外周静脉扩张,使血液潴留在外周,回心血量减少,左心室舒张末压(前负荷)降低。扩张动脉使外周阻力(后负荷)降低。

动静脉扩张使心肌耗氧量减少,缓解心绞痛。对心外膜冠状动脉分支也有扩张作用。

治疗剂量可降低收缩压、舒张压和平均动脉压，有效冠状动脉灌注压常能维持，但血压过度降低或心率增快使舒张期充盈时间缩短时，有效冠状动脉灌注压则降低。使增高的中心静脉压与肺毛细血管楔压、肺血管阻力与体循环血管阻力降低。心率通常稍增快，可能是血压下降的反射性作用。心脏指数可增加、降低或不变。左室充盈压和外周阻力增高伴心脏指数低的患者，心脏指数可能会有所增高。相反，左室充盈压和心脏指数正常者，静脉注射用药可使心脏指数稍有降低。

2. 适应证　冠心病、心绞痛的治疗及预防，也可用于降低血压或治疗充血性心力衰竭。

3. 用法用量　片剂：成人每次用 0.25～0.5 mg 舌下含服。每 5 min 可重复 1 片，直至疼痛缓解。如果 15 min 内总量达 3 片后疼痛持续存在，应立即就医。在活动或大便之前 5～10 min预防性使用，可避免诱发心绞痛。

4. 不良反应

(1) 头痛：可于用药后立即发生，可为剧痛和呈持续性。

(2) 偶可发生眩晕、虚弱、心悸和其他直立性低血压的表现，尤其是直立、制动的患者。

(3) 治疗剂量可发生明显的低血压反应，表现为恶心、呕吐、虚弱、出汗、苍白和虚脱。

(4) 晕厥、面部潮红、药疹和剥脱性皮炎均有报道。

5. 注意事项

(1) 应使用能有效缓解急性心绞痛的最小剂量，过量可能导致耐受现象。片剂用于舌下含服，不可吞服。

(2) 小剂量可能发生严重低血压，尤其在直立位时。舌下含服用药时患者应尽可能取坐位，以免因头晕而摔倒。

(3) 应慎用于血容量不足或收缩压低的患者。

(4) 诱发低血压时可合并反常性心动过缓和心绞痛加重。

(5) 可使肥厚梗阻型心肌病引起的心绞痛恶化。

(6) 可发生对血管作用和抗心绞痛作用的耐受性。

(7) 如果出现视力模糊或口干，应停药。剂量过大可引起剧烈头痛。

6. 禁忌证　禁用于心肌梗死早期(有严重低血压及心动过速时)、严重贫血、青光眼、颅内压增高和已知对硝酸甘油过敏的患者。还禁用于使用枸橼酸西地那非(万艾可)的患者，后者增强硝酸甘油的降压作用。

(三) 阿司匹林肠溶片

1. 药理作用

(1) 镇痛作用：主要是通过抑制前列腺素及其他能使痛觉对机械性或化学性刺激敏感的物质(如缓激肽、组胺)的合成，属于外周性镇痛药。但不能排除中枢镇痛(可能作用于下视丘)的可能性。

(2) 抗炎作用：确切的机制尚不清楚，可能由于本品作用于炎症组织，通过抑制前列腺素或其他能引起炎性反应的物质(如组胺)的合成而起抗炎作用，抑制溶酶体酶的释放及白细胞活力等也可能与其有关。

(3) 解热作用：可能通过作用于下视丘体温调节中枢引起外周血管扩张，皮肤血流增加、出汗使散热增加而起解热作用，此种中枢性作用可能与前列腺素在下视丘的合成受到抑制有关。

(4) 抗风湿作用：该品抗风湿的机制，除解热、镇痛作用外，主要在于抗炎作用。

(5) 对血小板聚集的抑制作用：是通过抑制血小板的前列腺素环氧酶从而防止血栓烷 A_2 的生成而起作用（TXA_2 可促使血小板聚集）。

2. 适应证

(1) 不稳定型心绞痛（冠状动脉血流障碍所致的心脏疼痛）。

(2) 急性心肌梗死。

(3) 预防心肌梗死复发。

(4) 动脉血管的术后（动脉外科手术介入后如主动脉冠状动脉静脉搭桥术）。

(5) 预防大脑一过性的血流减少（短暂性脑缺血发作）和出现早期症状（如面部或手臂肌肉一过性瘫痪或一过性失明）后预防脑梗死。

3. 用法用量　口服。8～14 岁儿童，每次 1 片；14 岁以上儿童及成人，每次 1～2 片；若持续发热或疼痛，可间隔 4～6 h 重复用药 1 次，24 h 不超过 4 次。

4. 不良反应

(1) 较常见的有恶心、呕吐、上腹部不适或疼痛等胃肠道反应。

(2) 较少见或罕见的不良反应有以下几种。

①胃肠道出血或溃疡，表现为血性或柏油样便，胃部剧痛或呕吐血性或咖啡样物，多见于大剂量服药患者。

②支气管痉挛性过敏反应，表现为呼吸困难或哮喘。

③皮肤过敏反应，表现为皮疹、荨麻疹、皮肤瘙痒等。

④血尿、眩晕和肝脏损害。

5. 注意事项

(1) 手术前 1 周应停用，避免凝血功能障碍，造成出血不止。

(2) 饮酒后不宜用，因为能加剧胃黏膜屏障损伤，从而导致胃出血。

(3) 潮解后不宜用，阿司匹林遇潮分解成水杨酸与醋酸，服后可造成不良反应。

(4) 凝血功能障碍者避免使用，如严重肝损害、低凝血酶原血症、维生素 K 缺乏者。

(5) 溃疡患者不宜使用。患有胃及十二指肠溃疡的患者服用阿司匹林可导致出血或穿孔。

(6) 哮喘患者应避免使用，有部分哮喘患者可在服用阿司匹林后出现过敏反应，如荨麻疹、喉头水肿、哮喘大发作。

(7) 孕妇不宜服用。孕后 3 个月内服用可引起胎儿异常；定期服用，可致分娩延期，并有较大出血危险，在分娩前 2～3 周应禁用。

(8) 不宜长期大量服用，否则可引起中毒，出现头痛、眩晕、恶心、呕吐、耳鸣、听力和视力减退，严重者酸碱平衡失调、精神错乱、昏迷，甚至危及生命。

(9) 病毒性感染伴有发热的儿童不宜使用，有报道，16 岁以下的儿童、少年患流感、水痘或其他病毒性感染，再服用阿司匹林，可出现严重的肝功能不全合并脑病症状，虽少见，却可致死。

6. 禁忌证

(1) 孕妇、哺乳期妇女禁用。

(2) 哮喘、鼻息肉综合征、对阿司匹林和其他解热镇痛药过敏者禁用。

(3) 血友病或血小板减少症、溃疡病活动期患者禁用。

(四) 肝素钠注射液

1. 药理作用 由于本品具有带强负电荷的理化特性，能干扰血凝过程的许多环节，在体内外都有抗凝血作用。其作用机制比较复杂，主要通过与抗凝血酶Ⅲ(AT-Ⅲ)结合，而增强后者对活化的凝血因子Ⅱ、Ⅸ、Ⅹ、Ⅺ和Ⅻ的抑制作用。其后果涉及阻止血小板凝集和破坏，妨碍凝血激活酶的形成；阻止凝血酶原变为凝血酶；抑制凝血酶，从而妨碍纤维蛋白原变成纤维蛋白。

2. 适应证 本品用于防治血栓形成或栓塞性疾病(如心肌梗死、血栓性静脉炎、肺栓塞等)、各种原因引起的弥漫性血管内凝血(DIC)；也用于血液透析、体外循环、导管术、微血管手术等操作中及某些血液标本或器械的抗凝处理。

3. 用法用量

(1) 皮下注射。

①深部皮下注射：首次 5000～10000 U，以后每 8 h 8000～10000 U 或每 12 h 15000～20000 U；每 24 h 总量为 30000～40000 U，一般均能达到满意的效果。

②预防性治疗：高危血栓形成患者，大多是用于腹部手术之后，以防止深部静脉血栓。在外科手术前 2 h 先给 5000 U 肝素皮下注射，但麻醉方式应避免硬膜外麻醉，然后每隔 8～12 h 5000 U，共约 7 日。

(2) 静脉给药。

①静脉注射：首次 5000～10000 U，之后每 4 h 按体重 100 U/kg，用氯化钠注射液稀释后应用。

②静脉滴注：每日 20000～40000 U，加至氯化钠注射液 1000 mL 中持续静脉滴注。静脉滴注前可先静脉注射 5000 U 作为初始剂量。

4. 不良反应 毒性较低，主要不良反应是用药过多可致自发性出血，故每次注射前应测定凝血时间。如注射后引起严重出血，可静脉注射硫酸鱼精蛋白进行急救(1 mg 硫酸鱼精蛋白可中和 150 U 肝素)。

偶可引起过敏反应，血小板减少常发生在用药初 5～9 日，故开始治疗 1 个月内应定期监测血小板计数。偶见一次性脱发和腹泻。尚可引起骨质疏松和自发性骨折。肝功能不良者长期使用可引起抗凝血酶Ⅲ耗竭而有血栓形成倾向。

5. 注意事项 用药期间应定时测定凝血时间。

6. 禁忌证 对肝素过敏、有自发出血倾向、血液凝固迟缓(如血友病、紫癜、血小板减少)、溃疡病、创伤、产后出血者及严重肝功能不全者禁用。

(五) 盐酸地尔硫䓬注射液

1. 药理作用 本品为钙通道阻滞剂，其作用与心肌及血管平滑肌除极时抑制钙离子内流有关。抗心绞痛的作用和机制：本品可使心外膜、心内膜的冠状动脉扩张，缓解自发性或由麦角新碱诱发冠状动脉痉挛所致心绞痛；对于劳力型心绞痛，本品扩张周围血管，降低血压，减轻心脏工作负荷，从而减少氧的需要量，改善收缩压和心率二重乘积，增加运动耐量并缓解劳力型心绞痛。用于治疗高血压时，本品使血管平滑肌松弛，周围血管阻力降低，血压下降，同时并不伴有反射性心动过速。本品对心肌细胞慢钙通道的抑制使窦房结和房室结的自律性和传导性降低，故用于治疗室上性快速型心律失常。由于本品能改善左室舒张功能，可用于治疗肥厚型心肌病。

2. 适应证 各型心绞痛和高血压，也用于室上性快速型心律失常。

3. 用法用量 静脉注射：成人用量，初次为 10 mg，临用前用氯化钠注射液或葡萄糖注射液溶解、稀释成 1%浓度，在 3 min 内缓慢注射，或按体重 0.15～0.25 mg/kg 计算剂量，15 min 后可重复，也可按体重每分钟 5～15 μg/kg 静脉滴注。

4. 不良反应 常见有浮肿、头痛、眩晕、恶心、皮疹等；少见有心绞痛加重、房室传导阻滞、低血压、震颤、嗜睡、多梦、幻觉、弱视、耳鸣、夜尿、厌食、转氨酶升高、高尿酸血症等。

5. 注意事项

(1) 用于治疗室上性心动过速，须监测心电图。

(2) 肝肾功能不全患者如需应用，剂量应特别谨慎。

(3) 本品在肝内代谢，由肾和胆汁排泄，长期给药应定期实验室监测。肝、肾功能受损患者用本品应谨慎。

(4) 皮肤反应可为暂时的，继续用可以消失，但皮疹进展可发展到多形红斑和(或)剥脱性皮炎，如皮肤反应持续应停药。

6. 禁忌证 病窦综合征、二或三度房室传导阻滞(以上两种情况安置心室起搏器则例外)、低血压(收缩压小于 12 kPa)、对本品过敏者、急性心肌梗死和肺充血者禁用。

(六) 地高辛片

1. 药理作用 治疗剂量时药理作用如下。

(1) 正性肌力作用：本品选择性地与心肌细胞膜 Na^+-K^+-ATP 酶结合而抑制该酶活性，使心肌细胞膜内外 Na^+-K^+ 主动偶联转运受损，心肌细胞内 Na^+ 浓度升高，从而使心肌细胞膜上 Na^+-Ca^{2+} 交换趋于活跃，使细胞浆内 Ca^{2+} 增多，肌浆网内 Ca^{2+} 储量亦增多，心肌兴奋时，有较多的 Ca^{2+} 释放；心肌细胞内 Ca^{2+} 浓度增高，激动心肌收缩蛋白从而增加心肌收缩力。

(2) 负性频率作用：由于其正性肌力作用，使衰竭心脏心输出量增加，血流动力学状态改善，消除交感神经张力的反射性增高，并增强迷走神经张力，因而减慢心率。此外，小剂量时提高窦房结对迷走神经冲动的敏感性，可增强其减慢心率作用。大剂量(通常接近中毒量)则可直接抑制窦房结、房室结和希氏束而呈现窦性心动过缓和不同程度的房室传导阻滞。

(3) 心脏电生理作用：通过对心肌电活动的直接作用和对迷走神经的间接作用，降低窦房结自律性；提高浦肯野纤维自律性；减慢房室结传导速度，延长其有效不应期，导致房室结隐匿性传导增加，可减慢心房颤动或心房扑动的心室率；由于本药缩短心房有效不应期，当用于房性心动过速和心房扑动时，可能导致心房率的加速和心房扑动转为心房颤动；缩短浦肯野纤维有效不应期。

2. 适应证

(1) 用于高血压、瓣膜性心脏病、先天性心脏病等急性和慢性心功能不全。尤其适用于伴有快速心室率的心房颤动的心功能不全；对于肺源性心脏病、心肌严重缺血、活动性心肌炎及心外因素如严重贫血、甲状腺功能减退症及维生素 B_1 缺乏症的心功能不全疗效差。

(2) 用于控制伴有快速心室率的心房颤动、心房扑动患者的心室率及室上性心动过速。

3. 用法用量

(1) 成人常用量:口服,常用 0.125～0.5 mg(0.5～2 片),每日 1 次,7 日可达稳态血药浓度;若达快速负荷量,可每 6～8 h 给药 0.25 mg(1 片),总剂量每日 0.75～1.25 mg(3～5 片);维持量,每日 1 次 0.125～0.5 mg(0.5～2 片)。

(2) 小儿常用量:口服,本品总量,早产儿 0.02～0.03 mg/kg;1 个月以下新生儿 0.03～0.04 mg/kg;1 个月至 2 岁,0.05～0.06 mg/kg;2～5 岁,0.03～0.04 mg/kg;5～10 岁,0.02～0.035 mg/kg;10 岁或 10 岁以上,按照成人常用量;本品总量分 3 次或每 6～8 h 给予 1 次。维持量为总量的 1/5～1/3,分 2 次,每 12 h 1 次或每日 1 次。在小婴幼儿(尤其早产儿)需仔细确定剂量和密切监测血药浓度和心电图。近年通过研究证明,地高辛逐日给予一定剂量,经 6～7 日能在体内达到稳定的浓度而发挥全效作用,因此,病情不急而又易中毒者,可逐日按 5.5 μg/kg 给药,也能获得满意的治疗效果,并能减少中毒发生率。

4. 不良反应

(1) 常见的不良反应包括促心律失常作用、胃纳不佳或恶心、呕吐(刺激延髓中枢)、下腹痛、异常的无力、软弱。

(2) 少见的反应包括视力模糊或"色视",如黄视、绿视,腹泻、中枢神经系统反应如精神抑郁或错乱。

(3) 罕见的反应包括嗜睡、头痛及皮疹、荨麻疹(过敏反应)。

(4) 在洋地黄的中毒表现中,促心律失常最重要,最常见者为室性早搏,约占促心律失常不良反应的 33%。其次为房室传导阻滞,阵发性或加速性交界性心动过速,阵发性房性心动过速伴房室传导阻滞,室性心动过速、窦性停搏、心室颤动等。儿童心律失常比其他反应多见,但室性心律失常比成人少见。新生儿可有 P-R 间期延长。

5. 注意事项

(1) 不宜与酸、碱类药物配伍。

(2) 慎用:低钾血症;不完全性房室传导阻滞;高钙血症;甲状腺功能减退症;缺血性心脏病;心肌梗死;心肌炎;肾功能损害。

(3) 用药期间应注意随访检查:血压、心率及心律;心电图;心功能监测;电解质尤其钾、钙、镁;肾功能;疑有洋地黄中毒时,应进行地高辛血药浓度测定。过量时,由于蓄积性小,一般于停药后 1～2 日中毒表现可以消退。

(4) 应用时注意监测地高辛血药浓度。

(5) 应用本品剂量应个体化。

6. 禁忌证

(1) 禁止与钙注射剂合用。

(2) 任何洋地黄类制剂中毒者禁用。

(3) 室性心动过速、心室颤动患者禁用。

(4) 梗阻性肥厚型心肌病者禁用(若伴收缩功能不全或心房颤动仍可考虑)。

(5) 预激综合征伴心房颤动或扑动者禁用。

四、急性心肌梗死复发的预防与治疗

无。

项目三 心房颤动

心房颤动是指规则、有序的心房电活动丧失，代之以快速无序的颤动波，是最严重的心房电活动紊乱，简称房颤。心房无序的颤动失去了有效的收缩与舒张，心房泵血功能恶化或丧失，加之房室结对快速心房激动的递减传导，引起心室极不规则的反应。它是临床上最常见的复杂心律失常之一，其发病率随年龄增长而显著增加，60 岁以上的人群中，其发病率可高达 6%以上。已成为一种独立的危险因素使患者致残率、致死率增加，同时房颤快速而不规则的心室律可引起明显的临床症状并使心功能受到严重的影响，从而严重影响患者的工作和生活质量。因此房颤是当前心血管疾病的一个研究重点，也是心律失常领域中亟待解决的难题。目前房颤的治疗有一些新的进展，包括药物疗法和近十几年来开展的介入疗法和新的手术方法都取得了新的突破，尤其是经导管消融的研究进展，更是房颤治疗学的亮点，其临床效果越来越明显，从而使绝大多数患者的症状和预后得到明显的改观。

一、药物治疗原则

1. 药物转复窦性心律治疗原则 维持窦性心律的益处有消除症状、改善血流动力学、减少血栓栓塞性事件和消除或减轻心房电重构。阵发性房颤和新近(24 h 内)发生的房颤，多数能够自行转复为窦性心律。房颤持续时间的长短是能否自行转复窦性心律的最重要因素，持续时间越长，复律的机会越小。药物或电击都可实现复律。初发 48 h 内的房颤多推荐应用药物复律，时间更长的则采用电复律。对于房颤伴较快心室率、症状重、血流动力学不稳定的患者，包括伴有经房室旁路前传的房颤患者，则应尽早或紧急电复律。伴有潜在病因的患者，如甲状腺功能亢进症、感染、电解质紊乱等，在病因未纠正前，一般不予复律。

2. 药物控制房颤心室率的治疗原则 房颤时心室率与房室结的有效不应期有关，因此，一般采用抑制房室结内传导和延长其不应期的药物以减慢心室率、缓解症状和改善血流动力学。这些药物包括β受体拮抗剂、钙通道阻滞药、洋地黄类和某些抗心律失常药。

3. 维持窦性心律治疗原则 在选择抗心律失常药时，首先要评估药物的有效性、安全性及耐受性。有研究提示，现有的抗心律失常药在维持窦性心律中，虽可改善患者的症状，但有效性差，不良反应较多，且不降低总死亡率。

二、药物选择

1. 转复窦性心律药物选择 普罗帕酮、胺碘酮。

2. 控制房颤心室率的药物选择 美托洛尔、地高辛、维拉帕米、地尔硫䓬。

3. 维持窦性心律药物选择 索他洛尔、胺碘酮、美托洛尔、普罗帕酮。

4. 预防血栓栓塞药物选择 华法林、阿司匹林。

三、药物指导

(一) 盐酸普罗帕酮片

1. 药理作用 本品属于 IC 类(即直接作用于细胞膜)的抗心律失常药。在离体动物心肌的实验结果指出，0.5～1 μg/min 时可降低收缩期的去极化作用，因而延长传导，动作电位的持续时间及有效不应期也稍有延长，并可提高心肌细胞阈电位，明显减少心肌的自发兴奋性。它既作用于心房、心室（主要影响浦肯野纤维，对心肌的影响较小），也作用于兴奋的形成及传导。临床资料表明，治疗剂量（口服 300 mg 及静脉注射 30 mg）时可降低心肌的应激性，作用持久，P-Q 间期及 QRS 时间均增加，延长心房及房室结的有效不应期，它对各种类型的实验性心律失常均有对抗作用。抗心律失常作用与其膜稳定作用及竞争性 β 受体拮抗作用有关。本品还具有与普鲁卡因相似的局部麻醉作用。

2. 适应证 用于阵发性室性心动过速及室上性心动过速（包括伴预激综合征者）。

3. 用法用量 口服。每次 100～200 mg（2～4 片），每日 3～4 次。治疗量，每日 300～900 mg（6～18 片），分 4～6 次服用。维持量每日 300～600 mg（6～12 片），分 2～4 次服用。由于其局部麻醉作用，宜在饭后与饮料或食物同时吞服，不得嚼碎。

4. 不良反应

（1）不良反应较少，主要为口干，舌、唇麻木，可能是由其局部麻醉作用所致。此外，早期的不良反应还有头痛、头晕，其后可出现胃肠道障碍如恶心、呕吐、便秘等。也有出现房室阻断症状。有 2 例在连续服用 2 周后出现胆汁淤积性肝损伤的报道，停药后 2～4 周各酶的活性均恢复正常。据认为这一病理变化属于过敏反应及个体因素性。

（2）在试用过程中未见肺、肝及造血系统的损害，有少数患者出现上述口干、头痛、眩晕、胃肠道不适等轻微反应，一般都在停药后或减量后症状消失。有报道个别患者出现房室传导阻滞，Q-T 间期延长，P-R 间期轻度延长，QRS 时间延长等。

5. 注意事项

（1）心肌严重损害者慎用。

（2）严重的心动过缓，肝、肾功能不全，明显低血压患者慎用。

（3）如出现窦房性或房室性传导高度阻滞时，可静脉注射乳酸钠、阿托品、异丙肾上腺素或间羟肾上腺素等解救。

6. 禁忌证 无起搏器保护的窦房结功能障碍、严重房室传导阻滞、双束支传导阻滞患者，严重充血性心力衰竭、心源性休克、严重低血压及对该药过敏者禁用。

（二）美托洛尔片

1. 药理作用 本药属于 2A 类即无部分激动活性的 β_1 受体拮抗剂。它对 β_1 受体有选择性拮抗作用，无 PAA（部分激动活性），无膜稳定作用。其拮抗 β 受体的作用约与普萘洛尔（PP）相等，对 β_1 受体的选择性稍逊于阿替洛尔（AT）。美托洛尔对心脏的作用如减慢心率、抑制心收缩力、降低自律性和延缓房室传导时间等与普萘洛尔、阿替洛尔相似，其降低运动试验时升高的血压和心率的作用也与 PP、AT 相似。其对血管和支气管平滑肌的收缩作用较 PP 为弱，因此对呼吸道的影响也较小，但仍强于 AT。美托洛尔也能降低血浆肾素活性。

2. 适应证 用于治疗高血压、心绞痛、心肌梗死、肥厚型心肌病、主动脉夹层、心律失常、甲状腺功能亢进症、心脏神经官能症等。近年来尚用于心力衰竭的治疗，此时应在有经验的医师指导下使用。

3. 用法用量 治疗高血压每次 100～200 mg，每日 2 次，在血液动力学稳定后立即使用。急性心肌梗死主张在早期，即最初的几小时内使用，因为即刻使用在未能溶栓的患者中可减小梗死范围、降低短期（15 日）死亡率（此作用在用药后 24 h 即出现）。在已经溶栓的患

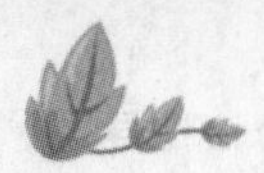

者中可降低再梗死率与再缺血率，若在 2 h 内用药还可以降低死亡率。一般用法：可先静脉注射美托洛尔每次 2.5～5 mg(2 min 内)，每 5 min 1 次，共 3 次(10～15 mg)。之后 15 min 开始口服每次 25～50 mg，每 6～12 h 1 次，共 24～48 h，然后口服每次 50～100 mg，每日 2 次。

4. 不良反应

(1) 心血管系统：心率减慢、传导阻滞、血压降低、心衰加重、外周血管痉挛导致的四肢冰冷或脉搏不能触及、雷诺综合征。

(2) 因脂溶性及较易透入中枢神经系统，故该系统的不良反应较多。疲乏和眩晕占 10%，抑郁占 5%，其他有头痛、多梦、失眠等。偶见幻觉。

(3) 消化系统：恶心、胃痛、便秘(<1%)、腹泻(占 5%)，但不严重，很少影响用药。

(4) 其他：气急、关节痛、瘙痒、腹膜后腔纤维变性、耳聋、眼痛等。

5. 注意事项

(1) 普萘洛尔能延缓使用胰岛素后血糖水平的恢复，但选择性 β_1 受体拮抗剂的这一不良反应较小。须注意用胰岛素的糖尿病患者在加用 β 受体拮抗剂时，其 β 受体拮抗作用往往会掩盖低血糖的症状如心悸等，从而延误低血糖的及时发现。但在治疗过程中选择性 β_1 受体拮抗剂干扰糖代谢或掩盖低血糖的危险性要小于非选择性 β 受体拮抗剂。

(2) 长期使用本品时如欲中断治疗，须逐渐减小剂量，一般于 7～10 日内撤除，至少也要经过 3 日。尤其是冠心病患者骤然停药可致病情恶化，出现心绞痛、心肌梗死或室性心动过速。

(3) 大手术之前是否停用 β 受体拮抗剂意见尚不一致，β 受体拮抗后心脏对反射性交感神经兴奋的反应降低使全麻和手术的危险性增加，但可用多巴酚丁胺或异丙肾上腺素逆转。尽管如此，对于要进行全身麻醉的患者最好停止使用本药，如有可能应在麻醉前 48 h 停用。

(4) 用于嗜铬细胞瘤时应先行使用 α 受体拮抗剂。

(5) 低血压、心脏或肝脏功能不全时慎用。

(6) 慢性阻塞性肺部疾病与支气管哮喘患者应慎用美托洛尔，如需使用以小剂量为宜，且剂量一般应小于同等效力的阿替洛尔。对支气管哮喘的患者应同时加用 β_2 受体激动剂，剂量可按美托洛尔的使用剂量调整。

6. 禁忌证

(1) 二度或三度房室传导阻滞、失代偿性心衰(肺水肿、低灌注或低血压)、持续地或间断性地接受 β 受体激动剂的正变力性治疗的患者；有临床意义的窦性心动过缓、病窦综合征、心源性休克；四肢循环灌注不良、严重的周围血管疾病。

(2) 美托洛尔不可用于那些怀疑患有急性心肌梗死的患者，表现为心率<45 次/分，P-Q 间期>0.24 s 或收缩压<100 mmHg。

(3) 对本品中任一成分过敏者禁用。

(三) 华法林钠片

1. 药理作用 本品为双香豆素类中效抗凝剂。其作用机制为竞争性对抗维生素 K 的作用，抑制肝细胞中凝血因子的合成，还具有降低凝血酶诱导的血小板聚集反应的作用，因而具有抗凝和抗血小板聚集功能。

2. 适应证 适用于需长期持续抗凝的患者，能防止血栓的形成及发展，治疗血栓栓塞性疾病。治疗手术后或创伤后的静脉血栓形成，心肌梗死的辅助用药。对曾有血栓栓塞性疾病患者及有术后血栓并发症危险者，可予预防性用药。

3. 用法用量 口服。成人常用量：避免冲击治疗第1～3日3～4 mg(年老体弱及糖尿病患者半量即可)，3日后可给维持量每日2.5～5 mg(可根据凝血时间调整剂量使INR值达2～3)。因本品起效缓慢，治疗初3日由于血浆抗凝蛋白被抑制可以存在短暂高凝状态，如须立即产生抗凝作用，可在开始服药同时应用肝素，待本品充分发挥抗凝效果后再停用肝素。

4. 不良反应 过量易致各种出血。早期表现有淤斑、紫癜、牙龈出血、鼻衄、伤口出血经久不愈、月经量过多等。出血可发生在任何部位，特别是泌尿道和消化道。肠壁血肿可致亚急性肠梗阻，也可见硬膜下颅内血肿和穿刺部位血肿。偶见的不良反应有恶心、呕吐、腹泻、瘙痒性皮疹、过敏反应及皮肤坏死。大量口服甚至出现双侧乳房坏死，微血管病或溶血性贫血以及大范围皮肤坏疽；一次量过大的尤其危险。

5. 注意事项

(1) 老年人或月经期应慎用。

(2) 严格掌握适应证，在无凝血酶原测定的条件时，切不可滥用本品。

(3) 个体差异较大，治疗期间应严密观察病情，并依据凝血酶原时间和INR值调整用量。治疗期间还应严密观察口腔黏膜、鼻腔、皮下出血及大便隐血、血尿等情况，用药期间应避免不必要的手术操作，择期手术者应停药7日，急诊手术者需纠正凝血酶原时间和使INR值≤1.6，避免过度劳累和易致损伤的活动。

(4) 若发生轻度出血，或凝血酶原时间已显著延长至正常的2.5倍以上，应即减量或停药。严重出血可静脉注射维生素K_1 10～20 mg，用以控制出血，必要时可输全血、血浆或凝血酶原复合物。

(5) 由于本品系间接作用抗凝药，半衰期长，给药5～7日后疗效才可稳定，因此，维持量足够与否需观察5～7日后方能定论。

6. 禁忌证 肝肾功能损害、严重高血压、凝血功能障碍伴有出血倾向、活动性溃疡、外伤、先兆流产、近期手术者禁用。妊娠期禁用。

四、房颤复发的预防与治疗

无。

项目四 心力衰竭

心力衰竭是心脏疾病导致心功能不全的一种综合征，绝大多数情况下是心肌收缩力下降使心输出量不能满足机体代谢的需要，器官、组织血液灌注不足，同时出现肺循环和(或)体循环淤血。少数情况下心肌收缩力尚可使心输出量维持正常，但由于异常增高的左心室充盈压使肺静脉回流受阻，而导致肺循环淤血。常见于冠心病和高血压心脏病心功能不全的早期或原发性肥厚型心肌病，称之为舒张期心力衰竭。心力衰竭时通常伴有肺循环和(或)体循环的被动性充血，故又称之为充血性心力衰竭。

一、药物治疗原则

近年来大量临床研究表明，纠正心力衰竭时的血流动力学异常，缓解症状的短期治疗并不能改善患者的长期预后，降低死亡率。因此，治疗心力衰竭不能仅限于缓解症状，必须从长计议，采取综合治疗措施，包括病因治疗，还应达到以下目的：提高运动耐量，改善生活质量；阻止或延缓心室重塑，防止心肌损害进一步加重；降低死亡率。

二、药物选择

(1) 利尿剂。

(2) 血管紧张素转化酶抑制剂。

(3) 正性肌力药。

(4) β受体拮抗剂。

(5) 醛固酮受体拮抗剂。

(6) 血管紧张素Ⅱ受体拮抗剂。

(7) 钙通道阻滞药。

(8) 心血管扩张剂。

(9) 抗凝及抗血小板药物。

三、药物指导

(一) 洋地黄毒苷

1. 药理作用

(1) 正性肌力作用：本品选择性地与心肌细胞膜 Na^{+}-K^{+}-ATP 酶结合而抑制该酶活性，使心肌细胞膜内外 Na^{+}-K^{+} 主动偶联转运受损，心肌细胞内 Na^{+} 浓度升高，从而使心肌膜上 Na^{+}-Ca^{2+} 交换趋于活跃，使细胞浆内 Ca^{2+} 增多，肌浆网内 Ca^{2+} 储量亦增多，心肌兴奋时，有较多的 Ca^{2+} 释放，心肌细胞内 Ca^{2+} 浓度增高，激动心肌收缩蛋白从而增加心肌收缩力。

(2) 负性频率作用：①由于其正性肌力作用，使衰竭心脏心输出量增加，血流动力学状态改善，消除交感神经张力的反射性增高，并增强迷走神经张力，因而减慢心率、延缓房室传导。②小剂量时提高窦房结对迷走神经冲动的敏感性，可增强其减慢心率作用。由于其负性频率作用，使舒张期相对延长，有利于增加心肌血供。③大剂量(通常接近中毒量)则可直接抑制窦房结、房室结和希氏束而呈现窦性心动过缓和不同程度的房室传导阻滞。

(3) 心脏电生理作用：通过对心肌电活动的直接作用和对迷走神经的间接作用，降低窦房结自律性，提高浦肯野纤维自律性，减慢房室结传导速度，延长其有效不应期，导致房室结隐匿性传导增加，可减慢心房颤动或心房扑动的心室率。

2. 适应证　用于充血性心力衰竭，由于其作用慢而持久，适用于慢性心功能不全患者长期服用。尤其适用于伴有肾功能损害的充血性心力衰竭患者。

3. 用法用量

(1) 成人常用量，洋地黄化总量 0.7～1.2 mg，每 6～8 h 给 0.05～0.1 mg 口服。维持量为每日 0.05～0.1 mg。

(2) 小儿常用量:洋地黄化按下列剂量分 3 次或每 6 h 给予 1 次。早产儿或足月新生儿,按体重 0.022 mg/kg 或按体表面积 0.3～0.35 mg/m²;2 周至 1 岁,按体重 0.045 mg/kg;2 岁及 2 岁以上,按体重 0.03 mg/kg。维持量为洋地黄化总量的 1/10,每日 1 次。

4. 不良反应

(1) 常见的不良反应包括新出现的心律失常、胃纳不佳或恶心、呕吐(刺激延髓中枢)、下腹痛、无力等。

(2) 少见的不良反应包括视力模糊或"黄视"(中毒症状)、腹泻、中枢神经系统反应如精神抑郁或错乱。

(3) 罕见的不良反应包括嗜睡、头痛及皮疹、荨麻疹(过敏反应)。

(4) 在洋地黄的中毒表现中,心律失常最重要,最常见者为室性早搏,约占心脏反应的 33%。其次为房室传导阻滞,阵发性或加速性交界性心动过速,阵发性房性心动过速伴房室传导阻滞,室性心动过速、窦性停搏、心室颤动等。儿童心律失常比其他反应多见,但室性心律失常比成人少见。新生儿可有 P-R 间期延长。

5. 注意事项

(1) 洋地黄排泄缓慢,易于蓄积中毒,故用药前应详询服药史,原则上 2 周内未用过慢效洋地黄者,才能按常规给予,否则应按具体情况调整用量。

(2) 强心苷治疗量和中毒量之间相差很小,每个患者对其耐受性和消除速度又有很大差异,而所列各种洋地黄剂量大都是平均剂量,故需根据病情、制剂、疗效及其他因素来摸索不同患者的最佳剂量。

(3) 阵发性室性心动过速、房室传导阻滞、主动脉瘤及小儿急性风湿热所引起的心力衰竭,忌用或慎用强心苷。心肌炎及肺心病患者对强心苷敏感,应注意用量。

(4) 强心苷中毒,一般会有恶心、呕吐、厌食、头痛、眩晕等,首先应鉴别是由于心功能不全加重,还是强心苷过量所致,因前者需调整剂量,后者则宜停药。中毒一旦确立,须立即停药,并根据具体情况应用下列药物:①轻者,口服钾制剂,如氯化钾,每次 1 g,每日 3 次;若病情紧急,如出现精神症状及严重心律失常,则每 24 h 用 1.5～3 g 氯化钾,溶于 5%葡萄糖溶液 500 mL 中,缓慢静脉滴注;同时也需补充镁盐,可使用硫酸镁或 L-天冬氨酸钾镁。但肾功能不全、高钾血症或重症房室传导阻滞者不宜用钾盐。②强心苷引起的房室传导阻滞、窦性心动过缓、窦性停搏等,可静脉注射阿托品 0.5～1 mg,2～3 h 重复 1 次。③洋地黄引起的室性心律失常,用苯妥英钠效果较好。对紧急病例,一般先静脉滴注 250 mg,然后再根据病情继续静脉滴注 100 mg 或肌肉注射 100 mg,此后可改口服,每日 400 mg 分次服用。对非紧急病例,仅口服给药即可。利多卡因亦可用于洋地黄类引起的室性心律失常和心室颤动。心动过缓或完全房室传导阻滞有发生阿-斯综合征的可能时,可安置临时起搏器。异丙肾上腺素,可以提高缓慢的心率。

(5) 用药期间忌用钙剂。

(6) 不宜与酸、碱类药物配伍。

(7) 慎用:①低钾血症;②不完全性房室传导阻滞;③高钙血症;④甲状腺功能减退症;⑤缺血性心脏病;⑥心肌梗死;⑦心肌炎;⑧肾功能损害。

(8) 用药期间应注意随访检查:①血压、心率及心律;②心电图;③心功能;④电解质尤其钾、钙、镁；⑤肾功能；⑥疑有洋地黄中毒时，应查洋地黄血药浓度。

(9) 强心苷剂量计算应按标准体重，因脂肪组织不摄取强心苷。

(10) 推荐剂量只是平均剂量，必须按照患者需要调整每次剂量。

(11) 肝功能不全者，拟选用不经肝脏代谢的洋地黄制剂。

(12) 肾功能不全者，不宜应用地高辛，应选用洋地黄毒苷。

(13) 洋地黄化患者常对电复律极为敏感，应高度警惕严重并发症的出现。

(14) 透析不能从体内迅速去除本品。

(15) 在本品引起严重或完全性房室传导阻滞时，不宜补钾。

(16) 肾功能不全、老年患者在常用剂量及血药浓度时就可有中毒反应。婴幼儿尤其是早产儿和发育不全儿，要在血药浓度及心电监测下调整剂量。

(17) 传统治疗心力衰竭是在数日内给本品较大剂量(负荷量)以达到洋地黄化，然后逐日给予维持量来弥补消除量。目前速给法多选用速效强心苷，如毒毛花苷 K 等，因洋地黄快速给药欠安全，今已少用。

(18) 当患者由强心苷注射液改为本品时，为补偿药物间药代动力学差别，需要调整剂量。

(19) 依地酸钙钠因其与钙螯合的作用，也可用于治疗洋地黄所致的心律失常。

(20) 对可能有生命危险的洋地黄中毒可经膜滤器静脉给予地高辛免疫 Fab 片段，每 40 mg 地高辛免疫 Fab 片段，大约结合 0.6 mg 地高辛或洋地黄毒苷。

(21) 注意肝功能不全时应减量。同时服用苯妥英钠、苯巴比妥、保泰松、利福平会使血中洋地黄毒苷浓度降低 50%。

6. 禁忌证

(1) 任何强心苷制剂中毒。

(2) 室性心动过速、心室颤动。

(3) 梗阻性肥厚型心肌病(若伴收缩功能不全或心房颤动仍可考虑)。

(4) 预激综合征伴心房颤动或扑动禁用。

(二) 马来酸依那普利片

1. 药理作用 本品为血管紧张素转化酶抑制剂。口服后在体内水解成依那普利拉，后者强烈抑制血管紧张素转代酶，降低血管紧张素Ⅱ含量，造成全身血管舒张，引起降压。对肾性高血压及自发性高血压大鼠模型均有明显降压作用。

2. 适应证 用于治疗原发性高血压。

3. 用法用量 口服。开始剂量为每日 5～10 mg，分 1～2 次服，肾功能严重受损患者(肌酐清除率低于 30 mL/min)为每日 2.5 mg。根据血压水平，可逐渐增加剂量，一般有效剂量为每日 10～20 mg，每日最大剂量一般不宜超过 40 mg，本品可与其他降压药特别是利尿剂合用，降压作用明显增强，但不宜与保钾利尿剂合用。

4. 不良反应 可有头昏、头痛、嗜睡、口干、疲劳、上腹部不适、恶心、胸闷、咳嗽、皮疹、面部潮红和蛋白尿等。必要时减量。如出现白细胞减少，需停药。

5. 注意事项

(1) 个别患者，尤其是在应用利尿剂或血容量减少者，可能会引起血压过度下降，故首次剂量宜从 2.5 mg 开始。

(2) 定期做白细胞计数、肾功能及血钾测定。

6. 禁忌证 对本品过敏者或双侧性肾动脉狭窄患者忌用。儿童、孕妇、哺乳期妇女、肾功能严重受损者慎用。

四、心力衰竭的预防与治疗

(1) 防止初始的心肌损伤:冠状动脉疾病和高血压已逐渐上升为心力衰竭的主要病因,积极控制血压、血糖、调脂治疗和戒烟等,可减少发生心力衰竭的危险性。

(2) 防止心肌进一步损伤:急性心肌梗死期间,溶栓治疗或冠状动脉血管成形术,使有效再灌注的心肌节段得以防止缺血性损伤。

(3) 防止心肌损伤后的恶化:已有左室功能不全,不论是否伴有症状,应用 ACEI 均可减小发展成严重心力衰竭的危险性。

项目五 不稳定型心绞痛

不稳定型心绞痛(UPA)是介于慢性稳定型心绞痛与急性心肌梗死间的一种状态,发病率高,病情变化快,可逆转为稳定型心绞痛,也可能迅速发展为急性心肌梗死,甚至猝死。不同年龄均可发生,随年龄增长发病风险增高。男性多于女性。与季节性有关,秋冬季高发。其发病机制为冠状动脉内不稳定斑块的形成和破溃、内皮损伤、痉挛、血栓形成、炎症所致。治疗以抗缺血、抗血栓(抗血小板和抗凝)、强化降脂、介入疗法为主。临床上进一步发生死亡和心肌梗死的风险较高,预后不良。

一、药物治疗原则

强化的"四抗疗法":抗血小板(阿司匹林和(或)氯吡格雷)、抗凝(低分子肝素)、抗缺血(硝酸酯类、β受体拮抗剂及钙通道阻滞剂),以及抗危险因素(强化调脂、控制血压及血糖、戒烟限酒、减低体重等)。若强化治疗效果不好,可急诊或亚急诊行 PCI 或 CABG 等再灌注疗法。

二、药物选择

1. 抗血小板治疗 阿司匹林、氯吡格雷、盐酸替罗非班。

2. 抗凝治疗 肝素钠注射液、低分子肝素钠注射液。

3. 抗缺血治疗 硝酸甘油、普萘洛尔、硝苯地平。

4. 早期血脂干预 阿托伐他汀。

三、药物指导

(一) 硫酸氢氯吡格雷片

1. 药理作用 本品为血小板聚集抑制剂,能选择性地抑制 ADP 与血小板受体的结合,随后抑制激活 ADP 与糖蛋白 GPⅡb/Ⅲa 复合物,从而抑制血小板的聚集。

2. 适应证 用于以下患者的预防动脉粥样硬化血栓形成事件:心肌梗死患者(从几天到小于 35 天),缺血性卒中患者(从 7 天到小于 6 个月)或确诊外周动脉性疾病的患者。急

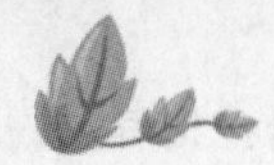

性冠状动脉综合征的患者。

3. 用法用量 成年人和老年人：硫酸氢氯吡格雷片的推荐剂量为每日 75 mg，每日 1 次，与或不与食物同服。对于急性冠状动脉综合征的患者，详见药品说明书。

4. 不良反应 出血，氯吡格雷严重出血事件的发生率为 1.4%；胃肠道反应，如腹痛、消化不良、胃炎和便秘；皮疹和其他皮肤病；中枢和周围神经系统反应，如头痛、眩晕、头昏和感觉异常；肝脏和胆道疾病。

5. 注意事项

(1) 使用本品的患者需手术时应告知外科医师。

(2) 肝脏损伤、有出血倾向患者慎用。

(3) 由于对妊娠及哺乳期妇女没有足够的临床研究，对妊娠妇女只有在必须应用时才可应用。动物研究发现本品可进入乳汁，所以应以用药对哺乳期妇女的重要性来决定是否停止哺乳还是停药。

(4) 肾功能不全及老年患者使用本品时不需调整剂量。

(5) 儿科使用：尚没有儿童用药的安全性资料。

(6) 如急需逆转本品的药理作用可进行血小板输注。

6. 禁忌证

(1) 对本品成分过敏者禁用。

(2) 近期有活动性出血(如消化性溃疡或颅内出血等)者禁用。

(二) 盐酸替罗非班

1. 药理作用 是一种非肽类的血小板糖蛋白Ⅱb/Ⅲa受体的可逆性拮抗剂，该受体是与血小板聚集过程有关的主要血小板表面受体。盐酸替罗非班阻止纤维蛋白原与糖蛋白Ⅱb/Ⅲa结合，因而阻断血小板的交联及血小板的聚集。

2. 适应证 盐酸替罗非班注射液与肝素联用，适用于不稳定型心绞痛或非 Q 波心肌梗死患者，预防心脏缺血事件，同时也适用于冠状动脉缺血综合征患者进行冠状动脉血管成形术或冠状动脉内斑块切除术，以预防与治疗冠状动脉突然闭塞有关的心脏缺血并发症。

3. 用法用量 本品仅供静脉使用，需有无菌设备。本品可与肝素联用，从同一液路输入。建议用有刻度的输液器输入本品。必须注意避免长时间负荷输入。还应注意根据患者体重计算静脉推注剂量和滴注速度。

盐酸替罗非班注射液与肝素联用由静脉输注，起始 30 min 滴注速度为0.4 μg/(kg · min)，起始输注量完成后，继续以 0.1 μg/(kg · min)的速度维持滴注。本品维持量滴注应持续36 h。以后停用肝素。如果患者激活凝血酶原时间小于 180 s 应撤掉动脉鞘管。

严重肾功能不全患者：对于严重肾功能不全的患者(肝素清除率小于 30 mL/min)，本品的剂量应减少 50%。

4. 不良反应

(1) 出血：颅内出血、腹膜后出血、心包积血、肺(肺泡)出血和脊柱硬膜外血肿。

(2) 全身：急性和(或)严重血小板计数减少可伴有寒战、轻度发热或出血并发症。

(3) 超敏感性：严重变应性反应包括过敏性反应。

5. 注意事项

(1) 盐酸替罗非班应慎用于下列患者。

①近期(1 年内)出血，包括胃肠道出血或有临床意义的泌尿生殖道出血。

②已知的凝血障碍、血小板异常或血小板减少病史。

③血小板计数小于 150000/mm^3。

④1 年内的脑血管病史。

⑤1 个月内的大的外科手术或严重躯体创伤史。

⑥近期硬膜外的手术。

⑦病史、症状或检查结果为壁间动脉瘤。

⑧严重的未控制的高血压(收缩压大于 180 mmHg 和(或)舒张压大于 110 mmHg)。

⑨急性心包炎。

⑩出血性视网膜病。

⑪慢性血液透析。

⑫严重肾功能不全。

(2) 出血的预防：因为盐酸替罗非班抑制血小板聚集，所以与其他影响止血的药物合用时应当谨慎。盐酸替罗非班与溶栓药物联用的安全性尚未确定。盐酸替罗非班治疗期间，应监测患者有无潜在的出血。当出血需要治疗时，应考虑停止使用盐酸替罗非班。也要考虑是否需要输血。

(3) 致命性出血：盐酸替罗非班可轻度增加出血的发生率，特别是在股动脉鞘管穿刺部位。当要进行血管穿刺时要注意确保只穿刺股动脉的前壁，避免用穿透技术使鞘管进入。鞘管拔出后要注意正确止血并密切观察。

6. 禁忌证

(1) 盐酸替罗非班禁用于对其任何成分过敏的患者。

(2) 由于抑制血小板聚集可增加出血的风险，所以盐酸替罗非班禁用于有活动性内出血、颅内出血史、颅内肿瘤、动静脉畸形及动脉瘤的患者。

(3) 也禁用于那些以前使用盐酸替罗非班出现血小板减少的患者。

(三) 低分子肝素钠注射液

1. 药理作用 低分子肝素钠具有抗-Ⅹa 因子活性，药效学研究表明其可抑制体内、体外血栓和动静脉血栓的形成，但不影响血小板聚集和纤维蛋白原与血小板的结合。在发挥抗栓作用时，出血的可能性较小。

2. 适应证 本品主要用于血液透析时预防血凝块形成，也可用于预防深部静脉血栓形成。易栓症或已有静脉血栓栓塞症的妊娠妇女为本品适应证。

3. 用法用量

(1) 治疗急性深部静脉血栓。每日 1 次用法：200 IU/kg 体重，皮下注射每日 1 次，每日总量不可超过 18000 IU。每日 2 次用法：100 IU/kg 体重，皮下注射每日 2 次，该剂量适用于出血危险较高的患者。通常治疗量下无须监测，但可进行功能性抗-Ⅹa 因子测定。皮下注射后 3～4 h 取血样，可测得最大血药浓度。推荐的血药浓度范围为每毫升含 0.5～1.0 IU 抗-Ⅹa 因子。治疗至少需要 5 日。

(2) 血液透析期间预防血凝块形成。血液透析不超过 4 h：每次透析开始时，应从血管通道动脉端注入本品 5000 IU，透析中不再增加剂量或遵医嘱；血液透析超过 4 h，每个小时须追加上述剂量的 1/4 或根据血液透析最初观察到的效果进行调整。

(3) 治疗不稳定型心绞痛和非 Q-波动心肌梗死：皮下注射 120 IU/kg 体重，每日 2 次，最大剂量为每 12 h 10000 IU，至少治疗 6 日。

(4) 预防与手术有关的血栓形成，伴有血栓栓塞并发症危险的大手术：术前 1～2 h 皮下注射 2500 IU，术后每日皮下注射 2500 IU 直到患者可活动，一般需 5～7 日或更长。具有其他危险因素的大手术和矫形手术：术前晚间皮下注射 5000 IU，术后每晚皮下注射 5000 IU。治疗须持续到患者可活动为止，一般需 5～7 日或更长。也可术前 1～2 h 皮下注射 2500 IU，术后 8～12 h 皮下注射 2500 IU，然后每日早晨皮下注射 5000 IU。

4. 不良反应

(1) 出血：使用任何抗凝剂都可产生此反应，出现此种情况时，应立即通知医师。

(2) 部分注射部位淤点、淤斑、轻度血肿和坏死。

(3) 局部或全身过敏反应。

(4) 血小板减少症（血小板计数异常降低）。

(5) 少见注射部位严重皮疹发生。

(6) 增加血中某些酶（转氨酶）的水平。

5. 注意事项

(1) 禁止肌内注射，远离儿童放置。

(2) 由于分子量不同，抗-Ⅹa 因子活性及剂量不同，不同的低分子肝素不可互相替代使用。

(3) 当有肝素诱导的血小板减少症病史的患者使用本品时，应特别小心。

(4) 蛛网膜下腔/硬膜外麻醉：与其他抗凝剂相同，在蛛网膜下腔/硬膜外麻醉中，同是使用低分子肝素，极少有椎管内血肿导致长期或永久性瘫痪的报道。

(5) 须进行神经学监测。

(6) 注射本品时应严密监控，任何适应证及使用剂量都应进行血小板计数监测。建议在使用低分子肝素治疗前进行血小板计数，并在治疗中进行常规计数监测。如果血小板计数显著下降（低于原值的 30%～50%），应停用本品。

(7) 在下述情况中应小心使用本品：肝肾功能不全，有消化性溃疡史，或有出血倾向的器官损伤史，出血性脑卒中，难以控制的严重动脉高压史，糖尿病性视网膜病变；近期接受神经或眼科手术和蛛网膜下腔/硬膜外麻醉。

6. 禁忌证 对本品过敏者，急性细菌性心内膜炎，血小板减少症，事故性脑血管出血禁用。

四、不稳定型心绞痛复发的预防与治疗

预防不稳定型心绞痛复发的药物，一般来说至少应包括阿司匹林、β受体拮抗剂、他汀类药物。如果有不稳定型心绞痛症状复发则按不稳定型心绞痛治疗。

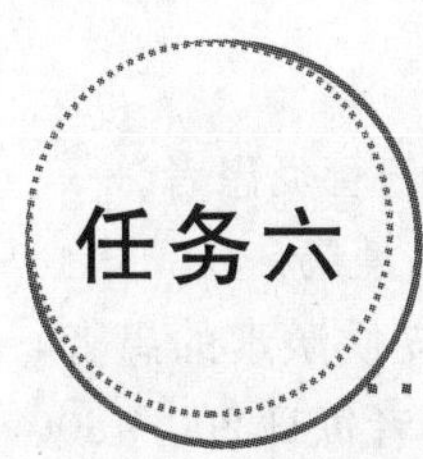

呼吸内科常见疾病常用药物治疗指导

项目一　哮　喘

支气管哮喘简称哮喘，是由多种细胞和细胞组分相互作用导致的慢性气道炎症性疾病，气道高反应性为其重要病理生理特征。临床上表现为喘息、气急、胸闷和咳嗽等症状反复发作，尤其在夜间或清晨。这些症状发作通常与肺内广泛可变的气流阻塞有关，可自行缓解，或经治疗后缓解。据流行病学调查统计，全球约有3亿哮喘患者。目前，对哮喘尚缺乏根治方法，常以控制症状、减少发作、尽可能保持肺功能正常、避免药物不良反应、提高生活质量为主要治疗目的。大量循证医学证据表明，通过规范用药可以达到并维持哮喘的临床控制。

一、药物治疗原则

1. 规范化　任何治疗方案都应把预防工作放在首位，为此应尽可能让患者了解自己，了解病因，了解药物。目前尚无满意的一级和二级预防药物。

2. 避免触发因素或诱发因素　所有患者应尽可能避免接触致病因素和诱发因素。对于特应性哮喘患者，采用脱敏疗法来提高患者对变应原的耐受性，也应作为预防措施来看待。

3. 消除或减轻气道慢性炎症　以吸入激素为主的抗炎治疗应是哮喘缓解期的首要治疗药物，以达到控制气道慢性炎症、预防哮喘急性发作的目的。

4. 积极控制症状　控制症状、改善生活质量是哮喘治疗的重要内容。慢性持续期可按需使用支气管扩张剂；哮喘急性发作时，治疗的关键是迅速平喘，改善通气，纠正低氧血症。

二、药物选择

倍氯米松、布地奈德、氟替卡松、甲泼尼龙琥珀酸钠、醋酸泼尼松、沙丁胺醇气雾剂、特布他林气雾剂、沙美特罗替卡松粉吸入剂、布地奈德福莫特罗粉吸入剂、氨茶碱、孟鲁司特钠、扎鲁司特、异丁司特缓释片。

三、药物指导

（一）布地奈德

1. 药理作用　该品是一具有高效局部抗炎作用的糖皮质激素。它能增强内皮细胞、平滑肌细胞和溶酶体膜的稳定性，抑制免疫反应和降低抗体合成，从而使组胺等过敏活性介质

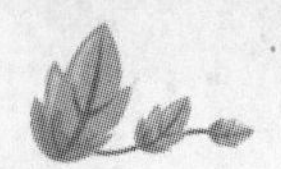

的释放减少和活性降低，并能减轻抗原抗体结合时激发的酶促过程，抑制支气管收缩物质的合成和释放而减轻平滑肌的收缩反应。

2. 适应证

(1) 用于糖皮质激素依赖性或非依赖性的支气管哮喘和哮喘性慢性支气管炎患者。

(2) 轻、中度结肠克罗恩病和溃疡性结肠炎局限在乙状结肠者可用本品灌肠。

3. 用法用量 按个体化给药。在严重哮喘和停用或减量使用口服糖皮质激素的患者，开始使用气雾剂的剂量：成人每日 200～1600 μg，分 2～4 次使用(较轻的患者每日 200～800 μg，较严重者则是每日 800～1600 pg)。一般每次 200 μg，早晚各 1 次；病情严重时，每次 200 μg，每日 4 次。小儿：2～7 岁，每日 200～400 μg，分 2～4 次使用；7 岁以上，每日 200～800 μg，分 2～4 次使用。鼻喷吸入，用于鼻炎，每日 256 μg，可于早晨 1 次喷入(每侧鼻腔 128 μg)，或早晚分 2 次喷入。奏效后减至最低有效量。

4. 不良反应 可能发生轻度喉部刺激、咳嗽、声嘶；口咽部念珠菌感染；速发或迟发的变态反应，包括皮疹、接触性皮炎、荨麻疹、血管神经性水肿和支气管痉挛；精神症状，如紧张、不安、抑郁和行为障碍等。

5. 注意事项

(1) 不应试图靠吸入本品快速缓解哮喘急性发作，仍需吸入短效支气管扩张药。如发现患者使用短效支气管扩张药无效，或他们所需的吸入剂量较平时增加，则应就诊，并考虑增强抗炎治疗。

(2) 以吸入治疗替代全身糖皮质激素用药，有时不能控制需全身用药才能控制的变态反应性疾病，如鼻炎、湿疹，这些变态反应性疾病需以全身的抗组胺药和(或)局部剂型控制症状。

(3) 长期使用本品气雾剂的局部和全身作用尚不完全清楚。一旦哮喘被控制，就应该调整用药剂量至最小有效剂量。

(4) 肝功能下降可轻度影响本品的清除。肺结核患者使用本品可能需慎重考虑。

(5) 在多数情况下，偶尔的过量不会产生任何明显症状，但会降低血浆皮质醇水平，增加血液循环中中性粒细胞的数量和百分比。淋巴细胞和嗜酸性粒细胞数量和百分比会同时降低。习惯性的过量会引起肾上腺皮质功能亢进和下丘脑-垂体-肾上腺抑制。

(6) 吸入本药之后应以净水漱洗口腔和咽部，以防真菌生长。

6. 禁忌证

(1) 对于本品任一成分过敏者禁用。

(2) 中度及重度支气管扩张症患者禁用。

(3) 哮喘急性加重或重症患者不宜单用本品，控制急性症状，孕妇禁用，2 岁以下小儿应慎用或不用。

(二) 氟替卡松

1. 药理作用 本品系最新推出的治疗哮喘的糖皮质激素吸入剂。其基本结构为孕烷，该分子本身无活性，但酯化后具有强大的抗炎作用，与人体内的糖皮质激素受体具有高度的亲和力，约为地塞米松的 18 倍，布地奈德的 3 倍。其机制可能是通过增强肥大细胞和溶酶体膜的稳定性，抑制免疫反应所致炎症，减少前列腺素和白三烯的合成等。

2. 适应证

(1) 主要用于抗过敏反应,如季节性鼻炎、严重变应性鼻炎(过敏性鼻炎)等。

(2) 用于治疗轻、中度及严重慢性哮喘。

3. 用法用量 每次 50～500 μg,每日 2 次。

4. 不良反应 经鼻应用皮质激素后曾有发生鼻中隔穿孔的报道,但极为罕见,通常见于做过鼻手术的患者。与其他鼻部吸入剂一样,本品可引起鼻、喉部干燥、刺激,有令人不愉快的味道和气味。鼻衄、头痛、过敏反应,包括皮疹、面部或舌部水肿曾有报道,罕有过敏性/过敏样反应和支气管痉挛的报道。长期、大剂量经鼻腔给予皮质激素可能导致全身性反应。

5. 注意事项

(1) 孕妇及婴幼儿、老年人、肝肾功能不全者慎用。

(2) 肺结核、气道有真菌或病毒感染者慎用。

6. 禁忌证 对氟替卡松过敏者禁用。

(三) 醋酸泼尼松(强的松)

1. 药理作用 肾上腺皮质激素类药,具有抗炎、抗过敏、抗风湿、免疫抑制作用,作用机制如下。

(1) 抗炎作用:本品可减轻和防止组织对炎症的反应,从而减轻炎症的表现。激素抑制炎症细胞,包括巨噬细胞和白细胞在炎症部位的集聚,并抑制吞噬作用、溶酶体酶的释放以及炎症化学中介质的合成和释放。

(2) 免疫抑制作用:包括防止或抑制细胞介导的免疫反应,延迟性过敏反应,减少 T 淋巴细胞、单核细胞、嗜酸性粒细胞的数目,降低免疫球蛋白与细胞表面受体的结合能力,并抑制白介素的合成与释放,从而降低 T 淋巴细胞向淋巴母细胞转化,并减轻原发免疫反应的扩展。可降低免疫复合物通过基底膜,并能减少补体成分及免疫球蛋白的浓度。

2. 适应证 本品主要用于过敏性与自身免疫性炎症性疾病。适用于结缔组织病、系统性红斑狼疮、重症多肌炎、严重的支气管哮喘、皮肌炎、血管炎等自身免疫性疾病,急性白血病,恶性淋巴瘤。以及适用于其他肾上腺皮质激素类药物的病症等。

3. 用法用量

(1) 口服一般每次 5～10 mg(1～2 片),每日 10～60 mg(2～12 片)。

(2) 对于系统性红斑狼疮、胃病综合征、溃疡性结肠炎、自身免疫性溶血性贫血等自身免疫性疾病,可给每日 40～60 mg,病情稳定后逐渐减量。

(3) 对药物性皮炎、荨麻疹、支气管哮喘等过敏性疾病,可给泼尼松每日 20～40 mg,症状减轻后减量,每隔 1～2 日减少 5 mg。

(4) 防止器官移植排异反应,一般在术前 1～2 日开始,每日口服 100 mg,术后 1 周改为每日 60 mg,以后逐渐减量。

(5) 治疗急性白血病、恶性肿瘤,每日口服 60～80 mg,症状缓解后减量。

4. 不良反应 本品较大剂量易引起糖尿病、消化性溃疡和类库欣综合征症状,对下丘脑-垂体-肾上腺轴抑制作用较强。并发感染为主要的不良反应。

5. 注意事项

(1) 结核病、急性细菌性或病毒性感染患者应用时,必须给予适当的抗感染治疗。

(2) 长期服药后,停药时应逐渐减量。

(3) 糖尿病、骨质疏松症、肝硬化、肾功能不全、甲状腺功能减退症患者慎用。

(4) 对有细菌、真菌、病毒感染者,应在应用足量敏感抗生素的同时谨慎使用。

6. 禁忌证

(1) 高血压、血栓症、胃与十二指肠溃疡、精神病、电解质代谢异常、心肌梗死、内脏手术、青光眼等患者一般不宜使用,特殊情况下权衡利弊,注意病情恶化的可能。

(2) 对本品及肾上腺皮质激素类药物有过敏史患者禁用,真菌和病毒感染者禁用。

(四) 沙丁胺醇气雾剂

1. 药理作用 本品为选择性 β_2 受体激动剂,能选择性激动支气管平滑肌的 β_2 受体,有较强的支气管扩张作用。气雾吸入时对心脏的兴奋作用比异丙肾上腺素小。

2. 适应证 用于预防和治疗支气管哮喘或喘息型支气管炎等伴有支气管痉挛(喘鸣)的呼吸道疾病。

3. 用法用量 一般作为临时用药,有哮喘发作预兆或哮喘发作时,喷雾吸入。每次吸入 100～200 μg,即 1～2 喷,必要时可每隔 4～8 h 吸入 1 次,但 24 h 内最多不宜超过 8 喷。

4. 不良反应 少数病例可见肌肉震颤、外周血管舒张及代偿性心率加快、头痛、不安,过敏反应。

5. 注意事项

(1) 长期使用可形成耐药性,不仅疗效降低,且有加重哮喘的风险,因此对经常使用本品者,应同时使用吸入或全身皮质类固醇治疗。若患者症状较重,需要每日多次吸入本品者,应同时监测最大呼气流速,并到医院就诊,请专业医师指导治疗和用药。

(2) 首次使用或用后放置 1 周以上再使用时,应先向空气中试喷;如遇喷不出情况,请确认使用是否正确或检查喷孔是否堵塞。

(3) 本品容器内药液为常温下气态物质经低温加压后灌装,请将本品远离火炉、暖气、电热器等发热物体,以避免瓶内高压液体受热爆炸,本品的塑料瓶套作为可能发生危险时的保护,在任何时间内禁止拔下;本品系受压容器,严禁撞击,即使将药用完也应避免。

(4) 本品宜在阴凉处保存,即气温 20 ℃以下,但不允许冷藏冷冻。

(5) 请将此药品放在儿童不能接触到的地方。

6. 禁忌证

(1) 对其他 β_2 受体激动剂、酒精和氟利昂过敏者禁用。

(2) 高血压、冠心病、糖尿病、甲状腺功能亢进症等患者应慎用。

(五) 特布他林气雾剂

1. 药理作用 可选择性兴奋 β_2 受体,舒张支气管平滑肌。

2. 适应证 支气管哮喘、慢性喘息性支气管炎、阻塞性肺气肿和其他伴有支气管痉挛的肺部疾病。

3. 用法用量 喷雾吸入。每次 0.25～0.50 mg(1～2 喷),每日 3～4 次,严重患者每次可增至 1.5 mg(6 喷),24 h 内的总量不超过 6 mg(24 喷)。如果疗效不显著,咨询医师。

4. 不良反应 少数患者有轻微的不良反应,主要表现为口干、鼻塞、轻度胸闷、嗜睡、心悸及手抖等。

5. 注意事项

(1) 不可与非选择性 β 受体拮抗剂合用。

(2) 本品系塞封的耐压容器,不能损坏阀门,避免阳光直接照射和 40 ℃以上高温。

(3) 气雾剂塑料壳应定期在温水中清洗,待完全干燥后再将气雾剂铝瓶放入。

(4) 对肾上腺素受体激动剂敏感者,应从小剂量开始,若使用一般剂量无效时请咨询医师。运动员慎用。

6. 禁忌证

(1) 对本品及其他肾上腺素受体激动剂过敏者禁用。

(2) 未经控制的甲状腺功能亢进症和糖尿病患者须慎用。

(六) 沙美特罗替卡松粉吸入剂

1. 药理作用

(1) 沙美特罗:新型选择性长效 β_2 受体激动剂,一次剂量其支气管扩张作用可持续 12 h。尚有强大的抑制肺肥大细胞释放过敏反应介质作用,可抑制吸入抗原诱发的早期和迟发相反应,降低气道高反应性。用于哮喘(包括夜间哮喘和运动性哮喘)、喘息性支气管炎和可逆性气道阻塞。

(2) 丙酸氟替卡松:本品为糖皮质激素类药物,具有强效的局部抗炎与抗过敏作用。两药合用可有效改善症状,并可防止病情恶化。

2. 适应证 用于可逆性阻塞性气道疾病的常规治疗,包括成人和小儿哮喘。

3. 用法用量 经口吸入,成人及 12 岁以上者:每次 1 吸(沙美特罗 50 μg 和丙酸氟替卡松 100 μg),每日 2 次,或每次 1 吸(沙美特罗 50 μg 和丙酸氟替卡松 250 μg),每日 2 次。4 岁以上小儿:每次 1 吸(沙美特罗 50 μg 和丙酸氟替卡松 100 μg),每日 2 次。

4. 不良反应 详见氟替卡松的不良反应。

5. 注意事项

(1) 本品不适用于治疗急性哮喘症状。任何吸入型皮质激素都有可能引起全身反应,特别是长期大剂量使用,但其出现与口服皮质激素相比要少得多,故本品剂量应逐渐调至可有效控制病情的最小维持剂量。

(2) 建议长期接受吸入型皮质激素治疗的小儿定期检查身高。

(3) 由于存在肾上腺反应不足的可能,患者在由口服皮质激素转为吸入皮质激素时,应特别慎重,并定期检测肾上腺皮质激素功能。

6. 禁忌证

(1) 对本品中任何成分有过敏史者禁用。

(2) 活动期或静止期肺结核患者慎用。孕妇及哺乳期妇女慎用。只有在预期对母亲的益处超过任何对胎儿或孩子的可能危害时才考虑用药。

(七) 布地奈德福莫特罗粉吸入剂

1. 药理作用

(1) 布地奈德:吸入推荐剂量的布地奈德对肺具有糖皮质激素样抗炎作用,可减轻哮喘症状,阻止病情恶化,且相对副作用比全身性用药少。

(2) 福莫特罗:福莫特罗是一个选择性 β_2 受体激动剂,对有可逆性气道阻塞的患者有舒张支气管平滑肌的作用。布地奈德中加入福莫特罗,可改善哮喘症状和肺功能,减少病情恶化,通过不同的作用模式在抑制哮喘的加重方面有协同作用。

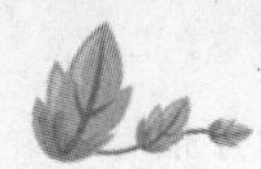

2. 适应证

(1) 哮喘:本品适用于需要联合应用吸入皮质激素和长效 $β_2$ 受体激动剂的哮喘患者的常规治疗,吸入皮质激素和"按需"使用短效 $β_2$ 受体激动剂不能很好地控制症状的患者,或应用吸入皮质激素和长效 $β_2$ 受体激动剂,症状已得到良好控制的患者。

(2) 慢性阻塞性肺疾病(COPD):针对患有 COPD(FEV1≤预计正常值的 50%)和伴有病情反复发作恶化的患者进行对症治疗,这些患者尽管长期规范地使用长效支气管扩张剂进行治疗,仍会出现明显的临床症状。

3. 用法用量

(1) 哮喘:本品不用于哮喘的初始治疗,有 2 种使用方法。

①维持治疗:本品作为常规维持治疗药,另配快速起效的支气管扩张剂作为缓解药。成年人(18 岁和 18 岁以上):1～2 吸/次,每日 2 次。有些患者使用量可能需要达到 4 吸/次,每日 2 次。青少年(12～17 岁):1～2 吸/次,每日 2 次。在常规治疗中,当每日 2 次剂量可有效控制症状时,应逐渐减少剂量至最低有效剂量,甚至每日 1 次给予本品。快速支气管扩张剂用量的增加表明潜在病情有所加重,应重新评估哮喘治疗。儿童(6 岁和 6 岁以上):现已有一个更低的剂量供 6～11 岁的儿童使用。

②维持、缓解治疗:本品可作为日常维持治疗药和按需缓解治疗药。

成人(18 岁和 18 岁以上):推荐的维持剂量为每日 2 吸,可以早晚各吸入 1 吸,也可以在早上或晚上 1 次吸入 2 吸。对于某些患者,维持剂量可为每日 2 次,每次 2 吸。在有症状出现的情况下,额外吸入 1 吸。如果在使用几分钟后,症状仍然没有得到缓解,需再另加 1 吸。任何一次加重情况下,使用本品缓解治疗都不能超过 6 吸。每日总剂量通常不需要超过 8 吸,但可暂时使用到 12 吸。如果患者使用了适当的维持剂量并增加了按需用药 3 日后仍不能控制症状加重,强烈建议患者就诊,评估症状持续的原因。

18 岁以下的儿童及青少年:不建议儿童和青少年使用维持或缓解疗法。

(2) 慢性阻塞性肺疾病(COPD):成人,2 吸/次,每日 2 次。

4. 不良反应 因为本品含有布地奈德和福莫特罗,这两种药物的不良反应在使用布地奈德福莫特罗粉吸入剂时也可出现。两药合并使用后,不良反应的发生率未增加。最常见的不良反应是 $β_2$ 受体激动剂治疗时所出现的可预期的药理学不良反应,如震颤和心悸。这些反应通常可在治疗的几天内减弱或消失。

5. 注意事项

(1) 运动员慎用。

(2) 在停用本品时需要逐渐减少剂量。不能突然停止使用。如果发现治疗无效,或所需剂量超出本品的最高推荐剂量,患者应寻求医师帮助。突然或进行性的哮喘或 COPD 症状加重具有危及生命的可能性,患者需要紧急医疗处理。

(3) 应提醒患者即便无症状时,也应按处方要求吸入维持剂量的本品。

(4) 不能在哮喘急性发作或症状明显加重或急性恶化的时候开始本品治疗。

(5) 任何吸入皮质激素都可发生全身作用,特别是在长期、大剂量使用时。这些作用在吸入治疗时的发生率要比口服皮质激素低得多。可能的全身作用包括肾上腺功能抑制、儿童和青少年生长迟缓、骨密度下降、白内障和青光眼。

(6) 对于长期使用皮质激素的儿童和青少年,要密切随访其生长状况。假如生长变缓,应重新评估治疗以降低吸入皮质激素剂量；应权衡皮质激素治疗的益处和可能造成生长抑制的危险性。而且，应推荐患者到专业儿科呼吸医师处就诊。

(7) 为了减少口咽部念珠菌感染的风险，应告知患者在每次维持治疗用药后用水漱口。如果已经出现口咽部念珠菌感染，患者在缓解治疗后也需用水漱口。

(8) 对驾驶和操作机器能力的影响：本品对驾驶和操作机器能力无影响或仅有可忽略的影响。

(9) 孕妇及哺乳期妇女用药：对于本品或同时使用福莫特罗和布地奈德，没有有关孕妇使用的临床资料。

6. 禁忌证 对布地奈德、福莫特罗或吸入乳糖(含少量牛乳蛋白质)有过敏反应的患者禁用。

(八) 氨茶碱

1. 药理作用 为茶碱与乙二胺复盐，其药理作用主要来自茶碱，乙二胺使其水溶性增大。①松弛支气管平滑肌，也能松弛肠道、胆道等多种平滑肌，对支气管黏膜的充血、水肿也有缓解作用。②增加心输出量，扩张输出和输入肾小动脉，增加肾小球滤过率和肾血流量，抑制远端肾小管重吸收钠和氯离子。③增加离体骨骼肌的收缩力，在慢性阻塞性肺疾病情况下，改善肌收缩力。茶碱增加缺氧时通气功能不全被认为是因为它增加膈肌的收缩，因为它在这一方面的作用超过呼吸中枢的作用结果。

2. 适应证 适用于支气管哮喘、喘息型支气管炎、阻塞性肺气肿等缓解喘息症状；也可用于心力衰竭的哮喘(心源性哮喘)。

3. 用法用量

(1) 成人常用量：口服，每次 0.1～0.2 g，每日 0.3～0.6 g；极量为每次 0.5 g，每日 1 g。肌内注射，每次 0.25～0.5 g，应加用 2%盐酸普鲁卡因。静脉注射，每次 0.25～0.5 g，每日 0.5～1 g，每 25～100 mg 用 5%葡萄糖注射液稀释至 20～40 mL，注射时间不得短于 10 min。静脉滴注，每次 0.25～0.5 g，每日 0.5～1 g，以 5%～10%葡萄糖溶液稀释后缓慢滴注。注射给药，极量每次 0.5 g，每日 1 g。直肠给药，一般在睡前或便后，每次 0.25～0.5 g，每日 1～2 次。

(2) 小儿常用量：口服，每日按体重 4～6 mg/kg，分 2～3 次服。静脉注射，每次按体重 2～4 mg/kg，以 5%～25%葡萄糖注射液稀释，缓慢注射。

4. 不良反应

(1) 常见的不良反应为恶心、胃部不适、呕吐、食欲减退，也可见头痛、烦躁、易激动。

(2) 本品中毒时其表现为心律失常、心率增快、肌肉颤动或癫痫。由于胃肠道受刺激，可见血性呕吐物或柏油样便。口服可有恶心、呕吐；肌内注射局部红肿、疼痛；静脉滴注有头晕、心悸、心律失常、血压下降、抽搐、惊厥，少数人可有失眠、目眩。剂量过大可引起惊厥、谵妄或谵语。千万注意儿童不可过量，对儿童大脑(惊厥、谵妄或谵语)、胃部、肠道都有影响。

5. 注意事项

(1) 应定期监测血清茶碱浓度，以保证最大的疗效而不发生血药浓度过高的危险。

(2) 肾功能或肝功能不全的患者，年龄超过 55 岁，特别是男性和伴发慢性肺部疾病的患者，任何原因引起的心功能不全患者，持续发热患者，使用某些药物的患者及茶碱清除率降低者，血清茶碱浓度的维持时间往往显著延长。应酌情调整用药剂量或延长用药间隔时

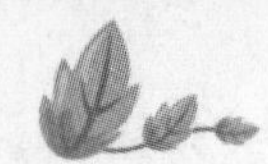

间。

(3) 茶碱制剂可致心律失常和(或)使原有的心律失常加重，患者心率和(或)节律的任何改变均应进行监测。

(4) 高血压或者非活动性消化性溃疡病史的患者慎用本品。

6. 禁忌证 对本品过敏的患者，活动性消化性溃疡和未经控制的惊厥性疾病患者禁用。

(九) 孟鲁司特钠

1. 药理作用 本品是一种能显著改善哮喘炎症指标的强效口服制剂。生物化学和药理学的生物测定显示，孟鲁司特对 CysLT1 受体有高度的亲和性和选择性(与其他有药理学重要意义的气道受体如类前列腺素、胆碱能和β受体相比)。孟鲁司特能有效地抑制 LTC4、LTD4、LTE4 与 CysLT1 受体结合所产生的生理效应而无任何受体激动活性。研究认为，孟鲁司特并不拮抗 CysLT2 受体。

2. 适应证 本品适用于2～14 岁儿童哮喘的预防和长期治疗，包括预防白天和夜间哮喘症状，治疗对阿司匹林敏感的哮喘患者以及预防运动诱发的支气管收缩。本品适用于减轻季节性过敏性鼻炎引起的症状(2～14 岁儿童以减轻季节性过敏性鼻炎和常年性过敏性鼻炎)。

3. 用法用量 每日 1 次，每次 1 片(10 mg)。哮喘患者应在睡前服用。过敏性鼻炎患者可根据自身的情况在需要时服药。同时患有哮喘和季节性过敏性鼻炎的患者应每晚用药 1 次。15 岁及 15 岁以上患有哮喘和(或)过敏性鼻炎的成人患者每日 1 次，每次 10 mg。

4. 不良反应 本品一般耐受性良好，不良反应轻微，通常不需要终止治疗。

5. 注意事项 口服本品治疗急性哮喘发作的疗效尚未确定。因此，不应用于治疗急性哮喘发作。虽然在医师的指导下可逐渐减少合并使用的吸入糖皮质激素剂量，但不应用本品突然取代吸入或口服糖皮质激素。接受包括白三烯受体拮抗剂在内的抗哮喘药物治疗的患者，在减少全身糖皮质激素剂量时，极少病例发生以下一项或多项情况：嗜酸性粒细胞增多症、血管性皮疹、肺部症状恶化、心脏并发症和(或)神经病变。虽然尚未确定这些情况与白三烯受体拮抗剂的因果关系，但在接受本品治疗的患者减少全身皮质类固醇剂量时，建议加以注意并做适当临床监护。

6. 禁忌证 对本品中的任何成分过敏者禁用。

(十) 扎鲁司特

1. 药理作用 本品作为一种多肽性 LTC4、LTD4、LTE4 等超敏反应慢反应物质的白三烯受体拮抗剂，竞争性抑制白三烯活性，有效地预防白三烯多肽所致的血管通透性增加而引起的气道水肿，同时抑制白三烯多肽产生的气道嗜酸性粒细胞浸润，减少气管收缩和炎症，减轻哮喘症状。

2. 适应证 哮喘的预防和长期治疗。

3. 用法用量 用于预防哮喘发作，因此应持续使用。成人和 12 岁以上(包括 12 岁)儿童：起始剂量应是 20 mg，每天 2 次，一般维持剂量为 20 mg，每天 2 次，剂量逐步增加至每次最大量 40 mg，每日 2 次时可能疗效更佳，用药剂量不应超过最大推荐量。因为食物能降低扎鲁司特的生物利用度，应避免药品在进食时服用。老年人：65 岁以上的老年人对扎鲁司特的清除率降低，因而峰浓度(c_{max})和曲线下面积(AUC)大约是年轻人的2倍，然而尚无资料证明扎鲁司特在老年人体内的蓄积。临床用药时，老年人在用量20 mg，每天2次的情况下，不会增加药物的副作用或因副作用而停药。老年人的起始剂量应为20 mg，每天2次，然后根据临床反应调整用量。儿童：药品对12岁以下儿童的疗效和安全性目前尚无报道。肾功能不全者不需调整剂量，在酒精性肝硬化稳定期患者，扎鲁司特清除率降低，峰浓度(c_{max})和曲线下面积(AUC)大约为正常人的2倍。起始剂量应是20 mg，每天2次，然后根据临床反应调整。尚未对药品在其他原因所致的肝功能损害患者中的应用进行观察，也未对肝硬化患者进行长期观察。

4. 不良反应 尚不明确。

5. 注意事项

(1) 在哮喘的缓解期，仍应按时服用本品以保证疗效。

(2) 在急性发作期，通常仍应维持本品治疗。与吸入糖皮质激素和色甘酸类药(色甘酸二钠、奈多罗米钠)相同，本品不适用于解除哮喘急性发作时的支气管痉挛。不宜用本品突然替代吸入或口服的糖皮质激素。

(3) 在重度哮喘患者的治疗中，在考虑减少激素用量时应谨慎。在停用口服激素的重度哮喘患者中，极少数发生嗜酸性粒细胞浸润，偶表现为以全身血管炎为临床特点的综合征。但尚未发现本药与此综合征之间有因果关系。

(4) 药品不被推荐用于肝硬化在内的肝功能损害患者。

(5) 动物实验证明扎鲁司特不影响生育能力，无致畸作用和对胎儿的毒性作用。然而，尚未研究妊娠妇女服用本药的安全性，故妊娠期持续用药应权衡利弊。仅在确实需要时才使用本品。

6. 禁忌证 对本品及其组分过敏者禁用。

(十一) 异丁司特缓释片

1. 药理作用 本品对白三烯D4(LTD4)和血小板激活因子(PAF)炎性介质等所致离体动物气道平滑肌的收缩有抑制作用；可缓解炎性介质所致豚鼠的气道平滑肌痉挛，并能抑制实验性动物的被动皮肤过敏反应。

2. 适应证 用于轻、中度支气管哮喘的治疗。

3. 用法用量 口服，整片吞服，禁止嚼碎，每日2次，每次1片。

4. 不良反应 主要有食欲缺乏、嗳气、上腹部不适、恶心、呕吐、眩晕、皮疹、皮肤瘙痒等。偶见心悸、血清谷氨酸草酰乙酸转氨酶、血清谷氨酸丙酮酸转氨酶、γ-谷氨酰转肽酶、总胆红素升高。这些不良反应大都可以耐受。罕见直立性低血压。

5. 注意事项

(1) 本品与支气管扩张药和甾体类药物等不同，不能迅速缓解正在发作的症状。

(2) 急性脑梗死及肝功能障碍患者慎用。

(3) 若出现皮疹、瘙痒等过敏症状，应停止用药。

6. 禁忌证

(1) 对本品过敏者禁用。

(2) 颅内出血尚未完全控制的患者禁用。

(3) 妊娠、哺乳期妇女禁用。

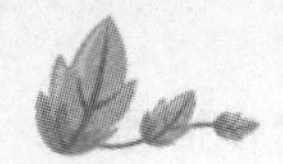

(4) 儿童禁用。

四、哮喘复发的预防和治疗

1. 哮喘的预防

(1) 哮喘的初级预防：出生前，母亲在妊娠期接受特异性免疫治疗，其子女对变应原的过敏减少。出生后，早期避免接触变应原的措施主要集中于婴儿喂养，但目前还没有证据表明喂养过程中避免接触过敏原会减少日后变应性疾病发生的机会。高危妇女在哺乳期采用避免过敏原饮食，可能会明显降低其小孩发生特应性湿疹的风险，但需要更多的试验来验证。

(2) 次级预防：H_1 抗组胺药干预可能会减少特应性皮炎患儿喘息的发作机会，有一项研究发现，变应原特异性免疫治疗可减少哮喘发作。预防性变应原治疗研究结果显示，免疫治疗减少有季节性鼻炎、结膜炎的儿童发生哮喘。对职业性变应症的观察显示，早期终止接触有害变应原极有可能使临床症状完全缓解。

(3) 三级预防：①避免室内变应原：尘螨、动物皮毛、蟑螂、真菌等变应原。②避免室外变应原：在花粉和真菌数量最多时，通过关闭门窗、减少户外活动减少过敏原的暴露。③避免室内空气污染：主要的污染物有呼吸微粒、氮氧化物、一氧化碳、二氧化碳、二氧化硫、甲醛和生物污染物如内毒素等。④避免吸烟和其他烟类，有排气管接到室外，保持加热系统的充分燃烧，充分通风，避免家用喷雾剂、挥发性有机化合物。⑤避免室外空气污染：避免气温和湿度不良刺激，避免吸烟，避免接触灰尘和其他刺激物如喷发剂、油漆、烟雾，避免接触呼吸道感染患者，必要时可异地疗养。⑥避免职业暴露：引起职业性哮喘的危险因素一旦明确，应设法避免。⑦避免接触某些食物：避免接触食物变应原能减少哮喘发作。亚硫酸盐常被认为与严重哮喘发作有关，敏感患者应避免。其他饮食成分如酒石黄、苯甲酸盐等。⑧避免接触某些药物：阿司匹林和其他类固醇类抗炎药、β受体拮抗剂。⑨疫苗注射：每年注射流感疫苗可能有益于减少哮喘发作。

2. 哮喘急性发作的治疗

(1) 氧疗：鼻导管吸氧或经面罩吸氧，使 $PaO_2 > 60$ mmHg。特殊装置吸入氦-氧混合气体。

(2) β_2 受体激动剂：轻至中度哮喘发作应用手控定量气雾剂(MDI)辅以储雾罐装置，在 1 h 内每 20 min 吸入 200～400 μg(2～4 喷)，多可缓解症状。中至重度哮喘发作的患者，应用沙丁胺醇雾化溶液以氧气或压缩空气为动力持续雾化吸入 5 mg，或者皮下注射特布他林 0.25 mg 或儿童 5 μg/kg，或前臂皮下注射肾上腺素 0.25～0.5 mg，必要时 30 min 后可重复注射 1 次。但对于心律不齐或心动过速的老年患者应慎用。

(3) 抗胆碱药：溴化异丙托品气雾剂每次 160 μg(4 喷)，吸入，4 次/日。与 β_2 受体激动剂同时应用有相加或协同作用，可显著降低住院率。也可雾化吸入溴化异丙托品雾化液，成人 100～500 μg，3～4 次/日；儿童 50～250 μg，3～4 次/日。

(4) 氨茶碱：以 0.3～0.4 mg/(kg · min)的速度缓慢静脉注射。如果 24 h 内患者未用过茶碱，也可首先缓慢地经静脉注射负荷量(5～6 mg/kg)的氨茶碱，以使茶碱迅速达到有效血药浓度，以后则以 0.6～0.8 mg/(kg · h)的速度静脉滴注维持，使血浆浓度维持在 6～15 μg/mL。但应注意，静脉注射本品的速度过快或剂量过大，可能引起严重的不良反应，甚至心搏骤停，使用过程中需检测茶碱的血药浓度。凡对多索茶碱或黄嘌呤类衍生物类药物过敏者、急性心肌梗死患者及哺乳期妇女禁用。

(5) 糖皮质激素：中度哮喘发作可口服泼尼松，每次 10 mg，3～4 次/日。重度哮喘发作则应静脉注射或静脉滴注氢化可的松琥珀酸钠，300～600 mg/d，分 2 次使用；必要时可将剂量增至 1500 mg/d。也可应用甲基泼尼松龙琥珀酸钠静脉注射或静脉滴注，40～160 mg/d，1 次或分次给予。重度哮喘发作时应用糖皮质激素的原则是足量、短程、经静脉给药。用药可能观察到如下不良反应(尽管在短期治疗时很少出现，但仍应仔细随访)：体液与电解质紊乱，限钠和补充含钾的饮食可能是必要的，所有皮质类固醇都会增加钙的丧失，尤其是全身性应用；肌无力和骨质疏松；消化性溃疡、胃肠道穿孔或出血；伤口愈合延迟、皮肤薄脆、淤点和淤斑；癫痫发作、精神欣快、失眠等精神异常；月经失调、糖耐量降低，引发潜在的糖尿病等；因蛋白质分解造成负氮平衡等。未发现甲基泼尼松龙急性过量引起的库欣综合征。

(6) 部分重度发作患者，对常规解痉平喘治疗反应不佳时可缓慢静脉注射或滴注硫酸镁≤2 g，持续 20 min 以上。除严重肾功能减退患者外，硫酸镁是安全的。

项目二　医院获得性肺炎

医院获得性肺炎(HAP)简称医院内肺炎(NP)，是指患者入院时不存在、也不处于感染潜伏期，而于入院 48 h 后在医院内发生的肺炎，包括在医院内获得感染而于出院后 48 h 内发病的肺炎。呼吸机相关肺炎(VAP)是 NP 的一种最常见而严重的类型。VAP 的定义是指建立人工气道(气管插管/切开)和接受机械通气 48 h 后发生的肺炎。近年来随着社会人口结构变化(如老年人、慢性非传染性疾病患者增加)，医疗服务模式转变，老年护理院和慢性病护理院等增多，HAP 有逐渐涵盖健康护理相关肺炎的趋势。据美国疾病控制中心(CDC)调查研究表明，院内感染性疾病的死亡原因中 HAP 居首位。

一、药物治疗原则

药物治疗原则包括抗感染治疗、呼吸治疗，如吸氧和机械通气，免疫治疗、支持治疗及痰液引流等，其中以抗感染治疗最为重要。

1. 经验性治疗　HAP 经验性抗生素选择及使用时机非常重要，早期重拳出击是降低 HAP 病死率的重要措施。如经验性抗生素选择不当，即使事后选择敏感抗生素也不能改变 HAP 预后。经验性抗生素的选择应遵循以下原则：应根据肺炎的严重程度、发病时机及危险因素选择适当抗生素以覆盖致病菌；经验抗生素的选择应以本地致病菌的耐药性情况为依据。

2. 抗病原微生物治疗　病原学诊断的重要价值在于证实诊断和为其后更改治疗特别是改用窄谱抗感染治疗提供可靠依据。一旦取得细菌学资料(血、痰培养)，就要对初始使用的抗生素进行调整。这既包括初始治疗未覆盖的致病菌(主要是耐药菌)，又包括初始治疗有效、需要降阶梯换用窄谱抗生素的致病菌。

二、药物选择

1. 早发、轻中症 HAP　病原体以肺炎链球菌、肠杆菌科细菌、流感嗜血杆菌、甲氧西林

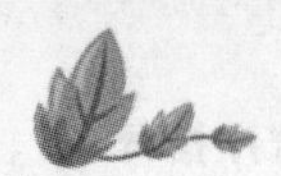

敏感金黄色葡萄球菌(MSSA)等常见。常选用药物包括二、三代头孢菌素(不必包括具有抗假单孢菌活性者)(如头孢曲松),β-内酰胺类/β-内酰胺酶抑制剂(如阿莫西林/克拉维酸钾);青霉素过敏者选用氟喹诺酮类或克林霉素联合环内酯类(如莫西沙星+阿奇霉素)。

推荐使用下列药物治疗:头孢曲松或左氧氟沙星、莫西沙星、环丙沙星,或氨苄西林/舒巴坦,或厄他培南。

2. 晚发、重症 HAP 病原体以铜绿假单胞菌、不动杆菌、肠杆菌属细菌、厌氧菌、耐甲氧西林金黄色葡萄球菌(MRSA)常见。常选用以下药物:喹诺酮类和氨基糖苷类联合。

三、药物指导

(一) 头孢曲松注射液

1. 药理作用 本药为半合成的第三代头孢菌素,对大多数革兰阳性菌和阴性菌都有强大抗菌活性,抗菌谱包括绿脓杆菌、大肠杆菌、肺炎杆菌、流感嗜血杆菌、产气肠杆菌、变形杆菌属、双球菌属及金黄色葡萄球菌等。该药品对β-内酰胺酶稳定。

2. 适应证 临床主要用于敏感菌感染引起的脑膜炎、肺炎、皮肤软组织感染、腹膜炎、泌尿系统感染、淋病、肝胆感染、外科创伤、败血症及生殖器感染等。已成为治疗淋病的一线药物。

3. 用法用量

(1) 肌内注射,成人每次 1 g,1 次/日,1 g 溶于 3.5 mL 利多卡因注射液(1%)中,供深部肌内注射(以 1%利多卡因注射液溶解的该药禁用于静脉注射)。

(2) 静脉注射,成人每次 1 g,1 次/日,溶于 10 mL 生理盐水中,缓缓静脉注射,一般需要 2～4 min。静脉滴注,成人每日 2 g,溶于生理盐水、5%或 10%葡萄糖注射液或右旋糖酐注射液 40 mL 中,约 10～15 min 内滴入。

(3) 儿童用药剂量,一般每 24 h 给药 20～80 mg/kg,分 2 次。

4. 不良反应 不良反应与剂量、疗程有关。局部反应有静脉炎。此外,可有皮疹、瘙痒、发热、支气管痉挛、头痛、头晕以及腹泻、恶心、呕吐、结肠炎、黄疸、胀气等消化道反应。

5. 注意事项

(1) 交叉过敏反应:对一种头孢菌素过敏者对其他头孢菌素或头霉素也可能过敏。

(2) 对青霉素过敏患者应用该药时应根据患者情况充分权衡利弊后决定。有青霉素过敏性休克或即刻反应者,不宜再选用头孢菌素类。

(3) 有胃肠道疾病史者,特别是溃疡性结肠炎、局限性肠炎或抗生素相关性结肠炎(头孢菌素类很少产生伪膜性结肠炎)者应慎用。

(4) 由于头孢菌素类毒性低,所以有慢性肝病患者应用该药时不需调整剂量。有严重肝肾损害或肝硬化者应调整剂量。

(5) 肾功能不全患者肌酐清除率大于 5 mL/min,每日应用该药剂量少于 2 g 时,不需进行剂量调整。血液透析清除该药的量不多,透析后无须增补剂量。

(6) 对诊断的干扰:应用该药的患者以硫酸铜法测尿糖时可获得假阳性反应,以葡萄糖酶法则不受影响;血尿素氮和血清肌酐可有暂时性升高;血清胆红素、碱性磷酸酶、ALT 和 AST 皆可升高。

(7) 该药的保存温度为 25 ℃以下。

(8) 该药严禁与钙剂同时使用，特别是儿童在使用过程中，应注意询问同时在使用的钙剂。该品不能加入哈特曼氏以及林格氏等含有钙的溶液中使用。该品与含钙剂或含钙产品合并用药有可能导致致死性结局的不良事件。

6. 禁忌证 对头孢菌素类抗生素过敏者禁用。

(二) 左氧氟沙星片

1. 药理作用 本品为氧氟沙星的左旋体，其体外抗菌活性约为氧氟沙星的2倍。其主要作用机制是通过抑制细菌的DNA旋转酶(细菌拓扑异构酶Ⅱ)的活性，阻止细菌DNA的复制。

2. 适应证 适用于敏感菌引起的下列感染。

(1) 泌尿生殖系统感染，包括单纯性、复杂性尿路感染，细菌性前列腺炎，淋病奈瑟菌尿道炎或宫颈炎(包括产酶株所致者)。

(2) 呼吸道感染，包括敏感革兰阴性杆菌所致支气管感染急性发作及肺部感染。

(3) 胃肠道感染，由志贺菌属、沙门菌属、产肠毒素大肠杆菌、亲水气单胞菌、副溶血弧菌等所致。

(4) 伤寒。

(5) 骨和关节感染。

(6) 皮肤软组织感染。

(7) 败血症等全身感染。

3. 用法用量 口服。成人常用量如下。

(1) 支气管感染、肺部感染：每次0.2 g，每日2次，或每次0.1 g，每日3次，疗程7～14日。

(2) 急性单纯性下尿路感染：每次0.1 g，每日2次，疗程5～7日。复杂性尿路感染：每次0.2 g，每日2次，或每次0.1 g，每日3次，疗程10～14日。

(3) 细菌性前列腺炎：每次0.2 g，每日2次，疗程6周。成人常用量为每日0.3～0.4 g，分2～3次服用，如感染较重或感染病原体敏感性较差者，如铜绿假单胞菌等假单胞菌属细菌感染的治疗剂量也可增至每日0.6 g，分3次服。

4. 不良反应

(1) 胃肠道反应：腹部不适或疼痛、腹泻、恶心或呕吐。

(2) 中枢神经系统反应：可有头昏、头痛、嗜睡或失眠。

(3) 过敏反应：皮疹、皮肤瘙痒，偶可发生渗出性多形性红斑及血管神经性水肿。光敏反应较少见。

(4) 偶可发生：①癫痫发作、精神异常、烦躁不安、意识混乱、幻觉、震颤；②血尿、发热、皮疹等间质性肾炎表现；③静脉炎；④结晶尿，多见于高剂量应用时；⑤关节疼痛。

(5) 少数患者可发生血清氨基转移酶升高、血尿素氮增高及周围血白细胞降低，多属轻度，并呈一过性。

5. 注意事项

(1) 肾功能不全者应减量或者延长给药间期，重度肾功能不全者慎用。

(2) 有中枢神经系统疾病及癫痫史患者应慎用。

(3) 喹诺酮类药物尚可引起少见的光毒性反应(发生率＜0.1%)。在接受本品治疗时

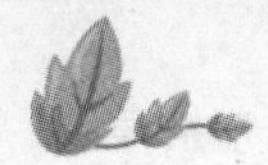

应避免过度阳光暴晒和人工紫外线。如出现光敏反应或皮肤损伤应停用。

(4) 若发生过敏，应立即停药，并根据临床具体情况而采取以下药物或方法治疗；肾上腺素及其他抢救措施，包括吸氧、静脉输液、抗组胺药、皮质类固醇等。

(5) 此外偶有用药后发生跟腱炎或跟腱断裂的报告，故如有上述症状发生时须立即停药并休息，严禁运动，直到症状消失。

6. 禁忌证 对本品及氟喹诺酮类药过敏的患者禁用。

(三) 氨苄西林钠/舒巴坦钠注射液

1. 药理作用 氨苄西林钠/舒巴坦钠是由属于β-内酰胺酶抑制剂的舒巴坦和属于β-内酰胺类抗生素的氨苄西林共同组成的混合物，重量(效价)比为1∶2，临床上供注射用。

2. 适应证 本品适用于产β-内酰胺酶的流感嗜血杆菌、卡他莫拉菌、淋病奈瑟菌、葡萄球菌属、大肠埃希菌、克雷伯菌属、奇异变形杆菌、脆弱拟杆菌、不动杆菌属、肠球菌属等所致的呼吸道、肝胆系统、泌尿系统、皮肤软组织感染，对需氧菌与厌氧菌混合感染，特别是腹腔感染和盆腔感染尤为适用。对于氨苄西林敏感菌所致的上述感染也同样有效。本品不宜用于铜绿假单胞菌、枸橼酸杆菌、普罗威登菌、肠杆菌属、莫根菌属和沙雷菌属所致的感染。

3. 用法用量 深部肌内注射、静脉推注或静脉滴注。将每次药量溶于50～100 mL的适当稀释液中于15～30 min内静脉滴注。成人每次1.5～3 g(包括氨苄西林和舒巴坦)，每6 h 1次。肌内注射每日剂量不超过6 g，静脉用药每日剂量不超过12 g(舒巴坦每日剂量最高不超过4 g)。儿童按体重每日100～200 mg/kg，分次给药。

4. 不良反应 美国和欧洲11764例资料，发生不良反应者不到10%，其中仅0.7%因严重不良反应而停止治疗。注射部位疼痛约3.6%，腹泻、恶心等反应偶有发生，皮疹发生率为1%～6%。偶见血清氨基转移酶一过性增高。极个别病例发生剥脱性皮炎、过敏性休克。

5. 注意事项

(1) 用药前需做青霉素皮肤试验，阳性者禁用。

(2) 交叉过敏反应：对一种青霉素类抗生素过敏者可能对其他青霉素类抗生素也过敏。也可能对青霉胺或头孢菌素过敏。

(3) 下列情况应慎用：有哮喘、湿疹、枯草热、荨麻疹等过敏性疾病史者。

(4) 肾功能减退者，根据血浆肌酐清除率调整用药。

(5) 氨苄西林溶液浓度愈高，稳定性愈差，其稳定性亦随温度升高而降低，且溶液放置后致敏物质可增加，故本品配成溶液后须及时使用，不宜久置。

(6) 对诊断的干扰：①用药期间，以硫酸铜法进行尿糖测定时可出现假阳性，用葡萄糖酶法者则不受影响；②大剂量注射给药可出现高钠血症；③可使血清AST或ALT升高。

(7) 应用大剂量时应定期检测血清钠。

6. 禁忌证

(1) 对青霉素类抗生素过敏者禁用。

(2) 传染性单核细胞增多症、巨细胞病毒感染、淋巴细胞白血病、淋巴瘤等患者应用本品易发生皮疹，故不宜应用。

(四) 厄他培南注射液

1. 药理作用 本品是一种新型碳青霉烯类抗生素，通过与青霉素结合蛋白(PBP)结合，干扰细菌细胞壁的合成，导致细菌生长繁殖受抑制，少数出现细胞溶解。

2. 适应证 本品适用于敏感菌所致的下列中、重度感染：复杂性腹腔感染、复杂性皮肤软组织感染、社区获得性肺炎、复杂性尿路感染、急性盆腔感染、严重肠杆菌科细菌感染等。

3. 用法用量 成人：每次 1 g，每日 1 次，静脉或肌肉给药。静脉滴注时间应大于 30 min，肌内注射可用于静脉用药的序贯治疗。

4. 不良反应 腹泻、恶心、呕吐等胃肠道反应，静脉炎，头痛以及女性阴道炎等。ALT、AST、ALP 和肌酐等升高。应用该品后患者癫痫发生率为 0.5%。

5. 注意事项

(1) 老年人应根据肾功能调整剂量。

(2) 该品不能溶解于葡萄糖注射液中，也不宜与其他药物混合。

(3) 溶解后立即使用，存放时间不能超过 24 h。

6. 禁忌证

(1) 对该品或其他碳青霉烯类过敏者禁用。

(2) 该品肌内注射由利多卡因溶液稀释，不得改用于静脉给药，也不得用于利多卡因过敏者或合并严重休克、房室传导阻滞等其他利多卡因禁忌证患者。

四、医院获得性肺炎复发的预防与治疗

抗感染疗程应个体化。其长短取决于感染的病原体、严重程度、基础疾病及临床治疗反应等。以下是一般的建议疗程：流感嗜血杆菌 10～14 日，肠杆菌科细菌、不动杆菌 14～21 日，铜绿假单胞菌 21～28 日，金黄色葡萄球菌 21～28 日，其中 MRSA 可适当延长疗程。卡氏肺孢子虫 14～21 日，军团菌、支原体及衣原体 14～21 日。根据近年临床研究结果，除非铜绿假单胞菌等多耐药菌存在，多数情况下有效的抗感染治疗疗程可从传统的 14～21 日缩短至 7～8 日，部分患者可用至 14 日。出现脓肿、伴有免疫功能损害者应适当延长疗程。

项目三 肺血栓栓塞症

肺栓塞(PE)是以各种栓子阻塞肺动脉系统为其发病原因的一组疾病或临床综合征的总称，包括肺血栓栓塞症(PTE)、脂肪栓塞综合征、羊水栓塞、空气栓塞等。PTE 为来自静脉系统或右心的血栓阻塞肺动脉或其分支所致疾病，以肺循环和呼吸功能障碍为其主要临床和病理生理特征。PTE 为 PE 的最常见类型，占 PE 中的绝大多数，通常所称 PE 即指 PTE。肺动脉发生栓塞后，若其支配区的肺组织因血流受阻或中断而发生坏死，称为肺梗死(PI)。引起 PTE 的血栓主要来源于深静脉血栓形成(DVT)。PTE 常为 DVT 的并发症。PTE 与 DVT 共属于静脉血栓栓塞症(VTE)，为 VTE 的 2 种类别。

一、药物治疗原则

1. 溶栓治疗 可迅速溶解部分或全部血栓，恢复肺组织再灌注，减小肺动脉阻力，降低肺动脉压，改善右心室功能，减少严重 PTE 患者的病死率和复发率。

2. 抗凝治疗 目前临床上应用的抗凝药物主要有肝素、低分子肝素和华法林。一般认为，抗血小板药物的抗凝作用尚不能满足 PTE 或 DVT 的抗凝要求。

二、药物选择

常用的溶栓药物有尿激酶、链激酶和重组组织型纤溶酶原激活剂。抗凝药物主要有肝素、低分子肝素、重组水蛭素和华法林。

三、药物指导

（一）重组组织型纤溶酶原激活剂

1. 药理作用 本药是一种糖蛋白，可激活纤溶酶原成为纤溶酶。当静脉使用时，本药在循环系统中只有与其纤维蛋白结合后才表现出活性，其纤维蛋白亲和性很高。当和纤维蛋白结合后，本品被激活，诱导纤溶酶原成为纤溶酶，溶解血块，但对整个凝血系统各组分的系统性作用是轻微的，因而不会出现出血倾向。

2. 适应证 急性心肌梗死的溶栓治疗；血流不稳定的急性大面积肺栓塞的溶栓疗法。

3. 用法用量 除特别处方外，应在症状发生后尽快给药。

（1）心肌梗死：对于发病后 6 h 内给予治疗的患者，应采取 90 min 加速给药法，即 15 mg 静脉推注，其后 30 min 内静脉滴注 50 mg，剩余 35 mg 在 60 min 内静脉滴注，最大剂量达 100 mg。对于发病后 6～12 h 内给予治疗的患者，应采取 3 h 给药法，即 10 mg 静脉推注，其后 1 h 内静脉滴注 50 mg，剩余 40 mg 在 2 h 内静脉滴注，最大剂量达 100 mg。

（2）肺栓塞：应在 2 h 内给予 100 mg。最常用的给药方法为 10 mg 在 1～2 min 内静脉推注，90 mg 在 2 h 内静脉滴注。

（3）缺血性脑卒中：推荐剂量为 0.9 mg/kg，最大剂量为 90 mg。先将剂量的 10%静脉推入，剩余剂量在超过 60 min 时间内静脉滴注。

4. 不良反应 可能出现注射部位出血，如出现严重出血，则应停止溶栓疗法。

5. 注意事项 最近如有大血管穿刺，应考虑穿刺部位出血的危险。严重肝功能不良的患者，如凝血功能显著下降，则不应使用本药。对妊娠及哺乳的影响：迄今尚无在妊娠及哺乳期使用本药的经验。对儿童的影响：迄今尚无对儿童使用本药的经验。

6. 禁忌证 有出血倾向、最近或目前有严重的内出血、脑出血或近 2 个月内行颅内或脊柱内手术、最近（10 日内）有严重的外伤或大手术、未控制的严重高血压、细菌性心内膜炎、急性胰腺炎患者禁用。

（二）肝素

1. 药理作用 肝素是一种抗凝剂，是由 2 种多糖交替连接而成的多聚体，在体内外都有抗凝血作用。

2. 适应证 临床上主要用于血栓栓塞性疾病、心肌梗死、心血管手术、心脏导管检查、体外循环、血液透析等。

3. 用法用量 肝素的临床常用方法为注射给药，而呼吸系统疾病可采取雾化吸入达到治疗目的。为评价肝素通过超声雾化吸入治疗呼吸系统疾病的疗效，将其按一定剂量加生理盐水 20～40 mL，每日 1～2 次超声雾化吸入。结果：肝素总有效率为 94%，其超声雾化吸入的用药途径，在临床应用中证明确有疗效。

4. 不良反应 肝素的主要不良反应是易引起自发性出血，表现为各种黏膜出血、关节腔积血和伤口出血等，而肝素诱导的血小板减少症是一种药物诱导的血小板减少症，是肝素治疗中的一种严重并发症。

5. 注意事项 肝素不宜用于溶血尿毒综合征。溶血尿毒综合征(HUS)是小儿急性肾功能衰竭常见病因之一。

6. 禁忌证 对肝素过敏、血液凝固迟缓者禁用。

(三) 重组水蛭素注射液

1. 药理作用 与凝血酶形成一种基本不可逆的复合物，同时与酶活性中心及底物识别点结合，使之与凝血酶广泛接触。

2. 适应证 用于急性心肌梗死溶栓治疗的辅助用药以预防冠状动脉再闭塞，动脉和静脉血栓性疾病的防治，血管成形术、弥散性血管内凝血、血液透析中的抗凝治疗；也作为AT Ⅲ缺乏症和血小板减少症时的抗凝剂。

3. 用法用量 可以静脉注射、肌内注射或皮下注射，首剂 0.1 mg/kg，以后每小时 0.1 mg/kg。

4. 不良反应 不良反应较少，大剂量可引起出血。

5. 注意事项 用药期间，应定期测定凝血时间。

6. 禁忌证 出血患者禁用。

项目四 慢性阻塞性肺疾病

慢性阻塞性肺疾病(COPD)由于其患者人数多，死亡率高，社会经济负担重，已成为一个重要的公共卫生问题。COPD 目前居全球死亡原因的第 4 位，世界卫生组织公布，至 2020 年 COPD 将位居世界疾病经济负担的第 5 位。在我国，COPD 同样是严重危害人民身体健康的重要慢性呼吸系统疾病。近期对我国 7 个地区 20245 名成年人群进行调查，COPD 患病人数占 40 岁以上人群的 8.2%。COPD 是一种具有气流受限特征的可以预防和治疗的疾病，气流受限不完全可逆、呈进行性发展，与肺部对香烟烟雾等有害气体或有害颗粒的异常炎症反应有关。

一、药物治疗原则

药物治疗用于预防和控制症状，减少急性加重的频率和严重程度，提高运动耐力和生活质量。

1. 支气管舒张剂治疗原则 支气管舒张剂可松弛支气管平滑肌、扩张支气管、缓解气流受限，是控制 COPD 症状的主要治疗措施。短期按需应用可缓解症状，长期规则应用可预防和减轻症状，增加运动耐力，但不能使所有患者的 FEV1 都得到改善。与口服药物相比，吸剂不良反应小，因此多首选吸入治疗。主要的支气管舒张剂有 β_2 受体激动剂、抗胆碱药及甲基黄嘌呤类，根据药物的作用及患者的治疗反应选用。用短效支气管舒张剂较为便宜，但效果不如长效制剂。不同作用机制与作用时间的药物联合应用可增强支气管舒张作用、减少不良反应。β_2 受体激动剂、抗胆碱药与茶碱联合应用，肺功能与健康状况可获进一步改善。

2. 抗生素治疗原则 当患者呼吸困难加重，咳嗽伴有痰量增加及脓性痰时，应根据患者所在地常见病原菌类型及药物敏感情况积极选用抗生素。由于多数COPD急性加重由细菌感染诱发，故抗感染治疗在COPD加重治疗中具有重要地位，COPD患者多有支气管肺部感染反复发作及反复应用抗生素的病史，且部分患者合并有支气管扩张，因此这些患者感染细菌耐药情况较一般肺部感染患者更为严重。长期应用广谱抗生素和激素者易继发真菌感染，宜采取预防和抗真菌措施。

3. 糖皮质激素的治疗原则　COPD稳定期长期应用糖皮质激素吸入治疗并不能阻止其FEV1的降低趋势。长期规律地吸入糖皮质激素较适用于FEV1＜50％预计值（Ⅲ级和Ⅳ级）且有临床症状以及反复加重的COPD患者。这一治疗可减少急性加重频率，改善生活质量。联合吸入糖皮质激素和β_2受体激动剂，比各自单用效果好，目前已有布地奈德/福莫特罗、氟地卡松/沙美特罗2种联合制剂。对COPD患者不推荐长期口服糖皮质激素治疗。

二、药物选择

1. 支气管舒张剂

（1）β_2受体激动剂：沙丁胺醇、沙美特罗。

（2）抗胆碱药：溴化异丙托品、噻托溴铵。

（3）茶碱类药物：茶碱、多索茶碱。

2. 抗生素　应根据患者所在地常见病原菌类型及药物敏感情况积极选用抗生素。

3. 糖皮质激素　常用的糖皮质激素药物有布地奈德、丙酸氟替卡松、甲基泼尼松龙、泼尼松。

4. 其他药物

（1）祛痰药（黏液溶解剂）：COPD气道内可产生大量黏液分泌物，可促使继发感染，并影响气道通畅，应用祛痰药有利于气道引流通畅，改善通气，但除少数有黏痰的患者有效外，效果并不十分确切。常用药物有盐酸氨溴索、乙酰半胱氨酸等。

（2）疫苗：流感疫苗可减轻COPD的严重程度和降低死亡率，可每年给予1次（秋季）或2次（秋、冬季）。它含有杀死的或活的、无活性病毒，应每年根据预测的病毒种类制备。肺炎球菌疫苗含有23种肺炎球菌荚膜多糖，已在COPD患者应用，但尚缺乏有力的临床观察。

三、药物指导

（一）沙丁胺醇

1. 药理作用　本品为选择性β_2受体激动剂，能选择性激动支气管平滑肌的β_2受体，有较强的支气管扩张作用。于哮喘患者，其支气管扩张作用至少与异丙肾上腺素相等。抑制肥大细胞等致敏细胞释放过敏反应介质亦与其支气管平滑肌解痉作用有关。

2. 适应证

（1）用于支气管哮喘、喘息性支气管炎、支气管痉挛、肺气肿等。

（2）缓解哮喘等肺部疾病的阻塞。

（3）慢性充血性心力衰竭。

3. 用法用量　口服，成人每次2～4 mg，每日3次；儿童，每次0.1～0.15 mg/kg，每日2～3次。气雾吸入，每次0.1～0.2 mg（即喷吸1～2次），必要时每4 h重复1次，但24 h内不宜超过8次。粉雾吸入，成人，每次吸入0.4 mg，每日3～4次；儿童，每次吸入0.2 mg，每日 3～4 次。静脉注射,每次 0.4 mg,用 5%葡萄糖注射液 20 mL 或氯化钠注射液 20 mL 稀释后缓慢注射。静脉滴注,每次 0.4 mg,用 5%葡萄糖注射液 100 mL 稀释后滴注。肌内注射,每次 0.4 mg,必要时 4 h 可重复注射。

4. 不良反应

(1) 较常见的不良反应:震颤、恶心、心率增快或心搏异常强烈。

(2) 较少见的不良反应:头晕,目眩,口、咽发干。

(3) 逾量中毒的早兆表现:胸痛,头晕,持续、严重的头痛,严重高血压,持续恶心、呕吐,持续心率增快或心搏强烈,情绪烦躁不安等。

5. 注意事项

(1) 少数患者可见恶心、头痛、头晕、心悸、手指震颤等副作用。剂量过大时,可见心动过速和血压波动。一般减量即恢复,严重时应停药。

(2) 对其他肾上腺素受体激动剂过敏者可能对本品呈交叉过敏。

(3) 长期用药亦可形成耐受性,不仅疗效降低,且可能使哮喘加重。

(4) β 受体拮抗剂如普萘洛尔能拮抗本品的支气管扩张作用,故不宜合用。

6. 禁忌证

(1) 对抛射剂氟利昂过敏患者禁用本品雾化剂。

(2) 心血管功能不全、冠状动脉供血不足、高血压、糖尿病和甲状腺功能亢进症患者慎用。

(二) 噻托溴铵

1. 药理作用 本品为具有特异选择性的抗胆碱药物,具有毒蕈碱受体亚型 M_1～M_5 类似的亲和力,它通过抑制平滑肌 M_3 受体,产生支气管扩张作用。

2. 适应证 本品每日 1 次,用于长期维持治疗 COPD 患者伴有的支气管痉挛,包括慢性支气管炎和肺气肿。

3. 用法用量 每日 1 粒噻托溴铵干粉吸入胶囊(配用特有吸入器),该胶囊仅用于吸入,不要吞咽。

4. 不良反应 本品不良反应主要是其抗胆碱作用所致。患者接受本品治疗 1 年的统计表明:最常见的不良反应为口干(>10%);其次为便秘、念珠菌感染、鼻窦炎、咽炎(>1%);少见全身过敏反应、心动过速、心悸、排尿困难、尿潴留(>0.1%);亦有关于恶心、声音嘶哑和头晕的报道;此外,还可能诱发青光眼和 Q-T 间期延长。

5. 注意事项

(1) 18 岁以下患者不推荐使用本品。

(2) 窄角型青光眼、前列腺增生、膀胱颈梗阻者及妊娠、哺乳期妇女慎用。

(3) 本品作为每日 1 次维持治疗的支气管扩张药,不能用作支气管痉挛急性发作的抢救治疗药物使用。

(4) 中、重度肾功能不全(肌酐清除率≤50 mL/min)的患者,使用本品时应监控。

(5) 吸入本品后可能发生过敏反应。

(6) 长期应用本品可引起龋齿。

(7) 须注意避免将本品弄入眼内,否则可引起或加重窄角型青光眼、眼睛疼痛或不适、短暂视力模糊、视觉晕轮或彩色影像并伴有结膜充血引起的红眼和角膜水肿的症状;如果出

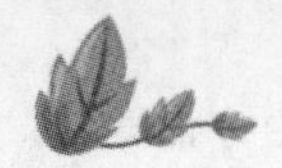

现窄角型青光眼的征象，应立即停止使用。

6. 禁忌证 对本品及其赋形剂、阿托品及其衍生物（如丙托溴铵或氧托溴铵）过敏的患者禁用。

四、慢性阻塞性肺疾病复发的预防与治疗

1. 慢性阻塞性肺疾病稳定期治疗 药物治疗用于预防和控制症状，减少急性加重的频率和严重程度，提高运动耐力和生活质量。根据患者对治疗的反应及时调整治疗方案。

2. 慢性阻塞性肺疾病加重期治疗 根据症状、血气、胸部X线片等评估病情的严重程度。采取控制性氧疗，给予支气管舒张剂、糖皮质激素，必要时进行有创性机械通气。

3. 其他住院治疗措施 在出、入量和血电解质监测下适当补充液体和电解质；注意补充营养，对不能进食者需经胃肠补充要素饮食或予静脉高营养；对卧床、红细胞增多症或脱水的患者，无论是否有血栓栓塞性疾病史均需考虑使用肝素或低分子肝素；积极排痰治疗（如用刺激咳嗽、叩击胸部、体位引流等方法）；识别并治疗伴随疾病（冠心病、糖尿病等）及合并症（休克、弥漫性血管内凝血、上消化道出血、肾功能不全等）。

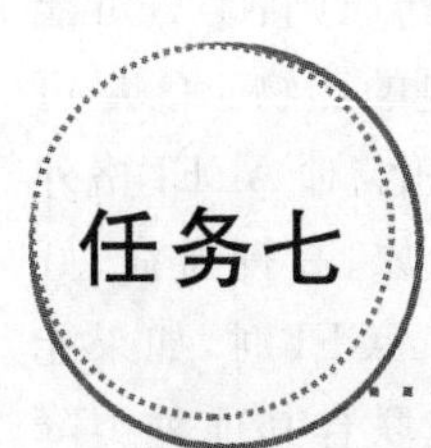

任务七 肾脏内科疾病常用药物治疗指导

项目一 高血压性肾病

高血压性肾病是指由于患者血压长期高出正常范围，没有得到很好控制，从而导致肾小动脉硬化、肾单位萎缩或消失等一系列肾脏功能和结构改变的疾病。本病患者往往合并有其他高血压靶器官损害，如动脉硬化性视网膜病变、左心室肥厚、冠心病、心力衰竭和脑动脉硬化等。影响本病发病的主要因素有性别、年龄、种族以及是否合并糖尿病、高脂血症和高尿酸血症等。一般而言，本病多见于年龄＞40 岁、高血压病史 5～10 年且血压长期得不到有效控制的患者，合并糖尿病、高脂血症和高尿酸血症者发病率高，男性发病率高于女性。

一、药物治疗原则

本病治疗的关键在于早期合理采用降压药积极控制患者血压，进而防止病情进展以及其他并发症的发生。若患者已合并慢性肾功能不全或慢性肾功能衰竭，则除控制血压外，还需要积极处理贫血、钙磷代谢紊乱等并发症。

高血压性肾病降压药的使用应尽可能遵从以下原则。

(1) 尽可能将患者血压控制在目标值(24 h 尿蛋白量＜1 g 者血压目标值为 130/80 mmHg，24 h 尿蛋白量＞1 g 者血压目标值为 125/75 mmHg)。

(2) 尽可能保护肾脏功能，延缓肾病进展。

(3) 尽可能降低心、脑血管等疾病发病风险。

(4) 尽量选择不良反应少并对肾功能有保护作用的药物，尽可能减少尿蛋白，稳定或延缓高血压肾损害。

(5) 为了使慢性肾病患者达到理想的血压，可联合应用多种降压药。

(6) 恶性肾小动脉硬化症患者短期内肾功能迅速恶化，在合并有高血压脑病、视力迅速下降、颅内出血等疾病以及不能口服药物时，可静脉给药，如硝普钠，力争在 12～24 h 内控制血压。

(7) 避免降压速度过急、过猛，以免造成肾脏、脑及心脏等重要脏器的缺血。

(8) 对于已存在慢性肾功能不全或肾脏代偿能力下降的患者，在应用降压药时应注意调整药物的剂量和药物的不良反应。

二、药物选择

1. 血管紧张素转化酶抑制剂(ACEI) 适用于高血压、糖尿病或轻度肾功能减退患者，

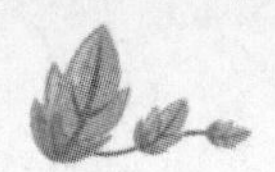

是目前公认的保护肾脏最有效的一类降压药，对于高血压性肾病患者具有延缓肾损害的作用，也可用于只有蛋白尿而无高血压的患者。ACEI 类药物有 10 余种，选药原则：①尽可能应用对肾组织渗透力高的药物。②尽可能选择通过肾脏及肾外双通道排泄的药物。③尽可能从小剂量开始应用 ACEI，尤其老年人肾脏相对血流不足，肾动脉粥样硬化，对 ACEI 格外敏感，若用药不当可以发生急性肾功能衰竭。④对于双侧肾动脉狭窄、少尿、高钾血症、妊娠、未行血液透析的尿毒症患者应慎用或禁用 ACEI 类药物。⑤单独应用 ACEI 时，如果能将患者血压控制在正常范围，则继续治疗；如不能控制，可将其剂量加倍或联合其他种类降压药使用。ACEI 的主要不良反应为咳嗽、高钾血症、过敏、血管神经性水肿等。

2. 血管紧张素Ⅱ受体拮抗剂(ARB) ARB 的治疗对象和禁忌证与 ACEI 基本相同，还适用于对 ACEI 不能耐受的高血压患者。ARB 对于降低患者收缩压和舒张压均有作用，具有长效、降压平稳、抑制左心室肥厚、肾脏保护和预防脑卒中的作用，某些种类 ARB 还能降低血尿酸、增加尿酸排泄。与 ACEI 相比尚有以下优点：不影响激肽代谢，无咳嗽等不良反应，有良好的耐受性；其疗效不受 ACE 基因多态性的影响；可抑制非 ACE 催化产生的血管紧张素Ⅱ的各种效应。

3. 钙通道阻滞剂(CCB) CCB 包括二氢吡啶类和非二氢吡啶类 2 种亚类，同时可以按照药物剂型的不同分为长效制剂和短效制剂，主要适用于合并肾功能不全或糖尿病的高血压患者。短效制剂由于可引起患者血压较大波动，目前已不推荐长期使用。长效二氢吡啶类药物主要包括非洛地平缓释片、氨氯地平、硝苯地平控释片等。二氢吡啶类 CCB 降低血压疗效肯定，但对肾脏的保护作用却存在争论。非二氢吡啶类钙通道阻滞剂主要包括维拉帕米和地尔硫䓬，由于非二氢吡啶类钙通道阻滞剂对窦房结功能和房室传导有抑制作用，容易引起窦性心动过缓和房室传导阻滞。因此，非二氢吡啶类钙通道阻滞剂对心力衰竭、窦房结功能低下、心传导阻滞者禁用。相对于 ACEI 和 ARB 类降压药而言，应用 CCB 禁忌证少，使用安全。

4. 利尿剂 适用于高血压早期或轻型高血压患者，对盐敏性高血压有较强的降压效果。主要不良反应有低钾血症、高钙血症、高血糖和高脂血症等，故糖尿病、痛风和高脂血症患者应慎用。另外，对肾功能减退的患者也有不利影响，可引起血尿素氮和肌酐的增高。对于限制盐摄入困难的患者和容量依赖性高血压患者，应适当加用利尿剂。保钾排钠类利尿剂不宜与 ACEI 合用，肾功能不全者严禁二者联合应用。

5. β受体拮抗剂 适用于心率偏快，心功能良好伴冠心病、心绞痛的轻、中型高血压患者。大量临床实践认为β受体拮抗剂可有效降低血压，但其可导致心动过缓，诱发支气管哮喘、高血糖、高脂血症等。因此，对于合并哮喘、慢性阻塞性肺疾病和病窦综合征的患者不宜使用，糖尿病患者也应慎用。

6. α受体拮抗剂 适用于伴有肥胖、高脂血症及肾功能不全的高血压患者。α受体拮抗剂对肾功能参数无明显影响，由于其可控制血压、调整血脂，所以对肾脏产生一定益处。常见不良反应为直立性低血压，尤其是首次服药时容易发生，因此首次服药时应在临睡前药量减半服用，并注意尽量避免夜间起床。

7. 联合使用多种降压药 若患者初始血压较高或使用单一降压药患者血压不达标，则可以考虑和其他种类降压药联合使用，但并非任意降压药均可以联合使用。一般推荐：二氢吡啶类钙通道阻滞剂联合噻嗪类利尿剂、二氢吡啶类钙通道阻滞剂联合 ACEI/ARB、二氢吡啶类钙通道阻滞剂联合β受体拮抗剂和ACEI/ARB联合噻嗪类利尿剂。ACEI和ARB能否联合应用存在争议,目前一般不推荐ACEI和ARB联合应用于降压治疗。

8. 高血压危象的处理措施 降压目标是通过静脉输注降压药,1 h内使平均动脉血压迅速下降25%,在以后的2～6 h血压降至约160/100 mmHg。若患者可以耐受且临床病情稳定,在以后24～48 h血压逐步降至正常水平。高血压危象常用降压药有硝普钠、尼卡地平、乌拉地尔、肼屈嗪、拉贝洛尔、酚妥拉明等。有些高血压急症患者,用口服短效降压药可能有益,如卡托普利、拉贝洛尔、可乐定等。

三、药物指导

详见任务五的项目一。

四、高血压性肾病复发的预防与治疗

患者若自行停药,即失去对病情的控制。本病需终生服药,应尽可能告知患者停药风险,增加患者依从性,对于自行停药、血压难以控制的患者,只需再次按照降压药使用原则将血压控制到目标值即可。

项目二 终末期肾病

终末期肾病(ESRD)患者自身的肾功能不可逆地下降,病情严重至必须进行透析或移植,否则足以致命。ESRD处在慢性肾病(CKD)分期的第五期,此期主要指估计的肾小球滤过率低于每标准体表面积(1.73 m^2)15 mL/min,或指那些需要透析的患者,不论肾小球滤过率高低。肾功能减退或丧失导致一系列调节紊乱,包括体液潴留(细胞外液容量负荷过量)、贫血、骨矿物质代谢紊乱、血脂异常及蛋白质能量营养不良。在ESRD患者中可以观察到的液体潴留会导致高血压、心室功能不全以及更多的心血管事件的发生。

一、药物治疗原则

针对不同的并发症选择合适的药物。

二、药物选择

(1) 纠正水、电解质紊乱:透析患者加强超滤和限制钠、水的摄入。高钾血症:应首先治疗引起高钾的原因和限制从饮食中摄入钾,首先用10%的葡萄糖酸钙20 mL,稀释后缓慢静脉注射,继之用5%的碳酸氢钠100 mL静脉推注,5 min注射完成后用50%葡萄糖50～100 mL加普通胰岛素6～12 U静脉注射,经上述处理后,如血钾不降,应即进行透析。

(2) 维持酸碱平衡:多数慢性肾功能衰竭患者,应经常口服碳酸氢钠,一般3～10 g/d,分3次服。HCO_3^- 低于13.5 mmol/L,尤其伴有昏迷或深大呼吸时,应静脉补碱,一般先将 HCO_3^- 提高到17.1 mmol/L。每提高 HCO_3^- 1 mmol/L,需要5%碳酸氢钠0.5 mL/kg,如因纠正酸中毒而引起低钙血症,可给予10%葡萄糖酸钙10 mL稀释后缓慢静脉注射。严重酸中毒,需静脉补碱,并按血气分析予以调整剂量,同时,根据病情,考虑是否开始透析治疗。

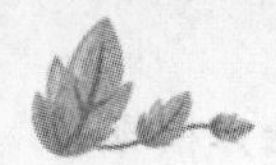

(3) 神经精神系统受累时用药：癫痫发作时予以地西泮注射(10～20 mg)有效，但因其作用时间短需同时服用长效抗癫痫药物以防再发。在心电监测的情况下，每分钟不超过 50 mg 的速度注入苯妥英钠 200 mg，或缓慢滴注地西泮 100～150 mg/24 h。

(4) 高血压：对容量依赖性高血压应控制水、钠摄入，并配合利尿剂及降压药。利尿剂中以呋塞米及依他尼酸钠效果最好。对肾素依赖型高血压可应用血管紧张素转化酶抑制剂及血管紧张素Ⅱ受体拮抗剂，如赖诺普利、福辛普利、贝那普利、培哚普利、依那普利、卡托普利、氯沙坦、缬沙坦、替米沙坦、氯沙坦等，还可用钙通道阻滞剂及β受体拮抗剂，还有α、β受体拮抗剂等。联合应用，使血压降到理想水平。

(5) 贫血治疗详见肾性贫血。

(6) 皮肤瘙痒外用乳化剂，口服抗组胺药物，控制高磷血症及强化透析。

(7) 胃肠透析：药用炭片，尿毒清(1 包，3～5 次/日)，口服透析盐(15 mg，3 次/日)。

(8) 维持氮平衡：复方α酮酸片(4～8 片，3 次/日)，配合低蛋白饮食。

三、药物指导

(一) 复方α酮酸片

1. 药理作用 本品可提供必需氨基酸并尽量减少氨基酸的摄入。酮或羟氨基酸本身不含有氨基，其利用非必需氨基酸的氨转化为氨基酸，因此可减少尿素合成，尿毒症性产物也减少。酮或羟氨基酸不引起残存肾单位的高滤过，并可以改善肾性高磷血症和继发性甲状旁腺功能亢进症，改善肾性骨营养不良。本品配合低蛋白饮食，可减少氨的摄入，同时可避免因蛋白摄入不足及营养不良引起的不良后果。

2. 适应证 配合低蛋白饮食，预防和治疗因慢性肾功能不全而造成蛋白质代谢失调引起的损害。通常用于肾小球滤过率低于每分钟 25 mL 的患者。低蛋白饮食要求成人每日蛋白摄入量为 40 g 或 40 g 以下。

3. 用法用量 口服。①每日 3 次，每次 4～8 片，用餐期间整片吞服。必要时遵医嘱。此剂量是按 70 kg 成人体重计算的。②对于肾小球滤过率低于 25 mL/min 的患者，本品配合不超过每日 40 g(成人)的低蛋白饮食，可长期服用。

4. 不良反应 可能发生高钙血症。如出现高钙血症，建议减少维生素 D 的摄入量。如高钙血症持续发生，将本品减量并减少其他含钙物质的摄入。

5. 注意事项

(1) 本品宜在用餐时服用，使其充分吸收并转化为相应的氨基酸。应定期监测血钙水平，并保证摄入足够的热量。

(2) 不要把药品存放在儿童接触得到的地方。

(3) 请勿服用超过有效期的产品。

6. 禁忌证

(1) 高钙血压和氨基酸代谢紊乱。

(2) 遗传性苯丙酮尿症患者使用本品时，须注意本品含有苯丙氨酸。

四、终末期肾病复发的预防与治疗

无。

项目三 肾性骨病

肾性骨病可分为高转化性肾性骨病(又称继发性甲状旁腺功能亢进性骨病)、低转化性肾性骨病及混合性骨病。继发性甲状旁腺功能亢进(SHPT)是引起高转化性肾性骨病的主要原因,其不仅可引起骨骼的严重损害,而且可以加重钙、磷代谢异常,引起皮肤瘙痒、贫血、神经系统损害及心血管系统疾病等。合理应用活性维生素 D,严格监测血免疫反应性甲状旁腺激素(iPTH)、钙、磷和钙磷乘积等,是治疗 SHPT 的重要手段。

一、药物治疗原则

肾性骨病的一般治疗以控制饮食和药物治疗为主,辅以透析液钙离子浓度的合理应用。继发性甲状旁腺功能亢进性骨病的药物治疗原则是降低血磷、调整血钙和合理应用活性维生素 D,严格监测血 iPTH、钙、磷和钙磷乘积,根据 CKD 的不同分期,要求血 iPTH 及钙、磷水平和钙磷乘积维持在目标值范围。

二、药物选择

1. 降低血磷 含钙的磷结合剂(碳酸钙、醋酸钙);不含钙的磷结合剂(盐酸司维拉姆);含铝的磷结合剂(氢氧化铝)。

2. 调整血钙 碳酸钙、醋酸钙。

3. 活性维生素 D 骨化三醇、阿法骨化醇。

三、药物指导

(一) 碳酸钙

1. 药理作用 钙是维持人体神经、肌肉、骨骼系统、细胞膜和毛细血管通透性正常功能所必需的物质。维生素 D 能参与钙和磷的代谢,促进其吸收并对骨质形成有重要作用。

2. 适应证 用于妊娠和哺乳期妇女、更年期妇女、老年人等的钙补充剂,并帮助防治骨质疏松。

3. 用法用量 口服,咀嚼后咽下。成人,每次 1 片,每日 1～2 次,每日最大量不超过 3 片;儿童,每次半片,每日 1～2 次。

4. 不良反应

(1) 嗳气、便秘。

(2) 过量服用可发生高钙血症,偶可发生乳碱综合征,表现为高血钙、碱中毒及肾功能不全(因服用牛奶及碳酸钙或单用碳酸钙引起)。

5. 注意事项

(1) 心、肾功能不全者慎用。

(2) 如服用过量或出现严重不良反应,应立即就医。

(3) 对本品过敏者禁用，过敏体质者慎用。

(4) 本品性状发生改变时禁止使用。

(5) 请将本品放在儿童不能接触到的地方。

(6) 如正在使用其他药品，使用本品前请咨询医师或药师。

6. 禁忌证　高钙血症、高尿酸血症、含钙肾结石或有肾结石病史者禁用。

(二) 骨化三醇

1. 药理作用　骨化三醇是1α,25-D3的一种最重要的活性代谢物。此代谢物通常是在肾脏内形成。

2. 适应证　用于慢性肾功能衰竭患者的肾性骨营养不良，特别是需要长期血液透析的患者。手术后自发性及假性甲状腺功能减退症。维生素 D_3 依赖性佝偻病以及血磷酸盐过少维生素D抗性佝偻病。近年来还用于银屑病等皮肤病的治疗。

3. 用法用量　成人剂量必须根据血清钙的浓度为标准来调整。肾性骨营养不良症(接受血液透析治疗的患者)最初剂量为0.25 μg/d，1次/日，连服2～4周。对于血清钙浓度正常或偏低的患者，每次0.25 μg，每2日1次就足够了。绝经后及老年性骨质疏松症推荐剂量为每次0.25 μg，2次/日。最大剂量可至每次0.5 μg，2次/日。

4. 不良反应　如果剂量不超出许可范围，骨化三醇没有不良反应。由于骨化三醇具有维生素D的作用，因此其不良反应类似维生素D过量后的反应，如食欲缺乏、呕吐、腹泻、软组织异常、多尿、蛋白尿及高血钙综合征或钙中毒(这取决于高血钙的维持时间及严重程度)。用药过量可导致眩晕、恶心、呕吐、腹痛、肌无力、精神错乱、烦渴、多尿、骨痛、肾结石、肾钙质沉着、心律失常等症状，由于骨化三醇的血浆半衰期短，因此在减量或停药后的几天内，血浆钙即可恢复正常，和用维生素D或其衍生物治疗相比，骨化三醇血浆钙恢复正常时间要快得多。

5. 注意事项

(1) 孕妇、儿童慎用。

(2) 根据血钙情况调整用量。

(3) 勿与含镁制剂合用，用药期间注意补钙。

6. 禁忌证　凡与高血钙有关的疾病禁用。

(三) 阿法骨化醇

1. 药理作用

(1) 增加小肠和肾小管对钙的重吸收，抑制甲状旁腺增生，减少甲状旁腺激素合成与释放，抑制骨吸收。

(2) 增加转化生长因子-β和胰岛素样生长因子-1合成，促进胶原和骨基质蛋白合成。

(3) 调节肌肉钙代谢，促进肌细胞分化，增强肌力，增加神经肌肉协调性，减少跌倒倾向。

2. 适应证　适用于防治骨质疏松症、肾原性骨病(肾病性佝偻病、甲状旁腺功能亢进伴有骨病者)、甲状旁腺功能减退、营养和吸收障碍引起的佝偻病和骨软化症、假性缺钙(D-依赖型Ⅰ)的佝偻病和骨软化症等。

3. 用法用量　口服：骨质疏松症患者初始剂量为0.5 μg/d，维持量为0.25～0.5 μg/d。

其他指征患者初始剂量为成人及体重在 20 kg 以上的儿童 1 μg/d,老年人 0.5 μg/d,维持量为 0.25～1 μg/d,服用时请遵医嘱。

4. 不良反应 一般无不良反应、但长期大剂量服用或患有肾损害的患者可能出现恶心、头昏、皮疹、便秘、厌食、呕吐、腹痛等高血钙征象,停药后可恢复正常。

5. 注意事项 服药初期必须每周测定血钙水平,当剂量稳定后,每 2～4 周测 1 次;若出现高血钙应停药,直至血钙恢复正常(约 1 周),然后按末次剂量减半给药。对有维生素 D 中毒或过敏者不宜用。

四、肾性骨病复发的预防与治疗

CKD 早期就出现矿物质代谢紊乱和骨病,并贯穿于肾功能进行性丢失的全过程,而且受治疗的影响可以使其减缓恶化。因此,从 CKD 早期就应开始采取措施防治矿物质和骨代谢紊乱,这对延长 CKD 患者的生存尤为重要。在 GFR 为 20～60 mL/(min·1.73 m^2)的 CKD 患者中,可以通过补充维生素 D_2(钙化醇)或维生素 D_3(骨化三醇)来防止营养性的维生素 D 缺乏或不足。如果有明确的维生素 D 缺乏的证据则需要治疗,最好的治疗方法是应用维生素 D,尽管所需要的剂量要大于治疗维生素 D 不足的剂量。对于维生素 D 缺乏的预防,推荐的维生素 D 每日剂量为 60 岁以上者 800 IU,60 岁以下的成年人 400 IU。

项目四 肾性贫血

肾性贫血是慢性肾病(CKD)的重要临床表现,常有正细胞正色素性贫血及其所引起的一系列生理异常,影响了 CKD 患者的生活质量。肾性贫血是 CKD 患者合并心血管并发症的独立危险因素。CKD 患者肾脏产生促红细胞生成素的能力下降是肾性贫血的主要原因。其他可能造成贫血的因素包括铁缺乏、严重甲状旁腺功能亢进、急性或慢性炎症状态、铝中毒、叶酸缺乏等。肾性贫血可发生在血肌酐>176.8 nmol/L 甚至更高时,占慢性肾性贫血的 23%～50%。虽然肾功能损害越严重,发生贫血的可能及严重程度越大,但成人肾功能受损程度与血红蛋白及血细胞压积并不完全平行。

一、药物治疗原则

研究证实,贫血可加速缺血、缺氧和氧化应激引起的肾小球和间质纤维化、肾小管萎缩,加速 CKD 的进展。而重组人促红细胞生成素(rHuEPO)、铁剂可能会延缓 CKD 的进展。因此,提倡只要存在肾性贫血,无论是否透析,均需要开始 rHuEPO 治疗,并按需要补充铁剂等,以达到血红蛋白、血细胞压积靶目标值。

二、药物选择

1. 口服补铁 葡萄糖酸亚铁、硫酸亚铁、富马酸亚铁、多糖铁复合物胶囊。

2. 静脉使用的铁剂 蔗糖铁、右旋糖酐铁。

3. rHuEPO 的应用 阿法依泊汀。

4. 其他辅助治疗 叶酸、维生素 B_{12}。

三、药物指导

（一）葡萄糖酸亚铁

1. 药理作用　铁为合成血红蛋白、肌红蛋白及某些酶的重要成分之一。本品为二价铁，较三价铁易于吸收。

2. 适应证　葡萄糖酸亚铁主要用于各种原因，如蛋白质/能量营养不良、慢性失血、月经过多、妊娠期、儿童生长期等引起的缺铁性贫血。

3. 用法用量

（1）成人预防用，每天 0.3 g；治疗用，每次 0.3～0.6 g，每天 0.9～1.8 g。

（2）儿童：每天 30 mg/kg，分 3 次口服。

4. 不良反应　常见不良反应为轻度恶心、食欲不振、胃部或腹部疼痛等，轻度腹泻或便秘多与剂量有关。

5. 注意事项　服用葡萄糖酸亚铁的糖浆或溶液剂时应该用吸管，以防牙齿变黑。

6. 禁忌证

（1）对铁剂过敏者。

（2）血色病、含铁血黄素沉着症及非缺铁性贫血（如地中海贫血）。

（3）严重肝、肾功能损害。

（二）富马酸亚铁

1. 药理作用　铁为血红蛋白（为红细胞中的主要携氧成分）及肌红蛋白（是肌肉细胞中储存氧的部位，在肌肉运动时供氧）的主要组成成分，富马酸亚铁的亚铁离子在血中被铜蓝蛋白氧化成三价铁离子后，再与血浆中的转铁蛋白结合，被运送到体内各组织，通过转铁蛋白受体以胞饮作用的形式进入细胞内，在线粒体上与原卟啉及珠蛋白结合，形成血红蛋白。与三羧酸循环有关的大多数酶均含铁，或仅在铁存在时才能发挥作用。因此，对缺铁患者积极补充铁剂后，除血红蛋白合成加速外，和组织缺铁及含铁酶活性降低有关的症状（如生长迟缓、行为异常、体力不足、黏膜组织变化以及皮肤、指甲病变等）也能得以纠正。

2. 适应证　富马酸亚铁为抗贫血药，用于预防和治疗缺铁及缺铁性贫血，尤其对蛋白质/能量营养不良，生长发育期需求增加和慢性失血引起者效果更佳。

3. 用法用量

（1）成人：预防缺铁，每天 0.2 g。治疗缺铁，每次 0.2～0.4 g，每天总量 0.6～1.2 g，轻症疗程为 2～3 周。重症则为 3～4 周。

（2）儿童：1 岁以下，每次 35 mg，每天 3 次；1～5 岁，每次 70 mg，每天 3 次；6～12 岁，每次 140 mg，每天 3 次。

4. 不良反应　富马酸亚铁具有收敛性，口服后常有轻度恶心、胃部或腹部疼痛，多与剂量有关。轻度腹泻或便秘也很常见。

5. 注意事项

（1）酒精中毒、肝炎、急性感染、肠道炎症（如憩室炎、溃疡性结肠炎等）、胰腺炎、消化性溃疡患者慎用。

（2）药物对妊娠的影响：妊娠期补充铁剂以妊娠中、后期最为适当，由于此时铁摄入量减少而需要量增加。

(3) 应用铁剂后,血清结合转铁蛋白或较铁蛋白增高(易导致对贫血的漏诊),大便隐血试验阳性(易与上消化道出血相混淆)。

(4) 用药前后及用药时应当检查或监测血红蛋白、网织红细胞计数、血清铁蛋白及血清铁。

(5) 用药前须明确诊断,并尽可能找到缺铁的原因。

(6) 口服富马酸亚铁有轻度胃肠反应,可饭后即刻服用以减轻胃部刺激,但药物吸收有所影响。如反应明显,可减少初次口服剂量(以后逐渐增加)。口服铁剂期间,不宜同时注射铁剂,以免发生毒性反应。

(7) 通常口服铁剂后4～5天血液中网织红细胞数即可上升,7～12天达到高峰,血红蛋白于用药第4周时明显增加,但恢复至正常值常需4～12周,而血红蛋白正常后须继续服药2～3个月才能使血清转铁蛋白值恢复正常。

6. 禁忌证

(1) 对铁剂过敏者。

(2) 血色病、含铁血黄素沉着症及非缺铁性贫血(如地中海贫血)。

(3) 严重肝、肾功能损害。

(三) 右旋糖酐铁

1. 药理作用 抗贫血。铁为血红蛋白及肌红蛋白的主要组成成分,血红蛋白为红细胞中主要携氧者。

2. 适应证 该品为注射用铁剂,适用于不宜口服用药的缺铁性贫血患者。

3. 用法用量 深部肌内注射:每天1 mL。

4. 不良反应 肌内注射可引起局部疼痛;静脉注射不可溢出静脉。严重肝肾功能不全者忌用。

5. 注意事项

(1) 适用于不能耐受口服铁剂的缺铁性贫血患者,或需迅速纠正缺铁患者。

(2) 注射该品后血红蛋白未见逐步升高者应立即停药。

6. 禁忌证 严重肝、肾功能不全者禁用。

(四) 阿法依泊汀

1. 药理作用 可作用于红系祖细胞,促进红系细胞生成和分化,促进红母细胞成熟,增多红细胞数和血红蛋白含量,并能稳定红细胞膜。

2. 适应证 肾病终末期患者的贫血、接受叠氮胸苷治疗的艾滋病毒感染患者的贫血以及癌症化疗引起的贫血。

3. 用法用量 静脉注射或皮下注射,一般开始剂量为50～150 IU/kg,3次/周。如4周内,网织红细胞计数、红细胞压积或血红蛋白水平未见明显增加,可小幅度增加剂量;如在2周内红细胞压积增加超过4%,应减少剂量。以红细胞压积达30%～33%或血红蛋白达100～120 g/L为指标,调节维持量,一般25 IU/kg,3次/周。接受长期血液透析患者,应在每次透析结束时给予本品。腹腔内给药,剂量大于或等于静脉注射剂量。

4. 不良反应 常见高血压,偶然诱发脑溢血及癫痫发作,其他可见骨痛、寒战、流感样综合征、口苦、恶心、呕吐、皮肤瘙痒、眼结膜炎、心动过速、高钾血症等。

5. 注意事项 妊娠C类药物治疗期间应监测血压、血管栓塞情况及血清铁量，必要时应补铁。皮下注射倍他依泊汀整体平均不良反应比阿法依泊汀高出12%($P<0.05$)。

6. 禁忌证 对阿法依泊汀过敏者、血液透析难以控制的高血压、铅中毒、孕妇及哺乳期妇女、对人血清蛋白或哺乳动物细胞衍生物过敏者禁用。

（五）叶酸

1. 药理作用 叶酸在肠道吸收后，经门静脉进入肝脏，在肝内二氢叶酸还原酶的作用下，转变为具有活性的四氢叶酸。后者是体内转移"一碳单位"的载体，是DNA合成过程中必需的辅酶。经口服给药，在胃肠道（主要是十二指肠上部）几乎完全被吸收，5～20 min后可出现在血中，1 h后可达最高血药浓度。大部分主要储存在肝内，体内的叶酸主要被分解为喋呤和对氨基苯甲酰谷氨酸。血浆半衰期约为40 min。由胆汁排至肠道中的叶酸可再被吸收，形成肝肠循环。慢性酒精中毒时，每天从食物中摄取叶酸的量大受限制，叶酸的肝肠循环也可能由于酒精对肝实质细胞的毒性作用而发生障碍。但这是很容易纠正的，只要恢复正常饮食，就足以克服酒精的影响。还有在妊娠、哺乳期间，都可导致体内叶酸需求增多，是叶酸补充的指征。

2. 适应证

(1) 各种原因引起的叶酸缺乏及叶酸缺乏所致的巨幼红细胞性贫血。

(2) 妊娠期、哺乳期妇女预防给药。

(3) 慢性溶血性贫血所致的叶酸缺乏。

3. 用法用量

(1) 口服给药：治疗剂量为每次5～10 mg，每天15～30 mg，14天为1个疗程，或用至红细胞数量恢复正常为止；维持剂量为每天2.5～10 mg。预防剂量为每次0.4 mg，每天1次。

(2) 肌内注射：每次10～20 mg。

(3) 儿童：口服给药，每次5 mg，每天3次。

4. 不良反应 不良反应较少，罕见过敏反应。长期用药可以出现畏食、恶心、腹胀等胃肠道症状。大量服用叶酸时，可使尿呈黄色。

5. 注意事项

(1) 静脉注射较易致不良反应，故不宜采用；肌内注射时，不宜与维生素B_1、维生素B_2、维生素C同管注射。

(2) 口服大剂量叶酸，可以影响微量元素锌的吸收。

(3) 诊断明确后再用药。若为试验性治疗，应用生理量（每天0.5 mg）口服。

(4) 营养性巨幼红细胞性贫血常合并缺铁，应同时补充铁，并补充蛋白质及其他B族维生素。

(5) 恶性贫血及疑有维生素B_{12}缺乏的患者，不单独用叶酸，因这样会加重维生素B_{12}的负担和神经系统症状。

(6) 一般不用维持治疗，除非是吸收不良的患者。

6. 禁忌证 对叶酸及其代谢产物过敏者。

（六）维生素B_{12}

1. 药理作用 本品为抗贫血药。维生素B_{12}参与体内甲基转换及叶酸代谢，促进5-甲基四氢叶酸转变为四氢叶酸。缺乏时,导致DNA合成障碍,影响红细胞的成熟。本品还促使甲基丙二酸转变为琥珀酸,参与三羧酸循环。此作用关系到神经髓鞘脂类的合成及维持有髓神经纤维功能完整,维生素 B_{12} 缺乏症的神经损害可能与此有关。

2. 适应证 主要用于因内因子缺乏所致的巨幼红细胞性贫血,也可用于亚急性联合变性神经系统病变,如神经炎的辅助治疗。

3. 用法用量 肌内注射,成人,每日0.025～0.1 mg或隔日0.05～0.2 mg。用于神经炎时,用量可酌增。儿童用药肌内注射,每次25～100 μg,每日或隔日1次。避免同一部位反复给药,且对新生儿、早产儿、婴儿、幼儿要特别小心。

4. 不良反应 肌内注射偶可引起皮疹、瘙痒、腹泻及过敏性哮喘,但发生率低,极个别有过敏性休克。

5. 注意事项

(1) 可致过敏反应,甚至过敏性休克,不宜滥用。

(2) 有条件时,用药过程中应监测血中维生素 B_{12} 浓度。

(3) 痛风患者使用本品可能发生高尿酸血症。

6. 禁忌证 尚不明确。

四、肾性贫血复发的预防与治疗

1. 预防 与rHuEPO治疗相关的可能的不良反应有高血压、癫痫、血管通路血栓、高钾血症。但没有必要担心新的癫痫发作或癫痫发作频率的改变而限制患者的活动,有癫痫病史的患者不是应用rHuEPO的禁忌证。对于使用rHuEPO的血液透析患者,没有必要增加对血管通路及血钾的监测。

2. 治疗 如果不予以治疗肾性贫血可引起的一系列生理异常,包括组织氧供给和利用下降、心输出量增加、心脏增大、心室肥厚、心绞痛、充血性心力衰竭、认知与精神敏锐度下降、月经周期改变、夜间阴茎勃起减少,可损害免疫反应,在儿童患者可使其生长发育延迟。这些异常影响了CKD患者的生活质量,减少了康复的机会和生存率。应用rHuEPO有效治疗肾性贫血,可以改善慢性肾功能衰竭患者的生存率,降低并发症发生率,提高生活质量。

项目五 糖尿病肾病

糖尿病肾病(DN)是指由糖尿病导致的临床上以微量白蛋白尿乃至大量蛋白尿以及不同程度肾功能损害,病理上以肾小球结节性硬化、弥漫性硬化或渗出性改变为特征的疾病。随着人们的生活方式从传统到现代的改变,糖尿病患病人数无论是在发达国家还是发展中国家都在快速增长。在发达国家,由于2型糖尿病和肥胖的快速增加,糖尿病已成为慢性肾病(CKD)的首要发病原因,而在发展中国家糖尿病在慢性肾病的发病中也占有越来越重要的地位。

一、药物治疗原则

1. 严格控制血糖 达到糖化血红蛋白＜7.0%(循证医学证据:A级);血糖水平应控制在空腹5.0～7.2 mmol/L,餐后1～2 h低于10.0 mmol/L。

2. 积极控制血压 CKD一至四期糖尿病患者的血压控制目标是低于130/80 mmHg，尿蛋白<1 g/d者目标值<130/80 mmHg，尿蛋白>1 g/d者目标值<125/75 mmHg，一般用血管紧张素转化酶抑制剂(ACEI)或血管紧张素Ⅱ受体拮抗剂(ARB)，为减少心血管事件和使血压达到靶目标，可加用利尿剂和钙通道阻滞剂、β受体拮抗剂。

3. 适当调脂 当DN导致的CKD一至四期的患者低密度脂蛋白≥2.6 mmol/L时应予治疗，治疗的靶目标为LDLC<2.6 mmol/L，HDLC>1.1 mmol/L，TG<1.5 mmol/L。推荐使用他汀类药物。

4. 降低尿蛋白 无论血压正常与否，对于微量白蛋白尿或大量蛋白尿患者，均应使用ACEI和(或)ARB类降压药来控制蛋白尿，CKD五期可用氯沙坦。对于血肌酐水平>350 μmol/L的慢性肾病患者是否可以继续应用RAS阻滞剂，目前尚存在争议。

二、药物选择

1. 降糖药物 格列吡嗪、格列齐特、瑞格列奈、吡格列酮、中性可溶性人胰岛素。

2. 降压药 ACEI类降压药：依那普利、贝那普利。ARB类降压药：氯沙坦、缬沙坦、厄贝沙坦、替米坦。利尿剂：氢氯噻嗪、呋塞米。钙通道阻滞剂：非洛地平、氨氯地平、硝苯地平。β受体拮抗剂：美托洛尔。α、β受体拮抗剂：卡维地洛。

3. 调脂药物 阿托伐他汀、瑞舒伐他汀、氟伐地汀、普伐他汀、辛伐他汀、非诺贝特。

4. 降低尿蛋白药物 ACEI和ARB类。

三、药物指导

略。

四、糖尿病肾病复发的预防和治疗

无。

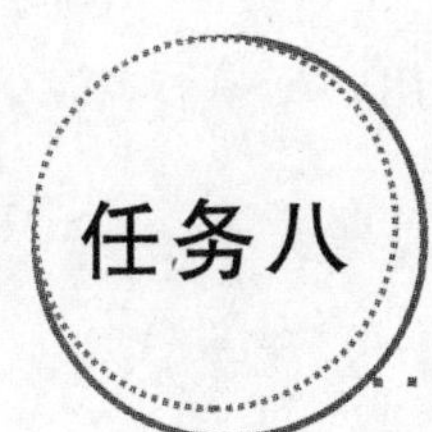

任务八 儿科疾病常用药物治疗指导

项目一 小儿腹泻

小儿腹泻，亦称腹泻病，是一组由多病原、多因素引起的以大便次数增多和大便性状改变为特点的消化道疾病，是我国婴幼儿最常见的疾病之一。6个月至2岁婴幼儿发病率高，5岁以下儿童死亡率排名第2位，是造成小儿营养不良、生长发育障碍的主要原因之一。

一、药物治疗原则

水样便腹泻多为病毒及非侵袭性细菌感染所致，一般不用抗生素，应合理使用液体疗法，选用微生态制剂和肠黏膜保护剂。使用抗生素临床指征为脓血便；有里急后重症状；大便镜检白细胞满视野。

二、药物选择

葡萄糖酸锌、双歧杆菌三联活菌散（培菲康）、蒙脱石散（思密达）、口服补液盐（ORS）、诺氟沙星（氟哌酸）。

三、药物指导

（一）葡萄糖酸锌

1. 药理作用 锌存在于众多的酶系中，如碳酸酐酶、呼吸酶、乳酸脱氢酸、超氧化物歧化酶、碱性磷酸酶、DNA 和 RNA 聚合酶等中，为核酸、蛋白质、碳水化合物的合成和维生素 A 的利用所必需。锌具有促进生长发育、改善味觉的作用。锌缺乏时出现味觉、嗅觉差，厌食，生长与智力发育低于正常。

2. 适应证 葡萄糖酸锌为补锌药，主要用于婴儿及老年人以及妊娠期妇女因缺锌引起的新生儿生长发育迟缓、营养不良、厌食症、复发性口腔溃疡、皮肤痤疮等症。

3. 用法用量 口服。成人每次 30～50 mL，每日 1 次。12 岁以下儿童：年龄 1～3 岁，体重 0～15 kg，每日用量 5～7.5 mL；年龄 4～6 岁，体重 16～21 kg，每日用量 7.5～10 mL；年龄 7～9 岁，体重 22～27 kg，每日用量 10～12.5 mL；年龄 10～12 岁，体重 28～32 kg，每日用量 12.5～15 mL。

4. 不良反应 可见胃部不适，恶心或呕吐等消化道刺激症状。但本品的消化道刺激性比硫酸锌弱。

5. 注意事项

(1) 一般宜餐后服用以减少胃肠道刺激。

(2) 应在确诊为锌缺乏症时使用,如需长期服用,必须在医师指导下使用。

(3) 对药物过敏者禁用,过敏体质者慎用。

(4) 儿童必须在成人监护下使用。

(5) 如正在使用其他药品,使用前请咨询医师或药师。

(二) 双歧杆菌三联活菌散

1. 药理作用 本品可直接补充正常生理性细菌,调节肠道菌群,能抑制肠道中对人体具有潜在危害的菌类甚至病原菌。

2. 适应证 主治因肠道菌群失调引起的急、慢性腹泻;也可用于治疗轻、中型急性腹泻,慢性腹泻及消化不良、腹胀。

3. 用法用量 口服,用温水冲服。0～1 岁儿童,每次半包;1～5 岁儿童,每次 1 包;6 岁以上儿童及成人,每次 2 包,每日 3 次。

4. 不良反应 尚不明确。

5. 注意事项

(1) 本品为活菌制剂,切勿将本品置于高温处。溶解时水温不宜超过 40 ℃。

(2) 避免与抗菌药同服。

(3) 对本品过敏者禁用,过敏体质者慎用。

(4) 本品性状发生改变时禁止使用。

(5) 请将本品放在儿童不能接触到的地方。

(6) 儿童必须在成人监护下使用。

(7) 如正在使用其他药品,使用本品前请咨询医师或药师。

(8) 开袋后应尽快服用。

6. 禁忌证 尚不明确。

(三) 蒙脱石散

1. 药理作用 本品为天然蒙脱石微粒粉剂,具有层纹状结构和非均匀性电荷分布,对消化道内的病毒、病菌及其产生的毒素、气体等有极强的固定、抑制作用,使其失去致病作用;此外对消化道黏膜还具有很强的覆盖保护能力,修复、提高黏膜屏障对攻击因子的防御功能,具有平衡正常菌群和局部止痛作用。

2. 适应证 用于成人及儿童急、慢性腹泻。

3. 用法用量 口服,成人每次 1 袋(3 g),每日 3 次。儿童 1 岁以下每日 1 袋,分 3 次服;1～2 岁每日 1～2 袋,分 3 次服;2 岁以上每日 2～3 袋,分 3 次服。服用时将本品倒入半杯温开水(约 50 mL)中混匀,快速服完。治疗急性腹泻时首次剂量应加倍。

4. 不良反应 少数患者可能产生轻度便秘。

5. 注意事项

(1) 治疗急性腹泻时,应注意纠正脱水。

(2) 如出现便秘,可减少剂量继续服用。

(3) 需同服肠道杀菌药时,请咨询医师。

(4) 儿童用量请咨询医师或药师。

(5) 儿童急性腹泻服用本品1日后、慢性腹泻服用2～3日后症状未改善，请咨询医师或药师。

(6) 如服用过量或出现严重不良反应，应立即就医。

(7) 对本品过敏者禁用，过敏体质者慎用。

(8) 本品性状发生改变时禁止使用。

(9) 请将本品放在儿童不能接触到的地方。

(10) 儿童必须在成人监护下使用。

(11) 如正在使用其他药品，使用本品前请咨询医师或药师。

6. 禁忌证　尚不明确。

（四）口服补液盐

1. 药理作用　钠离子、钾离子是维持体内恒定的渗透压所必需的，而恒定的渗透压，则为维持生命所必需的，体内的钠和钾如丢失过多，则会出现低钠综合征或低钾综合征。急性腹泻、暑天高温、劳动大量出汗均可导致上述症候，本品可以补充钠、钾及体液，调节水及电解质的平衡。

2. 适应证　用于轻、中度腹泻患者。

3. 用法用量　临用时，将1袋(大、小各1包)溶于500 mL温水中，一般每日服用3000 mL，直至腹泻停止。

4. 不良反应　胃肠道不良反应可见恶心、刺激感，多因未按规定溶解本品，由于浓度过高而引起。

5. 注意事项

(1) 脑、肾、心功能不全及高钾血症患者慎用。

(2) 腹泻停止后应立即停用。

(3) 口服补液时不禁食、水，可同时喂母乳、稀牛奶、淡水等，脱水纠正后尽早给予营养丰富易消化的食物。

(4) 用温开水冲服，禁用沸水溶解。

(5) 为防止霉菌生长，临用时冲服。

（五）诺氟沙星

1. 药理作用　该品为氟喹诺酮类抗菌药，通过作用于细菌DNA螺旋酶的A亚单位，抑制DNA的合成和复制而导致细菌死亡。

2. 适应证　适用于敏感菌所致的尿路感染、淋病、前列腺炎、肠道感染和伤寒及其他沙门菌感染。

3. 用法用量　空腹口服。成人每次0.1～0.2 g，每日3～4次，重症酌情加量，每日1.6 g，分4次服用。

4. 不良反应

(1) 胃肠道反应：较为常见，可表现为腹部不适或疼痛、腹泻、恶心或呕吐。

(2) 中枢神经系统反应：可有头昏、头痛、嗜睡或失眠。

(3) 过敏反应：皮疹、皮肤瘙痒，偶可发生渗出性多形红斑及血管神经性水肿。少数患者有光敏反应。

(4) 偶可发生癫痫发作、精神异常、烦躁不安、意识障碍、幻觉、震颤及血尿、发热、皮疹等间质性肾炎表现。静脉炎、结晶尿多见于高剂量应用时。还可出现关节疼痛。

(5) 少数患者可发生血清氨基转移酶升高、血尿素氮增高及白细胞降低,多属轻度,并呈一过性。

5. 注意事项

(1) 该品宜空腹服用,并同时饮水 250 mL。

(2) 由于大肠埃希菌对诺氟沙星耐药者多见,应在给药前留取尿标本培养,参考细菌药敏结果调整用药。

(3) 该品大剂量应用或尿 pH 值在 7 以上时可发生结晶尿。为避免结晶尿的发生,宜多饮水,保持 24 h 排尿量在 1200 mL 以上。

(4) 肾功能减退者,需根据肾功能调整给药剂量。

(5) 应用氟喹诺酮类药物可发生中、重度光敏反应。应用该品时应避免过度暴露于阳光下,如发生光敏反应需停药。

(6) 葡萄糖-6-磷酸脱氢酶缺乏患者服用该品,极个别可能发生溶血反应。

(7) 喹诺酮类包括本品可致重症肌无力症状加重,呼吸肌无力而危及生命。重症肌无力患者应用喹诺酮类包括本品时应特别谨慎。

(8) 肝功能减退时,如属重度(肝硬化腹水)可减少药物清除,血药浓度增高,肝、肾功能均减退者尤为明显,均需权衡利弊后应用,并调整剂量。

(9) 原有中枢神经系统疾病患者,如有癫痫及癫痫病史者应避免应用,有指征时需仔细权衡利弊后应用。

6. 禁忌证 对本品及氟喹诺酮类药过敏的患者禁用。

四、小儿腹泻复发的预防与治疗

无。

项目二　新生儿黄疸

新生儿黄疸,包括血清中胆红素增高的一系列疾病,其原因复杂,有生理性和病理性之分。新生儿胆红素生成较多,转运胆红素的能力不足,肝功能发育不完善,加之肠肝循环增多,使新生儿摄取、结合和排泄胆红素的能力仅为成人的 1%～2%,因而极易出现黄疸。尤其当新生儿处于饥饿、缺氧、脱水、酸中毒、胎粪排出延迟等状态时,黄疸则会加重。

引起新生儿病理性黄疸的常见病为新生儿溶血、新生儿感染、新生儿窒息、新生儿肝炎综合征、母乳性黄疸、胆汁淤积综合征、先天性胆道闭锁等,重症黄疸可致中枢神经系统受损,发生胆红素脑病,留下不同程度的后遗症。

一、药物治疗原则

降低胆红素水平,防止胆红素脑病。

二、药物选择

丙种球蛋白、白蛋白、苯巴比妥。

三、药物指导

（一）丙种球蛋白注射液

1. 药理作用 注射丙种球蛋白是一种被动免疫疗法。它是把免疫球蛋白内含有的大量抗体输给受者，使之从低或无免疫状态很快达到暂时免疫保护状态。由于抗体与抗原相互作用起到直接中和毒素与杀死细菌和病毒的作用。因此免疫球蛋白制品对预防细菌、病毒性感染有一定的作用。

2. 适应证

（1）丙种球蛋白含有健康人群血清所具有的各种抗体，因而有增强机体抵抗力以预防感染的作用。

（2）主要治疗先天性丙种球蛋白缺乏症和免疫缺陷病。

（3）预防传染性肝炎，如甲型肝炎和乙型肝炎等。

（4）用于麻疹、水痘、腮腺炎、带状疱疹等病毒感染和细菌感染的防治。

（5）也可用于哮喘、过敏性鼻炎、湿疹等内源性过敏性疾病。

（6）与抗生素合并使用，可提高对某些严重细菌性和病毒性疾病感染的疗效。

（7）川崎病，又称皮肤黏膜淋巴结综合征，常见于儿童，丙种球蛋白是主要的治疗药物。

3. 用法用量

（1）成人：预防麻疹，在与麻疹患者接触后 7 天内注射 0.05～0.15 mL/kg。1 次注射可预防 2～4 周。预防甲型肝炎，每次注射 3 mL，1 次注射可预防 1 个月左右。

（2）儿童：预防麻疹，在与麻疹患者接触后 7 天内注射 0.05～0.15 mL/kg，或 5 岁以下儿童注射 1.5～3 mL、6 岁以上儿童最大剂量不超过 6 mL。1 次注射可预防 2～4 周。预防传染性肝炎，每次注射 0.05～0.1 mL/kg，或每次 1.5～3 mL，1 次注射可预防 1 个月左右。

4. 不良反应 丙种球蛋白的不良反应轻微，偶有低热，无须特殊处理。

5. 注意事项

（1）丙种球蛋白的液体制剂或冻干制剂溶解后应为澄明或稍带乳白色的液体，也可能出现微量沉淀，但一经摇动应即消散，若安瓿内有异物、有摇不散的沉淀及安瓿有裂纹者均不可使用。

（2）安瓿打开后，制品应一次性注射完毕，不能分次使用。

（3）丙种球蛋白只限于肌内注射，不得用于静脉输注。其冻干制剂可用灭菌注射用水溶解。

6. 禁忌证

（1）对免疫球蛋白过敏或有其他严重过敏史者。

（2）有 IgA 抗体的选择性 IgA 缺乏者。

（3）发烧患者禁用或慎用。

（二）白蛋白

1. 药理作用

（1）增加血容量和维持血浆胶体渗透压：白蛋白占血浆胶体渗透压的 80%，主要调节组

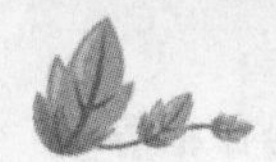

织与血管之间水分的动态平衡。由于白蛋白分子量较高,与盐类及水分相比,透过膜内速度较慢,使白蛋白的胶体渗透压与毛细血管的静力压抗衡,以此维持正常与恒定的血容量;同时在血液循环中,1 g 白蛋白可保留 18 mL 水,每 5 g 白蛋白保留循环水分的能力约相当于 100 mL 血浆或 200 mL 全血的功能,从而起到增加循环血容量和维持血浆胶体渗透压的作用。

(2) 运输及解毒:白蛋白能结合阴离子也能结合阳离子,可以输送不同的物质,也可以将有毒物质输送到解毒器官。

(3) 营养供给:组织蛋白和血浆蛋白可互相转化,在氮代谢障碍时,白蛋白可作为氮源为组织提供营养。

2. 适应证

(1) 失血创伤、烧伤引起的休克,小儿休克。

(2) 脑水肿及损伤引起的颅内压升高。

(3) 肝硬化及肾病引起的水肿或腹水。

(4) 低蛋白血症的防治。

(5) 新生儿高胆红素血症。

(6) 用于心肺分流术、烧伤的辅助治疗、血液透析的辅助治疗和成人呼吸窘迫综合征。

3. 用法用量

(1) 用法:一般采用静脉滴注或静脉推注。为防止大量注射时机体组织脱水,可采用 5%葡萄糖注射液或氯化钠注射液适当稀释做静脉滴注(宜用有滤网装置的输血器)。滴注速度应以每分钟不超过 2 mL 为宜,但在开始 15 min 内,应特别注意速度缓慢,逐渐加速至上述速度。

(2) 用量:使用剂量由医师酌情考虑,一般因严重烧伤或失血等所致休克,可直接注射本品 5~10 g,隔 4~6 h 重复注射 1 次。在治疗肾病及肝硬化等慢性白蛋白缺乏症时,可每日注射本品 5~10 g,直至水肿消失、血清白蛋白含量恢复正常为止。

4. 不良反应 使用本品一般不会产生不良反应,偶可出现寒战、发热、面部潮红、皮疹、恶心、呕吐等症状,快速输注可引起血管超负荷导致肺水肿,偶有过敏反应。

5. 注意事项

(1) 药液呈现混浊、沉淀、异物或瓶子有裂纹、瓶盖松动、过期失效等情况不可使用。

(2) 本品开启后,应一次性输注完毕,不得分次或给第二人输用。

(3) 输注过程中如发现患者有不适反应,应立即停止输用。

(4) 有明显脱水者应同时补液。

(5) 运输及储存过程中严禁冻结。

6. 禁忌证 对白蛋白严重过敏者、高血压患者、急性心脏病者、正常血容量及高血容量的心力衰竭患者、严重贫血患者、肾功能不全者禁用。

四、新生儿黄疸复发的预防与治疗

无。

项目三　新生儿缺氧缺血性脑病

新生儿缺氧缺血性脑病(NHIE)是指由于围生期窒息、缺氧所导致的脑缺氧缺血性损害,临床出现一系列中枢神经异常的表现。常见于严重窒息的足月新生儿,严重者可死于新生儿早期,幸存者多留有神经系统损伤后遗症,如智力低下、脑瘫、癫痫、共济失调等。本病是围生期脑损伤的最重要原因。

一、药物治疗原则

(1) 尽量争取早治疗,窒息复苏后出现神经症状即应开始治疗。最好在 24 h 内,最长不超过 48 h 开始治疗。

(2) 治疗应采取综合措施,首先要保证机体内环境稳定和各脏器功能的正常运转,其次是对症处理和恢复神经细胞的能量代谢,以及促使受损神经细胞的修复和再生。

(3) 治疗应及时、细心,每项治疗措施都应在规定时间内精心操作,保证按时达到每阶段治疗效果。

(4) 要有足够疗程,中度 NHIE 需治疗 10～14 天,重度 NHIE 需治疗 20～28 天,甚至延至新生儿期后,疗程过短会影响效果,对轻度 NHIE 不需过多干预,但应观察病情变化及时处理。

(5) 医务人员对治疗要有信心,积极争取家长的信赖与配合,相信经治疗预后会有改善,即使重度 NHIE 经过积极治疗也可减轻或避免神经系统后遗症发生。

二、药物选择

1. 生后 3 天内的治疗　此阶段治疗主要针对窒息缺氧所致多器官功能损害,保证机体内环境稳定;积极控制各种神经症状,治疗重点是三项支持疗法和三项对症处理。

(1) 三项支持疗法:①维持良好的通气、换气功能,使血气和 pH 值保持在正常范围。窒息复苏后低流量吸氧 6 h,有青紫、呼吸困难者加大吸入氧浓度和延长吸氧时间;有代谢性酸中毒者可酌情给小剂量碳酸氢钠纠酸;有轻度呼吸性酸中毒($PaCO_2$<70 mmHg)者清理呼吸道和吸氧,重度呼吸性酸中毒经上述处理不见好转,可考虑用呼吸机做人工通气并摄胸片明确肺部病变性质和程度。②维持周身和各脏器足够的血液灌流,使心率和血压保持在正常范围。心音低钝、心率<120 次/分,或皮色苍白、肢端发凉(上肢达肘关节、下肢达膝关节),前臂内侧皮肤毛细血管再充盈时间≥3 s 者,用多巴胺静脉滴注,剂量为 2.5～5.0 μg(kg·min),诊断为缺氧缺血性心肌损害者,根据病情可考虑用多巴酚丁胺和果糖。③维持血糖在正常高值(5.0 mmol/L),以保证神经细胞代谢所需。

(2) 三项对症处理:①控制惊厥:NHIE 惊厥常在 12 h 内发生,首选苯巴比妥,负荷量为 20 mg/kg,静脉缓慢推注或滴注,负荷量最大可达 30 mg/kg,12 h 后给维持量 5 mg/(kg·d)(若负荷量为 30 mg/kg,维持量应为 3 mg/(kg·d))。静脉滴注或肌内注射,一般用到临床症状明显好转停药。用苯巴比妥后如惊厥仍不止,可加用短效镇静药,如水合氯醛 50 mg/kg 肛门注入,或安定 0.3～0.5 mg/kg,可早期应用苯巴比妥 10～20 mg/kg。②降低颅内压:颅内压增高最早在生后 4 h 出现,一般在 24 h 左右更明显,如第 1 天内出现前囟张力增加,可静脉注射呋塞米 1 mg/kg,6 h 后如前囟仍紧张或膨隆,可用甘露醇

0.25～0.5 g/kg静脉注射，4～6 h后可重复应用，第2、3天逐渐延长时间，在2～3天内使颅内压明显下降便可停药。生后3天内静脉输液量限制在60～80 mL/(kg·d)，速度控制在3 mL/(kg·h)左右，有明显肾功能损害者，甘露醇应慎用。颅内压增高同时合并$PaCO_2$增高(>70 mmHg)者，可考虑用机械通气减轻脑水肿。③消除脑干症状：重度NHIE出现深度昏迷，呼吸变浅、变慢，节律不齐或呼吸暂停；瞳孔缩小或扩大，对光反应消失；眼球固定或有震颤；皮色苍白，肢端发凉和心音低钝，皮肤毛细血管再充盈时间延长；或频繁发作惊厥且用药物难以控制，便应及早开始应用纳洛酮，剂量为0.05～0.10 mg/kg，静脉注射，随后改为0.03～0.05 mg/(kg·h)静脉滴注，持续4～6 h，连用2～3天，或用至症状明显好转时。④其他：为清除自由基可酌情用维生素C 0.5 g/d静脉滴注或维生素E 10～50 mg/d肌内注射或口服；合并颅内出血者应用维生素K_1 5～10 mg/d肌内注射或静脉滴注，连用2～3天。促进神经细胞代谢药物在24 h后便可及早使用。

2. 生后4～10天的治疗 此阶段治疗是在机体内环境已稳定，脏器功能已恢复，神经症状已减轻的基础上，应用促进神经细胞代谢药物或改善脑血流的药物，消除因缺氧缺血引起的能量代谢障碍，使受损神经细胞逐渐恢复其功能。常选用下列药物：①促进神经细胞代谢药物：生后24 h便可用胞二磷胆碱100～125 mg/d或脑活素2～5 mL/d静脉滴注，加入50 mL液体内，10～14天为1个疗程，上述二药可任选一药应用。②复方丹参注射液：能调节微循环，改善脑缺血区血液供给，从而消除神经细胞能量代谢障碍。生后24 h便可应用，用法为6～10 mL/d，静脉滴注，连用10～14天为1个疗程。

3. 生后10天后的治疗 本阶段治疗主要针对重度NHIE患儿对上阶段治疗效果不满意者，需继续治疗以防止产生神经反复，应用2～3个疗程。药物治疗同时加强新生儿期干预，如肢体按摩、被动运动等。

4. 新生儿期后治疗 脑活素5 mL或复方丹参注射液6～10 mL静脉滴注，1次/天，每月连用10次，共2～3个月或一直用至6个月时，同时按年龄及发育缺陷进行功能训练，并从身心、行为、情绪、喂养综合治疗基础上进行早期干预。

三、药物指导

（一）胞二磷胆碱

1. 药理作用 本品为核苷衍生物，可改善头部外伤后或脑手术后意识障碍的意识状态及脑电图，促进脑卒中偏瘫患者的上肢运动功能的恢复，对促进大脑功能恢复、促进苏醒有一定作用。促进卵磷脂生物合成和抗磷脂酶A作用。与蛋白分解酶抑制剂合用，可保护及修复胰腺组织。

2. 适应证 急性颅脑外伤、脑手术后的意识障碍、胰腺炎。还可促进脑卒中偏瘫患者的上肢运动功能的恢复。

3. 用法用量

(1) 急性颅脑外伤、脑手术后脑梗死急性期意识障碍：静脉注射或肌内注射，每次100～500 mg，1～2次/日，可根据年龄、症状适当增减。脑手术后脑梗死急性期意识障碍：每次1 g，1次/日。

(2) 脑卒中偏瘫：每次1 g，1次/日，静脉注射4周，然后每次250 mg，1次/日，静脉注射4周，好转后再用4周。

(3) 胰腺炎：每次1 g，1次/日，静脉注射2周，与蛋白分解酶抑制剂合用。

4. 不良反应 偶尔出现休克，应仔细观察，如有血压下降、胸闷、呼吸困难等症状，应立即停药并采取适当的处理。有时出现失眠、皮疹，偶尔出现头痛、兴奋、痉挛等症状。用于脑卒中偏瘫患者时，有时瘫痪肢可能出现麻木感。少见恶心、肝功能异常、热感，罕见食欲不振、一过性复视、一过性血压波动及倦怠。

5. 注意事项 进行性意识障碍患者须同时给予止血药、降颅内压药或低体温处置。用于脑梗死急性期意识障碍患者时，最好在卒中发作后的2周内开始给药。只有在静脉滴注或静脉注射困难时才做肌内注射，并在最小限量内使用。小儿慎用。不宜用大剂量。

6. 禁忌证 尚不明确。

四、新生儿缺氧缺血性脑病的预防与治疗

无。

项目四 心内膜弹力纤维增生症

心内膜弹力纤维增生症(EFE)，又名心内膜硬化症，是指发生于婴儿时期，原因不明的一种较常见心肌疾病，是婴儿发生充血性心力衰竭致死的主要原因。在婴幼儿中的发病率是1/(5000～6000)，男女比例为1∶1.5。

一、药物治疗原则

长期使用洋地黄类药物，控制心力衰竭和积极防治反复呼吸道感染。

二、药物选择

地高辛片、去乙酰毛花苷注射液、醋酸泼尼松片、巯甲丙脯酸、儿茶酚乙胺、多巴酚丁胺、呋塞米注射液、酒石酸美托洛尔。

三、药物指导——去乙酰毛花苷注射液

1. 药理作用

(1) 正性肌力作用：本品选择性地与心肌细胞膜 Na^+-K^+-ATP 酶结合而抑制该酶活性，使心肌细胞膜内外 Na^+-K^+ 主动偶联转运受损，心肌细胞内 Na^+ 浓度升高，从而使心肌细胞膜上 Na^+-Ca^{2+} 交换趋于活跃，使细胞浆内 Ca^{2+} 增多，肌浆网内 Ca^{2+} 储量亦增多，心肌兴奋时，有较多的 Ca^{2+} 释放；心肌细胞内 Ca^{2+} 浓度增高，激动心肌收缩蛋白从而增加心肌收缩力。

(2) 负性频率作用：由于其正性肌力作用，使衰竭心脏心输出量增加，血流动力学状态改善，消除交感神经张力的反射性增高，并增强迷走神经张力，因而减慢心率、延缓房室传导。此外，小剂量时提高窦房结对迷走神经冲动的敏感性，可增强其减慢心率作用。由于其负性频率作用，使舒张期相对延长，有利于增加心肌血供；大剂量(通常接近中毒量)则可直接抑制窦房结、房室结和希氏束而呈现窦性心动过缓和不同程度的房室传导阻滞。

(3) 心脏电生理作用：通过对心肌电活动的直接作用和对迷走神经的间接作用，降低窦房结自律性，提高浦肯野纤维自律性，减慢房室结传导速度，延长其有效不应期，导致房室结隐匿性传导增加，可减慢心房颤动或心房扑动的心室率。由于本药缩短心房有效不应期，当

用于房性心动过速和心房扑动时，可能导致心房率的加速和心房扑动转为心房颤动，缩短浦肯野纤维有效不应期。

2. 适应证

(1) 主要用于心力衰竭。由于其作用较快，适用于急性心功能不全或慢性心功能不全急性加重的患者。

(2) 亦可用于控制伴快速心室率的心房颤动、心房扑动患者的心室率。

(3) 终止室上性心动过速起效慢，已少用。

3. 用法用量　静脉注射。成人常用量：用 5% 葡萄糖注射液稀释后缓慢注射，首剂 0.4～0.6 mg，以后每 2～4 h 可再给 0.2～0.4 mg，总量 1～1.6 mg。小儿常用量：按下列剂量分 2～3 次间隔 3～4 h 给予。早产儿和足月新生儿或肾功能减退、心肌炎患儿，肌内或静脉注射按体重 0.022 mg/kg，2 周至 3 岁，按体重 0.025 mg/kg。本品静脉注射获满意疗效后，可改用地高辛常用维持量以保持疗效。

4. 不良反应

(1) 常见的不良反应：新出现的心律失常、胃纳不佳或恶心、呕吐（刺激延髓中枢）、下腹痛、异常的无力、软弱。

(2) 少见的不良反应：视力模糊或黄视（中毒症状）、腹泻、中枢神经系统反应如精神抑郁或错乱。

(3) 罕见的不良反应：嗜睡、头痛及皮疹、荨麻疹（过敏反应）。

(4) 在洋地黄的中毒表现中，心律失常最重要，最常见者为室性早搏，约占心脏反应的 33%。其次为房室传导阻滞、阵发性或加速性交界性心动过速、阵发性房性心动过速伴房室传导阻滞、室性心动过速、窦性停搏、心室颤动等。儿童心律失常比其他反应多见，但室性心律失常比成人少见。新生儿可有 P-R 间期延长。

5. 注意事项

(1) 不宜与酸、碱类配伍。

(2) 用药期间应注意随访检查：①血压、心率及心律；②心电图；③心功能监测；④电解质尤其钾、钙、镁；⑤肾功能；⑥疑有洋地黄中毒时，应做地高辛血药浓度测定。过量时，由于蓄积性小，一般于停药后 1～2 天中毒表现可以消退。

6. 禁忌证

(1) 禁用：①与钙注射剂合用；②任何强心苷制剂中毒；③室性心动过速、心室颤动；④梗阻性肥厚型心肌病（若伴收缩功能不全或心房颤动仍可考虑）；⑤预激综合征伴心房颤动或扑动。

(2) 慎用：①低钾血症；②不完全性房室传导阻滞；③高钙血症；④甲状腺功能减退症；⑤缺血性心脏病；⑥急性心肌梗死早期（AMI）；⑦心肌炎活动期；⑧肾功能损害。

四、心内膜弹力纤维增生症复发的预防与治疗

本病的复发多因呼吸道感染或自行停药而诱发，多表现为心力衰竭，治疗以控制心力衰竭为主。

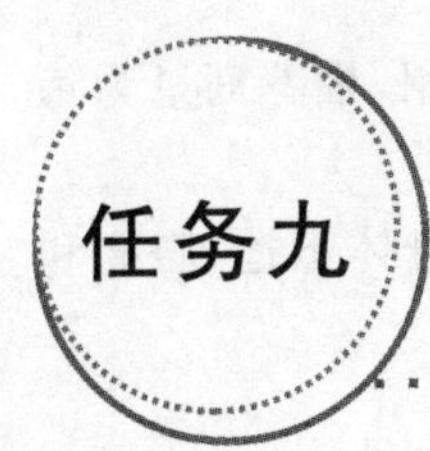

传染科疾病常用药物治疗指导

项目一　艾　滋　病

艾滋病(AIDS)又称获得性免疫缺陷综合征，是由人类免疫缺陷病毒(HIV)引起的慢性传染病。它主要通过性接触、血液及母婴传播。HIV主要侵犯、破坏辅助性T淋巴细胞，导致机体细胞免疫功能缺陷，最终并发各种机会性感染和肿瘤。本病传播迅速，发病缓慢，病死率高。

一、药物治疗原则

最大限度地抑制病毒复制，保存和恢复免疫功能，降低病死率和HIV相关性疾病的发病率，提高患者生活质量，减少艾滋病传播。

二、药物选择

1. 艾滋病治疗药物

(1) 核苷类逆转录酶抑制剂：拉米夫定片、齐多夫定片、司他夫定胶囊、阿巴卡韦、去羟基苷(片或散)、替诺福韦酯。

(2) 非核苷类逆转录酶抑制剂：依非韦伦、奈韦拉平。

(3) 蛋白酶抑制剂：茚地那韦、利托那韦。

2. 卡氏肺孢子菌肺炎预防治疗药物　复方磺胺甲噁唑、氨苯砜、甲氧苄啶、喷他脒、克拉霉素。

3. 分枝杆菌感染预防治疗药物　克拉霉素、阿奇毒素、乙胺丁醇、利福布汀。

4. 巨细胞病毒视网膜脉络膜炎治疗药物　更昔洛韦、膦甲酸钠。

5. 弓形虫脑病预防治疗药物　复方磺胺甲噁唑、克林霉素、乙胺嘧啶、磺胺嘧啶。

6. 念珠菌感染预防治疗药物　氟康唑。

7. 新型隐球菌脑膜炎治疗药物　两性霉素B。

三、药物指导

(一) 拉米夫定片

1. 药理作用　拉米夫定为核苷类似物，可在细胞内磷酸化，成为拉米夫定兰磷酸盐，并以环磷酸腺苷形式通过乙型肝炎病毒多聚酶嵌入到病毒DNA中，导致DNA链合成终止。

2. 适应证 适用于伴有谷丙转氨酶升高和病毒活动复制的、肝功能代偿的成年慢性乙型肝炎患者的治疗。

3. 用法用量 本品应在对慢性乙型肝炎治疗有经验的医师指导下使用，推荐剂量为每次0.1 g(1片)，每日1次，饭前或饭后服用均可。

4. 不良反应 常见的不良反应有上呼吸道感染样症状、头痛、恶心、身体不适、腹痛和腹泻，症状一般较轻并可自行缓解。

5. 注意事项

(1) 治疗期间应对患者的临床情况及病毒学指标进行定期检查。

(2) 少数患者停止使用本品后，肝炎病情可能加重。因此如果停用本品，要对患者进行严密观察，若肝炎恶化，应考虑重新使用本品治疗。

(3) 患者肾功能不全会影响拉米夫定的排泄，对于肌酐清除率<30 mL/min的患者，不建议使用本品。肝脏损害不影响拉米夫定的药物代谢过程。

(4) 本品治疗期间不能防止患者将乙型肝炎病毒通过性接触或血源性传播方式感染他人，故仍应采取适当防护措施。

(5) 目前尚无资料显示孕妇服用本品后可抑制乙型肝炎病毒的母婴传播。故仍应对新生儿进行常规的乙型肝炎免疫接种。

6. 禁忌证 对拉米夫定或制剂中其他任何成分过敏者禁用。

(二) 阿巴卡韦(ABC)

1. 药理作用 本品是一个新的碳环2′-脱氧鸟苷核苷类药物，其口服生物利用度高，易渗入中枢神经系统。与其他核苷类逆转录酶抑制剂一样，它是一个无活性的前药，在体内经4个步骤代谢成为具活性的三磷酸酯，并通过以下2条途径发挥抑制人免疫缺陷病毒(HIV)逆转录酶的作用：①竞争性地抑制2′-脱氧鸟苷三磷酸酯结合进入核酸链。②通过阻止新碱基的加入而有效终止DNA链的合成。

2. 适应证 与其他抗艾滋病药物联合应用，治疗HIV感染的成年患者及3个月以上儿童患者。

3. 用法用量

(1) 成人的推荐剂量为300 mg，每日2次。可在进食或不进食时服用。对于不宜服用片剂的患者，尚有口服溶液可供选择。

(2) 3个月至12岁儿童：每次按体重8 mg/kg，每日2次口服。

4. 不良反应 主要有恶心、呕吐、不适及疲劳，口服液有轻微的胃肠道反应，没有引起胰腺炎、骨髓抑制、肾异常的病例报道。

5. 注意事项

(1) 肝功能损害患者用药：中度以上肝功能减退患者应避免服用本品。

(2) 肾功能减退患者用药：肾功能减退患者不必减量。但严重肾功能减退患者应避免服用本品。

(3) 老年患者用药：无65岁以上老年患者用药资料。

(4) 妊娠期患者不宜用。哺乳期患者用药期间应停止哺乳。

(5) 治疗过程中可能发生乳酸酸中毒(低氧血症)伴发严重肝大和脂肪肝，可能引起死亡。疗程中如出现转氨酶迅速升高、进行性肝大或原因不明的代谢性/乳酸酸中毒时应停止用药。患有肝大、肝炎和其他已知有危险因素的肝病患者(特别是肥胖妇女)应慎用核苷类药物。

6. 禁忌证 禁用于曾证实对本产品任何成分过敏的患者。因为在中至重度肝损害的患者中尚未进行药代动力学的研究,所以本品禁用于此类患者。

(三) 替诺福韦酯片

1. 药理作用 本品是一种新型核苷酸类逆转录酶抑制剂。以与核苷类逆转录酶抑制剂类似的方法抑制逆转录酶,从而具有潜在的抗人免疫缺陷病毒-1型(HIV-1)活性。替诺福韦的活性成分替诺福韦双磷酸盐可通过直接竞争性地与天然脱氧核糖底物相结合而抑制病毒聚合酶,及通过插入DNA中终止DNA链。

2. 适应证 用于治疗HIV、HBV感染。本品和其他逆转录酶抑制剂合用于抗HIV-1感染和乙肝的治疗。

3. 用法用量 口服每日1次,每次300 mg,与食物同服。

4. 不良反应

(1) 全身:无力。

(2) 胃肠道反应:轻至中度的胃肠道不适,常见的有腹泻、腹痛、食欲减退、恶心、呕吐和胃肠胀气、胰腺炎。

(3) 代谢系统:低磷酸盐血症(1%发生率);脂肪蓄积和重新分布,包括向心性肥胖、水牛背、四肢消瘦、面部消瘦、乳房增大、库欣综合征。

(4) 可能引起乳酸中毒、与脂肪变性相关的肝大等。

(5) 神经系统:头晕、头痛。

(6) 呼吸系统:呼吸困难。

(7) 皮肤:药疹。

(8) 泌尿生殖系统:肌酐升高、肾功能不全、肾功能衰竭、全血细胞减少。

5. 注意事项

(1) 慎用于肝功能不全患者。生殖毒性分级为B级,孕妇慎用。

(2) 尚不清楚母乳中是否有这种药物,建议所有HIV妇女应避免哺乳。

(3) 肥胖者可增加药物使用危险。

(4) 其他儿科、老年用药及剂量调整等尚在研究中。

(5) 出现药物过量以后,应监测毒性反应,采用支持治疗,尚不知本品是否能经透析消除。

(6) 15~30 ℃保存。

6. 禁忌证

(1) 对本品过敏者禁用。

(2) 本品主要经肾脏排出,肌酐清除率低于60 mL/min者不宜使用。

(四) 依非韦伦片(EFV)

1. 药理作用 依非韦伦是HIV-1的选择性非核苷逆转录酶(RT)抑制剂。依非韦伦是HIV-1逆转录酶非竞争性的抑制剂,作用于模版、引物或三磷酸核苷,兼有小部分竞争性抑制作用。

2. 适应证 本品适用于与其他抗病毒药物联合治疗 HIV-1 感染的成人、青少年及儿童。

3. 用法用量 口服，用于 HIV 感染，每次 600 mg，每日 1 次。3 岁以下儿童每次 200～400 mg，3 岁以上儿童每次 600 mg，每日 1 次。对初始治疗出现不良反应但又需维持治疗者可于睡前服用。

4. 不良反应 过敏反应、协调异常、共济失调、昏迷、眩晕、呕吐、腹泻、肝炎、注意力不集中、失眠、焦虑、困倦、抑郁、思维异常、兴奋、健忘、精神错乱、情绪不稳定、欣快和幻觉。另外，一些上市后监测报道的不良事件包括神经衰弱、妄想症、小脑协调及平衡功能紊乱、惊厥、瘙痒、腹痛、视力模糊、脸红、男性乳房发育、肝功能衰竭、光敏性皮炎、胰腺炎和在颈后、乳房、腹部和腹膜后腔等处的身体脂肪再分布或蓄积、耳鸣和颤动。除了皮疹的发生率较高及程度较为严重外，儿童中其余不良反应的类型和发生率基本上与成人相似。

5. 注意事项

(1) 本品不得单独用于 HIV 治疗或者以单药加入无效的治疗方案。

(2) 如果联合用药方案中任何抗逆转录病毒药因怀疑为不耐受而被中断，应慎重考虑停用所有抗逆转录病毒药。在不耐受症状消除的同时应重新开始抗逆转录病毒药联合治疗。抗逆转录病毒药间歇性单药治疗和序贯重新用药是不可取的，因为这样增加了产生选择耐药性突变病毒的可能性。

(3) 不建议在与施多宁联合用药的产品中包含依非韦伦。

(4) 在给予依非韦伦的动物中观察到有畸形胎仔。因而，服用本品的妇女应避免怀孕。应联合采用避孕套避孕和其他避孕方法。

6. 禁忌证 本品禁用于临床上对本品任何成分明显过敏的患者。本品不得与特非那丁、阿司咪唑、西沙必利、咪达唑仑、三唑仑、匹莫齐特、苄普地尔或麦角衍生物合用，因为依非韦伦竞争 CYP3A4，可能抑制这些药物的代谢，并可能造成严重的和(或)危及生命的不良事件(如心律失常、持续的镇静作用或呼吸抑制)。本品不应与标准剂量伏立康唑合用。因为依非韦伦可以显著地降低伏立康唑的血浆浓度，同时伏立康唑也使依非韦伦的血浆浓度显著升高。

(五) 奈韦拉平片(NVP)

1. 药理作用 奈韦拉平是 HIV-1 的非核苷类逆转录酶抑制剂(NNRTI)。奈韦拉平与 HIV-1 的逆转录酶直接连接并且通过使此酶的催化端破裂来阻断 RNA 依赖和 DNA 依赖的 DNA 聚合酶活性。

2. 适应证 本品与其他抗逆转录病毒药物合用治疗 HIV-1 感染。对于分娩时未使用抗逆转录病毒药物治疗的孕妇，应用奈韦拉平可预防 HIV-1 的母婴传播。

3. 用法用量

(1) 成人：每次 200 mg，每日 1 次，连用 2 周后改为 200 mg，每日 2 次，并同时使用 2 种以上的其他抗逆转录病毒药物。

(2) 2 个月至 8 岁的儿童：4 mg/kg，每日 1 次，连用 2 周后改为 7 mg/(kg・d)，分 2 次给药。

(3) 8 岁或以上的儿童：4 mg/kg，每日 1 次，连用 2 周后改为 4 mg/kg，每日 2 次。所有患者的总剂量不得超过 400 mg/d。

(4) 预防 HIV 母婴传播:①马上分娩的孕妇:单剂量 200 mg。②新生儿:出生后 72 h 内,按体重 2 mg/kg 口服 1 次。

4. 不良反应 皮疹、肝功能异常/肝炎、恶心、疲劳、发热、头痛、嗜睡、呕吐、腹泻、腹痛和肌痛、变态反应。最严重的药物不良反应是 Stevens-Johnson 综合征、毒性表皮坏死溶离、重症肝炎/肝功能衰竭和过敏反应。

5. 注意事项 接受奈韦拉平或其他任何抗逆转录病毒药物治疗的患者,均可能继续发生机会性感染和 HIV 相关疾病,因此,这些患者仍然需要具有对 HIV 相关疾病治疗有经验的内科医师进行密切的临床观察。目前对于本药的长期疗效尚不清楚。奈韦拉平治疗并未显示可以减少 HIV-1 传染给其他人的危险性。

6. 禁忌证 对奈韦拉平的活性成分或者此产品的任何赋形剂具有临床明显过敏反应的患者禁用。对由于严重皮疹、皮疹伴全身症状、过敏反应和奈韦拉平引起的肝炎而永久中断本药治疗的患者不能重新服用。在服用本药期间,继往出现 AST 或 ALT 超过正常值上限 5 倍,重新应用本药后迅速复发肝功能不正常的患者应禁用。

(六) 茚地那韦

1. 药理作用 茚地那韦是一种人免疫缺陷病毒蛋白酶抑制剂。HIV 蛋白酶是在传染性 HIV 中发现的使病毒聚合蛋白前体裂解成单个功能蛋白的一种酶。茚地那韦可与该蛋白酶的活性部位结合并抑制其活性。这种抑制作用阻断了病毒聚合蛋白裂解,导致不成熟的非传染性病毒颗粒形成。

2. 适应证 用于成人 HIV-1 感染。可与抗逆转录病毒制剂(如核苷和非核苷类逆转录酶抑制剂)合用治疗成人的 HIV-1 感染。单独应用治疗临床上不适宜用核苷或非核苷类逆转录酶抑制剂治疗的成年患者。

3. 用法用量 注意:不同企业生产的同种药品可由于包装规格的不同有不同的用药量。本文用法用量只供参考。如果不确定,请参看药品随带的说明书或向医师询问。

成人服用的推荐剂量为每 8 h 口服 800 mg,必须以 2.4 g/d 的推荐剂量开始。儿童患者(3 岁及 3 岁以上可口服片剂的儿童)服用的推荐剂量为每 8 h 口服 500 mg/m^2,剂量不能超过成人剂量(每 8 h 800 mg)。尚未在 3 岁以下儿童中进行过研究。①必须每间隔 8 h 服用 1 次,为使之吸收完全,不可与食物一起服用,宜在餐前 1 h 或餐后 2 h 用水送服。也可以用其他饮料送服,如脱脂奶、果汁、咖啡或茶,或者清淡的饮食,如果酱面包、苹果汁、加脱脂奶和糖的咖啡、玉米片、脱脂奶和糖。②为保证足够的水合作用,建议患者在 24 h 期间至少饮用 1.5 L 液体。儿童患者建议:体重小于 20 kg 者,每天至少饮用 75 mg/kg 体重液体;体重在 20~40 kg 者,每天至少饮用 50 mg/kg 体重液体。③除摄取足够的水量外,对于一次或多次肾结石发作的患者在肾结石急性发作期可暂停治疗(如暂停 1~3 天)或者中断治疗。

4. 不良反应 可见虚弱/疲劳、眩晕、头痛、感觉迟钝、失眠、味觉异常,胃肠道反应,皮肤干燥、瘙痒、药疹等皮肤过敏反应,肾结石,肝、肾功能异常,血友病患者的自发出血增加,急性溶血性贫血,血糖升高或者糖尿病加重,血清三酰甘油增高。

5. 注意事项 肾结石:有服用后发生肾结石的报道。建议所有服用的患者摄取足够的水量。急性溶血性贫血:已有急性溶血性贫血的报道,某些病例较严重且进展迅速。一经诊断明确,应对溶血性贫血实施相应的治疗,其中可以包括中断使用。肝炎:服用的患者中有

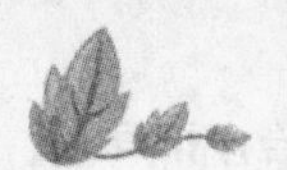

出现肝炎，包括极少数肝功能衰竭的报道。因此与这些不良事件的因果关系尚不能确定。高血糖：接受蛋白酶抑制剂治疗的 HIV 感染的患者中已有新发生糖尿病或高血糖，或者原有的糖尿病加重的报道。但是蛋白酶抑制剂与这些不良事件的因果关系尚未确定。

6. 禁忌证 本品禁用于对其任何成分在临床上有明显过敏反应的患者。

（七）利托那韦片

1. 药理作用 本品为人免疫缺陷病毒-1（HIV-1）和人免疫缺陷病毒-2（HIV-2）天冬氨酸蛋白酶的口服有效抑制剂，阻断该酶促使产生形态学上成熟 HIV 颗粒所需的聚蛋白，使 HIV 颗粒因而保持在未成熟的状态，从而减慢 HIV 在细胞中的蔓延，以防止新一轮感染的发生和延迟疾病的发展。

2. 适应证 单独或与抗逆转录病毒的核苷类药物合用治疗晚期或非进行性的艾滋病患者。

3. 用法用量 成人：每日 2 次，每次 3 片，日剂量为 6 粒。与食物同服。当对已治疗过的患者与依非韦伦或奈韦拉平联用时，剂量为每日 2 次，每次 4 粒。儿童：按体重调整剂量，7～15 kg 的为 12 mg/kg，15～40 kg 的为 10 mg/kg，每次最大剂量为 400 mg 和 100 mg。当怀疑对洛匹那韦出现耐药性而与依非韦伦或奈韦拉平联用时，剂量可增加至 533 mg 和 133 mg，每日 2 次。

4. 不良反应 本品耐受性一般良好。常见的不良反应有恶心（23%～26%）、呕吐（13%～15%）、腹泻（13%～18%）、虚弱（9%～14%）、腹痛（3%～7%）、厌食（1%～6%）、味觉异常（1%～10%）、感觉异常（3%～6%）。此外，还有头痛、血管扩张和实验室化验异常，如三酰甘油与胆固醇、AST、ALT、尿酸值升高。本品不良反应发生率在治疗开始 2～4 周最大，因为在此时期内本品血浓度高。

5. 注意事项

(1) 本品不能与利福平合用，因其能够大幅降低洛匹那韦的血药浓度，从而显著降低其治疗效果。

(2) 本品与氟替卡松丙酸酯联合使用可增加血浆中氟替卡松丙酸酯浓度，并导致血清中皮质醇浓度明显降低。

(3) 当本品与吸入性皮质类固醇联合使用时一定要谨慎。

(4) 在接受本品治疗的患者中，处方给予西地那非、他达拉非和伐地那非时，应该特别谨慎。

(5) 不推荐同时使用本品和圣约翰草（贯叶连翘提取液）或含圣约翰草的制品。

(6) 建议不要同时使用本品和洛伐他汀或辛伐他汀。

(7) 在对接受蛋白酶抑制剂治疗的 HIV 感染患者进行的上市后监察中，曾报告了新发糖尿病、原有糖尿病加重和高血糖的病例。

(8) 曾在接受本品治疗的患者中观察到胰腺炎，其中有些患者三酰甘油显著升高。

(9) 本品主要经肝脏代谢；因此，当对有肝损害的患者给药时应小心，本品暂无在重度肝损伤患者中的研究。

6. 禁忌证 本品禁用于已知对洛匹那韦、利托那韦或者任何辅料过敏的患者。本品不能与那些主要依赖 CYP3A 清除且其血药浓度升高会引起严重和（或）致命不良事件的药物同时使用。

（八）氨苯砜

1. 药理作用 本品为砜类抑菌剂，对麻风杆菌有较强的抑菌作用，大剂量时显示杀菌作用。其作用机制与磺胺类药物相似，作用于细菌的二氢叶酸合成酶，干扰叶酸的合成。两者的抗菌谱相似，均可为氨基苯甲酸所拮抗。本品亦可作为二氢叶酸还原酶抑制剂。此外，本品尚具免疫抑制作用，可能与抑制疱疹样皮炎的作用有关。如长期单用，麻风杆菌易对本品产生耐药性。

2. 适应证 本品与其他抑制麻风药联合用于由麻风分枝杆菌引起的各种类型麻风和疱疹样皮炎的治疗，也用于脓疱性皮肤病、类天疱疮、坏死性脓皮病、复发性多软骨炎、环形肉芽肿、系统性红斑狼疮的某些皮肤病变、放线菌性足分支菌病、聚会性痤疮、银屑病、带状疱疹的治疗。

3. 用法用量

(1) 抑制麻风：口服，与一种或多种其他抗麻风药合用。成人每次 50～100 mg，每日 1 次；或按体重每次 0.9～1.4 mg/kg，每日 1 次，最高剂量每日 200 mg。可开始时每日口服 12.5～25 mg，以后逐渐加量到每日 100 mg。小儿按体重每次 0.9～1.4 mg/kg，每日 1 次。由于本品有蓄积作用，故每服药 6 日停药 1 日，每服药 10 周停药 2 周。

(2) 治疗疱疹样皮炎：口服，成人起始每日 50 mg，如症状未完全抑制，每日剂量可增加至 300 mg，成人最高剂量每日 500 mg，待病情控制后减至最低有效维持量。小儿开始按体重每次 2 mg/kg，每日 1 次，如症状未完全抑制，可逐渐增加剂量，待病情控制后减至最小有效量。

(3) 预防疟疾：本品 100 mg 与乙胺嘧啶 12.5 mg 联合，1 次顿服，每 7 日服药 1 次。

4. 不良反应

(1) 本品治疗初期，部分患者可产生轻度不适，如恶心、上腹部不适、纳差、头痛、头晕、失眠、无力等，但不久均可自行消失。

(2) 贫血，可由于溶血、缺铁或营养不良所致，一般见于治疗初期，且能自行纠正。亦可有粒细胞缺乏、白细胞减少等血液系统反应。

(3) 药疹，严重者表现为剥脱性皮炎，如有发热、淋巴结肿大、肝功能损害、肾功能损害和单核细胞增多，称为“氨苯砜综合征”。

(4) 急性中毒，一次服用大剂量本品可使血红蛋白转为高铁血红蛋白，造成组织缺氧、发绀、中毒性肝炎、肾炎和神经损害等，如未及时治疗可致死亡。

5. 注意事项

(1) 下列情况应慎用本品：严重贫血、G-6-PD 缺乏、变性血红蛋白还原酶缺乏症、肝功能减退、肾功能减退、胃和十二指肠溃疡病及有精神病史者。

(2) 交叉过敏：砜类药物之间存在交叉过敏现象。此外，对磺胺类、呋塞米类、噻嗪类、磺酰脲类以及碳酸酐酶抑制剂过敏的患者亦可能对本品过敏。

(3) 随访检查：血常规计数，用药前和治疗第 1 个月中每周 1 次，以后每月 1 次，连续 6 个月，以后每半年 1 次。葡萄糖-6-磷酸脱氢酶测定，如为 G-6-PD 缺乏者则本品应慎用。肝功能试验（如尿胆红素和 AST 测定），治疗中患者发生食欲减退、恶心或呕吐时应做测定，如有肝脏损害，应停用本品。肾功能测定：有肾功能减退者在治疗中应定期测定肾功能，并据以调整剂量。

(4) 原发性和继发性耐氨苯砜麻风杆菌菌株日渐增多，本品不宜单独用于治疗麻风，应与利福平、氯法齐明、乙硫异烟胺、丙硫异烟胺、氧氟沙星、米诺环素、克拉霉素等联合应用。

(5) 皮损查菌阴性者用药疗程为 6 个月，阳性者至少 2 年或用药至细菌转阴。对未定型和结核样麻风的治疗需持续 3 年，二型麻风需 2～10 年，瘤型麻风需终生服药。

(6) 快乙酰化型患者本品的血药浓度可能很低，需调整剂量。慢乙酰化型患者本品的血药浓度可能较高，亦需调整剂量。

(7) 肾功能减退患者用药时需减量，如肌酐清除率低于 4 mL/min 时需测定血药浓度，无尿患者应停用本品。

(8) 用药过程中如出现新的或中毒性皮肤发应，应迅速停用本品。但出现麻风反应状态时不需停药。

(9) 治疗中如出现严重"可逆性"发应(Ⅰ型)或神经炎时，应合用大剂量肾上腺素。

(10) 葡萄糖-6-磷酸脱氢酶缺乏患者应用本品时需减量。

(11) 治疗疱疹样皮炎时，应服用无麸质饮食，连续 6 个月，使氨苯砜的剂量减少 50%或停用本品。

6. 禁忌证 对本品及磺胺类药物过敏者、严重肝功能损害和精神障碍者禁用。

(九) 注射用更昔洛韦

1. 药理作用 本品为一种 2-脱氧鸟嘌呤核苷酸的类似物，可抑制疱疹病毒的复制。其作用机制是更昔洛韦首先被巨细胞病毒(CMV)编码(UL97 基因)的蛋白激酶同系物磷酸化成单磷酸盐，再通过细胞激酶进一步磷酸化成二磷酸盐和三磷酸盐。在 CMV 感染的细胞内，三磷酸盐的量比非感染细胞中的量高 100 倍，提示本品在感染的细胞中可优先磷酸化。更昔洛韦一旦形成三磷酸盐，能在 CMV 感染的细胞内持续数天。更昔洛韦的三磷酸盐能通过以下方式抑制病毒的 DNA 合成：①竞争性地抑制病毒 DNA 聚合酶；②渗入病毒及宿主细胞 DNA 内，从而导致病毒 DNA 延长的终止。更昔洛韦对病毒 DNA 聚合酶作用较对宿主 DNA 聚合酶强。

2. 适应证

(1) 预防可能发生于有巨细胞病毒感染风险的器官移植受者的巨细胞病毒病。

(2) 治疗免疫功能缺陷患者(包括艾滋病患者)发生的巨细胞病毒性视网膜炎。

3. 用法用量 注意：同种药品可由于不同的包装规格有不同的用法或用量。

(1) 诱导期：静脉滴注。按体重每次 5 mg/kg，每 12 h 1 次，每次静脉滴注 1 h 以上，疗程14～21日，肾功能减退者剂量应酌减。肌酐清除率为 50～69 mL/min 时，每 12 h 静脉滴注2.5 mg/kg；肌酐清除率为 25～49 mL/min 时，每 24 h 静脉滴注 2.5 mg/kg；肌酐清除率为10～24 mL/min时，每 24 h 静脉滴注 1.25 mg/kg；肌酐清除率＜10 mL/min 时，每周给药 3 次，每次 1.25 mg/kg 于血液透析后给予。

(2) 维持期：静脉滴注。按体重每次 5 mg/kg，每日 1 次，静脉滴注 1 h 以上。肾功能减退者按肌酐清除率调整剂量：肌酐清除率为 50～69 mL/min 时，每 24 h 静脉滴注 2.5 mg/kg；肌酐清除率为 25～49 mL/min 时，每 24 h 静脉滴注 1.25 mg/kg；肌酐清除率为 10～24 mL/min时，每 24 h 静脉滴注 0.625 mg/kg；肌酐清除率＜10 mL/min 时，每周给药 3 次，每次0.625 mg/kg于血液透析后给予。

(3) 预防用药：静脉滴注。按体重每次 5 mg/kg，滴注时间至少 1 h 以上，每 12 h 1 次，连续7～14日；继以5 mg/kg，每日1次，共7日。本品静脉滴注时，配制方法如下：首先根据患者体重确定使用剂量，用适量注射用水或氯化钠注射液使之溶解，浓度达50 mg/mL，再注入氯化钠注射液、5%葡萄糖注射液、复方氯化钠注射液或复方乳酸钠注射液100 mL中，滴注液浓度不得大于10 mg/mL。

4. 不良反应

(1) 常见的不良反应为骨髓抑制，用药后约40%的患者中性粒细胞数减少至1000/mm^3以下，约20%的患者血小板计数减少至50000/mm^3以下，此外可有贫血。

(2) 中枢神经系统症状如精神异常、紧张、震颤等，发生率约5%，偶有昏迷、抽搐等。

(3) 可出现皮疹，瘙痒，药物热，头痛，头昏，呼吸困难，恶心，呕吐，腹痛，食欲减退，肝功能异常，消化道出血，心律失常，血压升高或降低，血尿，血尿素氮增加，脱发，血糖降低，水肿，周身不适，肌酐增加，嗜酸性粒细胞增多症，注射局部疼痛，静脉炎等；有巨细胞病毒感染性视网膜炎的艾滋病患者可出现视网膜剥离。

5. 注意事项

(1) 更昔洛韦的主要毒性为粒细胞减少症（中性粒细胞减少症），贫血和血小板减少症，并易引起出血和感染，必要时需进行剂量调整，包括停药。应强调在治疗中密切接受血细胞计数检查的重要性。需通知患者更昔洛韦与测定血清肌酐水平有关。

(2) 更昔洛韦在动物引起精子生成减少并可能对人类造成生殖力损害。

(3) 更昔洛韦可能造成胎儿损害，不建议妊娠妇女使用。建议可能妊娠的女性在使用本品治疗时采取有效的避孕措施。建议男性在本品治疗期间和治疗后至少90天内避孕。

(4) 更昔洛韦在动物可以引起肿瘤。虽然没有对人类进行相关研究的资料，但更昔洛韦应被认为是一种潜在的致癌物。

(5) 所有HIV阳性患者，同时使用更昔洛韦和齐多夫定（AZT）可能引起严重的粒细胞减少症（中性粒细胞减少症）。AIDS患者可能正在接受去羟肌苷治疗。同时使用更昔洛韦和去羟肌苷可能引起血清去羟肌苷浓度显著升高。

(6) HIV阳性伴CMV视网膜炎患者：更昔洛韦不是CMV视网膜炎的治愈药物，免疫损伤的患者在治疗中和治疗后可能持续经历视网膜炎的发展过程。建议患者在接受更昔洛韦治疗期间4～6周进行1次眼科随访检查。有些患者可能需要更频繁的随访。

(7) 应警告器官移植受体，在临床对照试验中，接受本品的器官移植受体肾损害的发生率高，特别是合并使用有肾毒性药物者，如环孢素和两性霉素B。虽然此毒性反应的特异性机制尚未确定，且大多数病例为可逆反应，但在同一试验中接受本品的患者比接受安慰剂的患者肾损害的发生率高，提示本品起重要作用。

(8) 更昔洛韦不能治愈巨细胞病毒感染，因此用于艾滋病患者合并巨细胞病毒感染时往往需长期维持用药，防止复发。

6. 禁忌证 对更昔洛韦或阿昔洛韦过敏者禁用。

四、艾滋病复发的预防与治疗

1. 换药指征 存在治疗失败的情况包括病毒学失败、免疫学失败和临床失败。

病毒学失败：经高效联合抗逆转录病毒治疗（HAART）4周后，血浆中病毒载量比原水平降低没有超过1个log或HAART治疗24周后，血浆中病毒载量＞400 copies/mL，或者

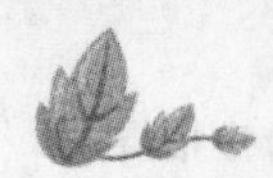

是在治疗 48 周后病毒载量>50 copies/mL。血浆中病毒载量经 HAART 已达到检测水平下限以后又能检测到病毒。

免疫学失败：$CD4^+$ T 淋巴细胞计数不升高或治疗过程中出现 $CD4^+$ T 淋巴细胞计数下降且低于治疗前的水平，或治疗后第 1 年，$CD4^+$ T 淋巴细胞计数上升达不到25～50/mm^3。患者接受 HAART 第 1 年 $CD4^+$ T 淋巴细胞计数平均涨幅为 150/mm^3。基线 $CD4^+$ T 淋巴细胞计数较低的患者涨幅较小。

临床失败：HAART 至少 3 个月后出现复发或新的机会性感染和(或)HIV 相关疾病，但要排除免疫重建综合征。

2. 出现 ARV 药物的严重毒副作用 如骨髓抑制、胰腺炎、重症皮疹、高脂血症、严重肝功能异常等。

3. 换药原则 治疗失败的换药原则，根据耐药试验结果进行分析后，对出现耐药的药物进行更换；无法进行耐药试验，在可能的条件下应更换所有的治疗药物。因药物毒副作用换药的原则和方案(以我国现有药物为基础)，AZT 出现骨髓抑制作用、严重的胃肠道反应可换用司他夫定(d4T)；d4T 出现外周神经炎、胰腺炎时，可换用 AZT；出现脂肪丢失或脂肪重新分布时换用 ABC；NVP 出现严重肝损害或重症非致命性的皮疹可换用 EFV；EFV 出现严重的中枢神经系统毒性时可换用 NVP。

4. 其他 如果不能耐受所有一线方案的毒副作用，或者对其耐药可以考虑二线方案。

项目二 丙型肝炎

丙型肝炎是由丙型肝炎病毒(HCV)所引起的一种主要经血源传播的传染病，迄今为止，全世界已有约1亿7千万人感染了 HCV，其中绝大多数为慢性感染，20％～30％的感染者经过 10～20 年的慢性活动性肝炎后发展成肝硬化甚至肝癌(HCC)。目前对于丙型肝炎的治疗用干扰素联合利巴韦林治疗总体疗效尚不理想，且不同的 HCV 基因型或亚型对干扰素治疗效果、地理分布和传播模式不尽相同。

一、药物治疗原则

丙型肝炎病毒致病的机制是病毒直接致病和免疫损伤，因此抗 HCV 治疗的目的是清除或持续抑制体内的 HCV，阻止或减轻免疫损伤，以改善或减轻肝损害，阻止进展为肝硬化、肝功能衰竭或 HCC，并提高患者的生活质量。医师应在治疗开始前向患者详细解释本病的自然病程，并说明抗病毒治疗的必要性、现有抗病毒治疗的疗程、疗效及所需的费用等。还应向患者详细介绍药物的不良反应及其预防和减轻的方法，以及定期来医院检查的重要性。患者的依从性是影响疗效的一个重要因素，提高丙型肝炎患者对治疗的依从性，并多给患者关心、安慰和鼓励，以取得患者的积极配合，从而提高疗效。

二、药物选择

目前抗丙型肝炎病毒的唯一治疗方案是应用干扰素(IFN)联合利巴韦林(病毒唑)抗病毒治疗，此外由于肥胖、胰岛素抵抗和饮酒影响治疗效果，因此注意戒酒、健康饮食是药物选择前值得注意的问题。

三、药物指导

（一）干扰素

1. 药理作用 本品具有广谱抗病毒、抗肿瘤作用，能抑制病毒增殖，抑制细胞增殖，特别是对肿瘤细胞显示高选择性抑制作用。还具有免疫调节活性、增强巨噬细胞的功能和天然杀伤细胞的活性及增强淋巴细胞对靶细胞的活性。减少LGE产量，对细胞免疫和体液免疫在一定条件下起增强或抑制的双向调节作用。

2. 适应证 可用于ICUB多种病毒性疾病，如慢性乙型肝炎、丙型肝炎、口腔溃疡（复发性口炎）、携带艾滋病毒（AIDS）的患者等，都有一定疗效；对毛状细胞白血病、生殖器疱疹亦有相当疗效。

3. 用法用量 皮下注射或肌内注射：注射后6～8 h血浆水平达高峰。还可通过静脉内、肌肉内、皮下组织、膀胱内、病变组织内或腹膜内给药。一般用药剂量根据剂型和给药途径，每一种肿瘤的最佳用量和给药方案并不一样。

4. 不良反应 可见发热、寒战、肌肉僵硬、头痛、倦怠、不适、肌痛、类感冒症状，连续应用可见嗜睡、乏力、疲劳、食欲不振、口干、体重减轻等。其他可见血细胞计数减少，脑电图异常（并出现神经系统症状）、血压改变、心律失常、血清肌酐水平升高、血钙下降、血钾增高、肝功能损害、肾损害、脱发等，也可见对本品过敏的症状。局部应用几乎无不良反应。

5. 注意事项

(1) 多数患者有发热、寒战、肌痛、疲乏和虚弱、厌食等。

(2) 长期或大剂量用药，胃肠道不良反应有恶心、呕吐、味觉改变和腹泻等。

(3) 心血管反应如低血压、高血压。

(4) 神经系统反应如头痛、头晕、目眩等。

(5) 局部反应如荨麻疹、口腔炎和脱发。

(6) 本品可增加放射毒性、骨髓抑制，由于剂量的限制、中性粒细胞减少，但在停止或调整治疗后24～48 h内骨髓抑制可逆转。

(7) 肝内酶的短暂增高，少数患者可有代谢和肾脏毒性作用。

6. 禁忌证 对本品或其他干扰素过敏者，严重心、肝、肾疾病者，中枢神经系统损伤或骨髓抑制者及原有精神障碍者禁用。

（二）利巴韦林注射液

1. 药理作用 利巴韦林为合成的核苷类抗病毒药。体外细胞培养试验表明，利巴韦林对呼吸道合胞病毒（RSV）具有选择性抑制作用。

2. 适应证 拉萨热，幼儿呼吸道合胞病毒肺炎，甲型、乙型流感和副流感病毒感染，流行性出血热，单纯疱疹，麻疹，腮腺炎，水痘，带状疱疹等。

3. 用法用量 用氯化钠注射液或5%葡萄糖注射液稀释成每1 mL含1 mg的溶液后静脉缓慢滴注。成人每次0.5 g(5支)，每日2次，小儿按体重每日10～15 mg/kg，分2次给药。每次滴注20 min以上，疗程3～7日。

4. 不良反应 由于利巴韦林会在红细胞内发生反应，主要严重不良反应是溶血性贫血，这可能会恶化已经存在的心脏疾病。利巴韦林通常会抑制谷胱甘肽，从而损伤红细胞的细胞膜，使携带氧气的红细胞裂解。红细胞逐渐减少，还会导致贫血。可能会通过减少用量来减轻贫血症状。利巴韦林也会有导致畸形的作用。

5. 注意事项

(1) 有严重贫血、肝功能异常者慎用。

(2) 对诊断的干扰：口服本品后引起血胆红素增高者可高达 25%。大剂量可引起血红蛋白下降。

(3) 尽早用药。呼吸道合胞病毒性肺炎病初 3 日内给药一般有效。本品不宜用于未经实验室确诊为呼吸道合胞病毒感染的患者。

(4) 长期或大剂量服用对肝功能、血象有不良反应。

6. 禁忌证 对本品过敏者、孕妇禁用。

四、丙型肝炎复发的预防与治疗

对于初次单用 IFN 治疗后复发的患者，采用普通 IFN 联合利巴韦林再次治疗，可获得较高持续病毒应答率(SVR)(47%～60%)；对于初次单用 IFNa 无应答的患者，采用普通 IFNa 或Peg-IFNa-2a联合利巴韦林再次治疗；对于初次应用普通 IFNa 和利巴韦林联合疗法无应答或复发的患者，可试用 Peg-IFNa-2a 与利巴韦林联合疗法。对于基因型为 1 型的患者，如复发、部分应答和无应答，可联合蛋白酶抑制剂治疗。

项目三　日本血吸虫病

日本血吸虫病(以下简称血吸虫病)是一种人畜共患病，由日本血吸虫寄生在门静脉系统所引起的疾病，危害严重。血吸虫病在我国流行至今有 2100 多年的历史，国内主要分布于长江沿岸及以南的13 个省、市和自治区。我国 1998 年长江中下游洪水后血吸虫稍有回升趋势。人主要是通过皮肤接触含尾蚴的疫水而感染。主要病变是由虫卵引起的肝与肠的肉芽肿。急性期有发热、肝大和压痛、腹泻或排脓血便，血中嗜酸性粒细胞显著增多。慢性期以肝大、脾大为主。晚期以肝脏门静脉周围纤维化为主，可发展为门静脉高压症、巨脾与腹水。

一、药物治疗原则

患者有无活动性感染，粪检找到虫卵或毛蚴可以确定。总的原则是，体内有血吸虫存活需要吡喹酮治疗，体内无血吸虫不必用吡喹酮治疗。

二、药物选择

(1) 吡喹酮是迄今为止治疗血吸虫病最理想的药物，具有疗效高、副作用小和安全度高等优点。

(2) 蒿甲醚和青蒿琥酯已经证明可能通过抗血吸虫童虫作用预防血吸虫病，且无严重不良反应。

三、药物指导

(一) 吡喹酮

1. 药理作用 本品主要通过5-HT样作用使宿主体内血吸虫、绦虫产生痉挛性麻痹脱落，对多数绦虫成虫和未成熟虫体都有较好效果，同时能影响虫体肌细胞内钙离子通透性，使钙离子内流增加，抑制肌浆网钙泵的再摄取，虫体肌细胞内钙离子含量大增，使虫体麻痹脱落。

2. 适应证 为广谱抗吸虫和绦虫药物。适用于各种血吸虫病、华支睾吸虫病、肺吸虫病、姜片虫病以及绦虫病和囊虫病。

3. 用法用量

(1) 治疗吸虫病。

①血吸虫病：各种慢性血吸虫病采用总剂量60 mg/kg的1～2日疗法，每日量分2～3次餐间服。急性血吸虫病总剂量为120 mg/kg，每日量分2～3次服，连服4日。体重超过60 kg者按60 kg计算。

②华支睾吸虫病：总剂量为210 mg/kg，每日3次，连服3日。

③肺吸虫病：25 mg/kg，每日3次，连服3日。

④姜片虫病：15 mg/kg，顿服。

(2) 治疗绦虫病。

①牛肉和猪肉绦虫病：10 mg/kg，清晨顿服，1 h后服用硫酸镁。

②短小膜壳绦虫和阔节裂头绦虫病：25 mg/kg，顿服。

(3) 治疗囊虫病：总剂量120～180 mg/kg，分3～5日服，每日量分2～3次服。

4. 不良反应

(1) 常见的副作用有头昏、头痛、恶心、腹痛、腹泻、乏力、四肢酸痛等，一般程度较轻，持续时间较短，不影响治疗，不需处理。

(2) 少数病例出现心悸、胸闷等症状，心电图显示T波改变和期外收缩，偶见室上性心动过速、心房颤动。

(3) 少数病例可出现一过性转氨酶升高。

(4) 偶可诱发精神失常或出现消化道出血。

5. 注意事项

(1) 治疗寄生于组织内的寄生虫如血吸虫、肺吸虫、囊虫等，由于虫体被杀死后释放出大量抗原物质，可引起发热、嗜酸性粒细胞增多、皮疹等，偶可引起过敏性休克，必须注意观察。

(2) 脑囊虫病患者需住院治疗，并辅以防治脑水肿和降低高颅内压(应用地塞米松和脱水剂)或防治癫痫持续状态的治疗措施，以防发生意外。

(3) 合并眼囊虫病时，须先手术摘除虫体，而后进行药物治疗。

(4) 严重心、肝、肾疾病患者及有精神病史者慎用。

(5) 有明显头昏、嗜睡等神经系统反应者，治疗期间及停药后24 h内勿进行驾驶、机械操作等工作。

(6) 在囊虫病驱除绦虫时，应将隐性脑囊虫病除外，以免发生意外。

6. 禁忌证 眼囊虫病患者禁用。

(二) 蒿甲醚

1. 药理作用 本品除对红细胞内期无性生殖体有强大的杀灭作用外，尚能促使血吸虫成虫肝转移和被杀死，且对不同发育阶段的血吸虫童虫亦有效，虫龄1周的童虫对药物最敏感，对雌虫作用较雄虫明显，即期疗效良好。

2. 适应证 用于抗氯喹恶性疟及凶险型疟疾的治疗，显效迅速，近期疗效好。

3. 用法用量

(1) 成人常用量：口服首剂160 mg，第2日起每日1次，每次80 mg，连服5～7日；肌内注射，首剂160 mg，第2日起每日1次，每次80 mg，连用5日。

(2) 小儿常用量：肌内注射，首剂按体重3.2 mg/kg；第2～5日每次按体重1.6 mg/kg，每日1次。

4. 不良反应 本品不良反应轻微，个别患者有ALT、AST轻度升高，网织红细胞可能有一过性减少。本品遇冷凝固可微温溶解使用。

5. 注意事项

(1) 对于凶险型疟疾的急救，应考虑使用蒿甲醚注射液。

(2) 严重呕吐者慎用。

6. 禁忌证 对本品过敏者禁用。

四、日本血吸虫病复发的预防与治疗

日本血吸虫病的复发与以下因素有关：患者驱虫治疗后再次接触疫水；一次驱虫治疗未完全杀灭虫卵；周围环境有感染性钉螺存在；个人防护意识不强；人、畜粪便没有经无害化处理。

资料显示，日本血吸虫病发病率男性明显高于女性。任何年龄都可以成为急性血吸虫病感染者。一般来讲，以青少年男性发病较多。急性血吸虫病发病率最高的是农民和中小学生。长期在水上流动的渔民虽然血吸虫病感染率高，但急性患者数很少，因为他们长期接触疫水，有部分获得急性免疫力。既往有疫水接触史人群急性发病率明显低于无疫水接触史人群。有血吸虫治疗史人群急性发病率也明显低于无治疗史者。

项目四　乙型病毒性肝炎

乙型病毒性肝炎特别是慢性乙型病毒性肝炎，严重危害我国人民的身心健康，是我国危害最严重的传染病。我国现有HBsAg阳性者约1亿，其中需要治疗的慢性乙型肝炎患者超过3000万。慢性肝炎患者男性多于女性，多为中青年。HBV疫苗的广泛接种使新感染人数不断下降，北京、上海等大城市5岁以下儿童HBsAg阳性率已降至2%以下。HBV感染人体后与免疫系统发生非常复杂的相互作用，致使临床表现多种多样，病情轻重和预后截然不同。不同临床表现的患者的治疗方案有非常大的差别，因此，在总的治疗原则指导下的个体化治疗非常重要。乙型病毒性肝炎的治疗主要包括基础治疗、抗病毒治疗、免疫调节治疗、抗感染保肝治疗和抗纤维化治疗。

一、药物治疗原则

HBV感染人体后与免疫系统发生非常复杂的相互作用，临床表现多种多样，加之到目前为止仍然没有研制出彻底清除人体内HBV的药物，因此，治疗方案亦相对复杂，各种临床类型的乙型病毒性肝炎的治疗原则和措施完全不同，但是总的治疗目的是调节机体产生适当强度的免疫反应，或通过直接抗病毒作用，最大限度地抑制HBV在肝脏的复制，消除或最大限度减轻肝脏的炎症反应，从而促进患者康复，阻止或减慢肝纤维化的发生和发展过程，减少终末期肝病(包括重型肝炎、失代偿性肝硬化和肝癌)的发生，进而改善患者生活质量和减少死亡发生。

1. 急性乙型病毒性肝炎的治疗原则 尽早发现，及时诊断，休息和饮食调节为主，辅以对症和必要的支持治疗，从而减少重症化发生，促进患者的康复。

2. 慢性乙型病毒性肝炎和代偿期乙型肝炎肝硬化的治疗原则 正确认识治疗的长期性和艰巨性，保持良好的心态，克服急躁心理，保持良好的生活习惯，禁酒，避免劳累，在合适的时机使用恰当的增强免疫、抗病毒、减轻肝脏炎症(亦称保肝)和抗纤维化治疗药物，其中抗病毒治疗是关键的治疗措施，保肝和抗纤维化是辅助治疗措施。目的是促进患者康复，减慢疾病发展进程，提高患者生活质量，减少慢性重型肝炎、失代偿性肝硬化和肝癌等终末期肝病的发生。

二、药物选择

1. 急性乙型病毒性肝炎 甘草酸制剂、天冬氨酸钾镁、还原型谷胱甘肽。

2. 慢性乙型病毒性肝炎抗病毒治疗

(1) 干扰素α：现有的治疗乙型病毒性肝炎的干扰素α有2种，即重组人干扰素α-1b和聚乙二醇干扰素α-2a(又称长效干扰素)。

(2) 核苷(酸)类似物：拉米夫定、阿德福韦酯、恩替卡韦和替比夫定。

三、药物指导

(一) 天冬氨酸钾镁

1. 药理作用 天冬氨酸钾镁是天冬氨酸钾盐和天冬氨酸镁盐的混合物，为电解质补充剂。镁和钾是细胞内的重要阳离子，在多种酶反应和肌肉收缩过程中扮演着重要角色，细胞内外钾离子、钙离子、钠离子、镁离子浓度的比例影响心肌收缩性。天冬氨酸是体内草酰乙酸的前体，在三羧酸循环中起重要作用。同时，天冬氨酸也参与鸟氨酸循环，促进氨和二氧化碳的代谢，使之生成尿素，降低血中氨和二氧化碳的含量。天冬氨酸与细胞有很强的亲和力，可作为钾、镁离子进入细胞的载体，使钾离子重返细胞内，促进细胞除极化和细胞代谢，维持其正常功能。

2. 适应证 用于低钾血症、低钾及洋地黄中毒引起的心律失常，病毒性肝炎，肝硬化合并肝性脑病的治疗。

3. 用法用量 餐后服用，常规用量为每次1～2片，每日3次；根据具体情况，剂量可增加至每次3片，每日3次。

4. 不良反应 滴注过快可能引起高钾血症和高镁血症，还可出现恶心、呕吐、面部潮

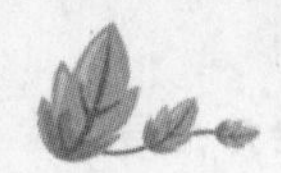

红、胸闷、血压下降，偶见血管刺激性疼痛。大剂量可能引起腹泻。

5. 注意事项 肾功能损害、房室传导阻滞者慎用。有电解质紊乱的患者应常规性检测血钾离子、镁离子浓度。高钾血症患者慎用。由于胃酸能影响其疗效，因此本品应餐后服用。因本品能抑制四环素、铁盐和氟化钠的吸收，故服用本品与上述药物时应间隔 3 h 以上。

6. 禁忌证 高血钾症、急性和慢性肾功能衰竭、Addison 病、三度房室传导阻滞、心源性休克（血压低于 90 mmHg）、活动性消化性溃疡、对本品过敏患者禁用。

（二）还原型谷胱甘肽注射液

1. 药理作用 还原型谷胱甘肽是含有巯基（—SH）的三肽类化合物，在人体内具有活化氧化还原系统、激活巯基酶、解毒作用等重要生理活性。

还原型谷胱甘肽参与体内三羧酸循环和糖代谢，促进体内产生高能量，起到辅酶作用。还原型谷胱甘肽是甘油醛磷酸脱氢酶的辅基，又是乙二醛酶及磷酸丙糖脱氢酶的辅酶。还原型谷胱甘肽能激活体内的巯基酶等，促进碳水化合物、脂肪及蛋白质的代谢，以调节细胞膜的代谢过程。还原型谷胱甘肽参与多种外源性、内源性有毒物质结合生成减毒物质。

2. 适应证

（1）化疗患者：包括用顺氯铵铂、环磷酰胺、阿霉素、红比霉素、博来霉素化疗，尤其是大剂量化疗时。

（2）放射治疗患者。

（3）各种低氧血症：如急性贫血、成人呼吸窘迫综合征、败血症等。

（4）肝脏疾病：包括病毒性、药物毒性、酒精毒性及其他化学物质毒性引起的肝脏损害。

（5）亦可用于有机磷、氨基或硝基化合物中毒的辅助治疗。

3. 用法用量

（1）静脉注射：将其溶解于注射用水后，加入 100 mL 生理盐水中静脉滴注，或加入少于 20 mL 的生理盐水中缓慢静脉注射。

（2）肌内注射给药：将其溶解于注射用生理盐水后肌内注射。

（3）化疗患者：给化疗药物前 15 min 内将按体表面积 1.5 g/m² 本品溶解于 100 mL 生理盐水中，于 15 min 内静脉注射，第 2～5 天每天肌内注射本品 600 mg。使用环磷酰胺（CTX）时，为预防泌尿系统损害，建议在 CTX 注射完后立即静脉注射本品，于 15 min 内静脉注射完毕；用顺氯铵铂化疗时，建议本品的用量不宜超过 35 mg/mg 顺氯铵铂，以免影响化疗效果。

（4）酒精性肝损伤时：静脉注射生理盐水 250 mL 加用本品 1200 mg，每日 1 次。

4. 不良反应 偶见脸色苍白、血压下降、脉搏异常等类过敏症状，应停药。偶见皮疹等过敏症状，应停药。偶有食欲不振、恶心、呕吐、胃痛等消化道症状，停药后消失。注射局部轻度疼痛。

5. 注意事项

（1）在医师的监护下，在医院内使用本品。如在用药过程中出现出疹、面色苍白、血压下降、脉搏异常等症状，应立即停药。

（2）注射前必须完全溶解，外观澄清、无色；溶解后的本品在室温下可保存 2 h，0～5 ℃保存 8 h，溶解后的溶液立即使用，剩余的药液不能再用，肌内注射仅限于需要此途径给药时使用，并应避免同一部位反复注射。

(3) 放在儿童不易触及的地方。

6. 禁忌证 对本品有过敏反应者禁用。

(三) 重组人干扰素 α-1b

1. 药理作用 本品具有广谱的抗病毒、抗肿瘤及免疫调节功能。干扰素与细胞表面受体结合，诱导细胞产生多种抗病毒蛋白，从而抑制病毒在细胞内的复制；可通过调节免疫功能增强巨噬细胞、淋巴细胞对靶细胞的特异细胞毒作用，有效地遏制病毒侵袭和感染的发生；增强自然杀伤细胞活性，抑制肿瘤细胞生长，清除早期恶变细胞等。

2. 适应证 本品适用于治疗病毒性疾病和某些恶性肿瘤。已批准用于治疗慢性乙型肝炎、丙型肝炎和毛细胞白血病。已有临床试验结果和文献报告用于治疗病毒性疾病如带状疱疹、尖锐湿疣、流行性出血热和小儿呼吸道合胞病毒肺炎等有效，可用于治疗恶性肿瘤如慢性粒细胞白血病、黑色素瘤、淋巴瘤等。

3. 用法用量 每支用灭菌注射用水 1 mL 溶解，肌内注射或皮下注射。剂量和疗程如下。

(1) 慢性乙型肝炎：本品每次 30～60 μg，隔日 1 次，皮下或肌内注射，疗程 4～6 个月，可根据病情延长疗程至 1 年。可进行诱导治疗，即在治疗开始时，每日用药 1 次，0.5～1 个月后改为隔日 1 次，到疗程结束。

(2) 慢性丙型肝炎：本品每次 30～60 μg，隔日 1 次，皮下或肌内注射。治疗 4～6 个月，无效者停用。有效者可继续治疗至 12 个月。根据病情需要，可延长至 18 个月。在治疗的第 1 个月，每日 1 次。疗程结束后随访 6～12 个月。急性丙型肝炎应早期使用本品治疗，可减少慢性化。

(3) 慢性粒细胞性白血病：本品每次 30～60 μg，每日 1 次，皮下或肌内注射，连续用药 6 个月以上。可根据病情适当调整，缓解后可改为隔日注射。毛细胞白血病：本品每次 30～60 μg，每日 1 次，皮下或肌内注射，连续用药 6 个月以上。可根据病情适当调整，缓解后可改为隔日注射。

(4) 尖锐湿疣：本品每次 10～30 μg，皮下或肌内注射，或每次 10 μg，疣体下局部注射，隔日 1 次，连续 3 周为 1 个疗程。可根据病情延长或重复疗程。

(5) 肿瘤：本品每次 30～60 μg，每日 1 次或隔日 1 次，连续用药 6 个月以上。视病情可延长疗程。如患者未出现病情迅速恶化或严重不良反应，应当在适当剂量下继续用药。

4. 不良反应 本品不良反应温和，最常见的是发热、疲劳等反应，常在用药初期出现，多为一次性和可逆性反应；其他可能存在的不良反应有头痛、肌痛、关节痛、食欲不振、恶心等；少数患者可能出现白细胞减少、血小板减少等血象异常，停药后可恢复。如出现患者不能忍受的严重不良反应时，应减少剂量或停药，并给予必要的对症治疗。

5. 注意事项

(1) 过敏体质，特别是对抗生素过敏者，应慎用本品。在使用过程中如发生过敏反应应立即停药，并给予相应治疗。

(2) 使用前应仔细检查瓶子，如瓶壁或瓶塞有裂缝、破损，不可使用。在加入灭菌注射用水后稍加震摇，制品应溶解良好，如有不能溶解的块状或絮状物，不可使用。

(3) 制品溶解后应一次用完，不得分次使用。

6. 禁忌证

(1) 已知对干扰素制品过敏者。

(2) 有心绞痛、心肌梗死病史以及其他严重心血管病史者。

(3) 有其他严重疾病不能耐受本品的副作用者。

(4) 癫痫和其他中枢神经系统功能紊乱者。

(四) 聚乙二醇干扰素 α-2a 注射液

1. 药理作用 聚乙二醇干扰素 α-2a 是聚乙二醇(PEG)与重组人干扰素 α-2a 结合形成的长效干扰素。干扰素可与细胞表面的特异性 α 受体结合，触发细胞内复杂的信号传递途径并激活基因转录，调节多种生物效应，包括抑制感染细胞内的病毒复制，抑制细胞增殖，并具有免疫调节作用。

2. 适应证

(1) 慢性乙型肝炎。本品适用于治疗成人慢性乙型肝炎。患者不能处于肝病失代偿期，慢性乙型肝炎必须经过血清标志物(转氨酶、HBsAg、HBV DNA)确诊。通常也需获取组织学证据。

(2) 慢性丙型肝炎。本品适用于治疗之前未接受过治疗的慢性丙型肝炎成年患者。

3. 用法用量

(1) 慢性乙型肝炎：用于慢性乙型肝炎患者时本品的推荐剂量为每次 180 μg，每周 1 次，共 48 周，腹部或大腿皮下注射。其他剂量和疗程尚未进行充分的研究。

(2) 慢性丙型肝炎：本品单用或与利巴韦林联合应用时的推荐剂量为每次 180 μg，每周 1 次，腹部或大腿皮下注射。联合治疗时，口服利巴韦林。

4. 不良反应 不良反应的频率和严重性与普通干扰素 α-2a 相似。只是与其相比，血液学不良反应更常见。

(1) 血液和淋巴系统异常：淋巴结肿大、贫血和血小板减少。

(2) 内分泌异常：甲状腺功能减退症和甲状腺功能亢进症。

(3) 精神和神经系统异常：记忆力障碍、味觉改变、感觉异常、感觉迟钝、震颤、情感障碍、情绪改变、神经过敏、攻击意识、性欲减退、阳痿。

(4) 眼部异常：视物模糊、眼干、眼部炎症、眼痛。

(5) 心脏异常：心悸。

(6) 呼吸、胸部和纵隔异常：上呼吸道感染、咽痛、鼻炎、咽炎、鼻窦充血、肺充血、胸部紧缩感、劳累性呼吸困难、鼻出血。

(7) 胃肠道异常：胃炎、腹胀、口干、口腔溃疡、牙龈出血、牙龈炎、唇炎、便秘。

(8) 皮肤和皮下组织异常：皮肤疾病、皮疹、湿疹、牛皮癣、荨麻疹、光过敏反应、多汗、盗汗。

(9) 骨骼肌、结缔组织和骨骼异常：骨痛、背痛、颈部疼痛、肌肉痉挛、肌肉无力、骨骼肌疼痛。

(10) 全身异常和注射局部反应：流感样疾病、不适、嗜睡、寒战、潮热、虚弱、单纯疱疹、胸痛。

5. 注意事项 避光，储存于 2～8 ℃的冰箱内，请勿冷冻或摇晃。

已有使用 α 干扰素治疗导致自身免疫性疾病加重的报道。对伴有自身免疫性疾病的患者应慎用本品。与其他干扰素一样，已观察到使用本品导致的低糖血症和高糖血症。使用α干扰素可引起牛皮癣加重，伴有牛皮癣的患者应慎用，如果使用中出现牛皮癣复发和恶化征象，应考虑停药。与其他α干扰素一样，已有用药期间出现肺部症状的报道，包括呼吸困难、肺浸润、肺炎、局限性肺炎包括死亡。如果肺浸润持续存在或出现原因不明的肺功能异常，应停用。目前已有个别使用α干扰素导致眼科疾病的报道，包括视网膜出血、盲点、视网膜静脉或动脉阻塞。患者如出现视力下降或视野缺失必须进行眼科检查。

6. 禁忌证 禁用于已知对α干扰素、大肠杆菌产物、聚乙烯二醇或本品任何成分过敏的患者；禁用于自身免疫性肝炎患者。

四、乙型病毒性肝炎复发的预防与治疗

达到痊愈标准，即 HBsAg 消失，抗 HBs 产生，ALT 和 AST 正常的乙型病毒性肝炎患者几乎不复发，只有在机体的免疫力极其低下时复发，如骨髓移植等，可服用核苷（酸）类似物进行预防和治疗。

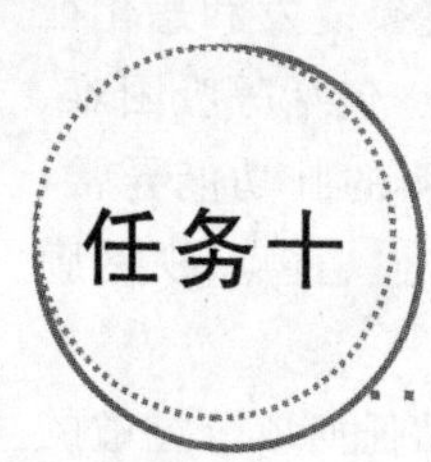

任务十 皮肤科疾病常用药物治疗指导

项目一　带状疱疹

带状疱疹由人疱疹病毒 3 型（HHV-3）即水痘带状疱疹病毒（VZV）引起，以沿单侧周围神经分布的簇集性小水疱为特征，常伴明显的神经痛。人是 VZV 的唯一宿主，初次感染发生水痘或呈隐性感染，后病毒潜伏于脊髓后根神经节或脑神经感觉神经节内；当机体抵抗力下降时，潜伏病毒被激活，沿感觉神经轴索下行，到达该神经所支配区域的皮肤内复制，产生水疱，同时受累神经发生炎症、坏死，产生神经痛。本病痊愈后可获得较持久的免疫，恶性肿瘤、免疫功能低下等患者可反复发作。

一、药物治疗原则

治疗目的是抗病毒、止痛、预防感染、减少并发症。按照疾病的严重程度选择药物，症状轻者可自愈，对症处理即可。症状重者要采取抗病毒治疗，同时给予对症处理及辅助治疗。对老年人、恶性肿瘤患者、免疫抑制及严重的带状疱疹患者采取积极抗病毒治疗。同时给予对症处理、营养支持治疗及辅助治疗。

二、药物选择

1. 抗病毒药物　阿昔洛韦、泛昔洛韦、伐昔洛韦。
2. 糖皮质激素类药(与抗病毒药物联用)　泼尼松、复方倍他米松注射液。
3. 短效镇痛药(与抗病毒药物联用)　双氢可待因-对乙酰氨基酚（路盖克）。
4. 抗感染药物　莫匹罗星软膏。
5. 非甾体抗炎药　对乙酰氨基酚。
6. 低效阿片类镇痛剂　羟考酮、曲马多、可待因。
7. 高效中枢性阿片类镇痛剂　丁丙诺啡、吗啡。
8. 外用止痛剂　利多卡因软膏。
9. 交感神经阻滞剂　利多卡因。
10. 神经损毁剂　乙醇、酚甘油。

三、药物指导

（一）阿昔洛韦片

1. 药理作用　抗病毒药。体外对单纯性疱疹病毒、水痘带状疱疹病毒、巨细胞病毒等具抑制作用。该品进入疱疹病毒感染的细胞后，与脱氧核苷竞争病毒胸苷激酶或细胞激酶，药物被磷酸化成活化型阿昔洛韦三磷酸酯，然后通过 2 种方式抑制病毒复制。

(1) 干扰病毒 DNA 多聚酶，抑制病毒的复制。

(2) 在 DNA 多聚酶作用下，与增长的 DNA 链结合，引起 DNA 链的延伸中断。该品对病毒有特殊的亲和力，但对哺乳动物宿主细胞毒性低。体外细胞转化测定有致癌报道，但动物实验未见致癌依据。某些动物实验显示高浓度药物可致突变，但无染色体改变的依据。

2. 适应证

(1) 单纯疱疹病毒感染：口服用于生殖疱疹病毒感染初发和复发病例；对反复发作病例口服该品用作预防。注射剂用于免疫缺陷者，初发和复发性皮肤黏膜感染的治疗以及反复发作病例的预防；也用于单纯疱疹性脑炎的治疗。

(2) 带状疱疹：口服用于免疫功能正常者带状疱疹和免疫缺陷者轻症的治疗。注射剂用于免疫缺陷者严重带状疱疹的治疗。

(3) 免疫缺陷者水痘的治疗。

(4) 局部用于单纯疱疹病毒所致的早期生殖疱疹感染和免疫缺陷者自限性黏膜皮肤单纯疱疹的初治和复发治疗。

(5) 用其钠盐治疗急性视网膜坏死。核苷酸类抗病毒药用于治疗单纯疱疹性角膜炎、单纯疱疹、带状疱疹，用其钠盐治疗急性视网膜坏死。主要用于单纯疱疹病毒及带状疱疹病毒引起的浅、深层角膜炎。

3. 用法用量

(1) 生殖器疱疹初治和免疫缺陷者皮肤黏膜单纯疱疹：成人常用量为每次 0.2 g，每日 5 次，共 10 日，或每次 0.4 g，每日 3 次，共 5 日；复发性感染每次 0.2 g，每日 5 次，共 5 日；复发性感染的慢性抑制疗法，每次 0.2 g，每日 3 次，共 6 个月，必要时剂量可加至每日 5 次，每次 0.2 g，共 6～12 个月。

(2) 带状疱疹：成人常用量为每次 0.8 g，每日 5 次，共 7～10 日。

(3) 肾功能不全的成人患者应按说明书中标注的剂量服用。

(4) 水痘：2 岁以上儿童按体重每次 20 mg/kg，每日 4 次，共 5 日，出现症状立即开始治疗。40 kg 以上儿童和成人常用量为每次 0.8 g，每日 4 次，共 5 日。

4. 不良反应

(1) 偶有头晕、头痛、关节痛、恶心、呕吐、腹泻、胃部不适、食欲减退、口渴、白细胞数减少、蛋白质及尿素氮轻度升高、皮肤瘙痒。

(2) 长程给药偶见痤疮、失眠、月经紊乱。

5. 注意事项

(1) 对更昔洛韦过敏者也可能对本品过敏。

(2) 脱水或已有肝、肾功能不全者需慎用。

(3) 严重免疫功能缺陷者长期或多次应用本品治疗后，可能引起单纯性疱疹病毒和带状疱疹病毒对本品耐药。如单纯疱疹患者应用阿昔洛韦后皮肤不见改善者，应测试单纯疱疹病毒对本品的敏感性。

(4) 随访检查：由于生殖器疱疹患者大多易患子宫颈癌，因此患者至少应每年检查 1 次，以及早发现。

(5) 一旦疱疹症状与体征出现，应尽早给药。

(6) 进食对血药浓度影响不明显。但在给药期间应给予患者充足的水，防止本品在肾小管内沉淀。

(7) 生殖器复发性疱疹感染以间歇短程疗法给药有效。由于动物实验曾发现本品对生育的影响及致突变，因此口服剂量与疗程不应超过推荐标准，生殖器复发性疱疹的长程疗法也不应超过6个月。

(8) 一次血液透析可使血药浓度减低60%，因此血液透析后应补给1次剂量。

(9) 本品对单纯疱疹病毒的潜伏感染和复发无明显效果，不能根除病毒。

6. 禁忌证

(1) 对该品有过敏史者禁用。

(2) 肝、肾功能异常者需慎用。

(3) 孕妇勿口服或静脉注射，可外用。

(二) 莫匹罗星软膏

1. 药理作用 本品对与皮肤感染有关的各种革兰阳性球菌有很强的抗菌活性，对耐药金黄色葡萄球菌也有效。对某些革兰阴性菌有一定的抗菌作用。与其他抗生素无交叉耐药性。

2. 适应证 本品为局部外用抗生素，适用于革兰阳性球菌引起的皮肤感染，如脓疱病、毛囊炎、疖肿等原发性皮肤感染及湿疹合并感染、溃疡合并感染、创伤合并感染等继发性皮肤感染。

3. 用法用量 本品应外用，局部涂于患处，必要时，患处可用敷料包扎或敷盖，每日3次，5日为1个疗程，必要时可重复1个疗程。

4. 不良反应 局部应用本品一般无不良反应，偶见局部烧灼感、蜇刺感及瘙痒等，一般不需停药。偶见对莫匹罗星或其软膏基质产生皮肤过敏反应。已有报告显示莫匹罗星软膏可能引起全身性过敏反应，但非常罕见。

5. 注意事项

(1) 如使用1个疗程后症状无好转或加重，应立即去医院就诊。

(2) 感染面积较大者，去医院就诊。

(3) 本品仅供皮肤给药，请勿用于眼、鼻、口腔等部位。

(4) 误入眼内时用水冲洗即可。

(5) 有中度或重度肾损害者慎用。

(6) 孕妇慎用，哺乳期妇女涂药时应防止药物进入婴儿眼内。

(7) 对本品过敏者禁用，过敏体质者慎用。

(8) 本品性状发生改变时禁止使用。

(9) 请将本品放在儿童不能接触到的地方。

(10) 儿童必须在成人监护下使用。

(11) 如正在使用其他药品，使用本品前请咨询医师或药师。

6. 禁忌证 对莫匹罗星或其他含聚乙二醇软膏过敏者禁用。

四、带状疱疹复发的预防与治疗

美国于1996年对儿童进行了减毒活疫苗接种，结果显示可以阻止原发性水痘的发生，其发生率下降可以在一定程度上根除带状疱疹，但是这种细胞免疫为基础的疾病在再次暴露于野生型病毒株时，疾病又会复发，在带状疱疹濒临消失的社区出现了大量60岁以上的老年患者，这些报道支持了这一理论。尽管如此，美国的早期研究数据显示，疫苗接种不但可以降低发病率而且可以有效地降低后遗神经痛的发生。

项目二 梅 毒

梅毒是由梅毒螺旋体(TP)所致的一种系统性性传播疾病，几乎可以侵犯全身各器官，临床表现复杂，极具迷惑性。梅毒通常是由性接触获得，可经胎盘传给下一代而发生先天性梅毒。早期足量使用青霉素治疗梅毒，预后良好。

一、药物治疗原则

注射青霉素是各期梅毒的首选治疗方案。可选青霉素制剂：苄星青霉素、普鲁卡因青霉素、水剂青霉素。剂量、疗程取决于疾病的分期和临床表现，不应将普鲁卡因青霉素和苄星青霉素联用，不应用口服青霉素治疗梅毒。

二、药物选择

口服用药：四环素、多西环素、红霉素。肌内注射用药：苄星青霉素、普鲁卡因青霉素。静脉输液用药：注射用青霉素钠。

三、药物指导

(一) 红霉素

1. 药理作用 抗菌谱与青霉素近似，对革兰阳性菌，如葡萄球菌、化脓性链球菌、绿色链球菌、肺炎链球菌、粪链球菌、梭状芽孢杆菌、白喉杆菌等有较强的抑制作用。对革兰阴性菌，如淋球菌、螺旋杆菌、百日咳杆菌、布氏杆菌、军团菌以及流感嗜血杆菌、拟杆菌也有相当的抑制作用。此外，对支原体、放线菌、螺旋体、立克次体、衣原体、奴卡菌、少数分枝杆菌和阿米巴原虫有抑制作用。金黄色葡萄球菌对该药易耐药。

2. 适应证 抗菌谱与青霉素相似，且对支原体、衣原体、立克次体及军团菌等有抗菌作用。适用于支原体肺炎、沙眼衣原体引起的新生儿结膜炎、婴儿肺炎、生殖泌尿道感染(包括非淋病性尿道炎)、军团菌病、白喉(辅助治疗)及白喉带菌者、皮肤软组织感染、百日咳、敏感菌(流感杆菌、肺炎球菌、溶血性链球菌、葡萄球菌等)引起的呼吸道感染(包括肺炎)、链球菌咽喉炎、李斯特菌感染、风湿热的长期预防及心内膜炎的预防、空肠弯曲菌肠炎，以及淋病、梅毒、痤疮等。

3. 用法用量 红霉素片(肠溶片)，口服，成人1～2 g/d，儿童每日30～50 mg/kg，分3～4次。静脉推注或静脉滴注时可用乳糖酸红霉素，成人1～2 g/d，儿童每日20～30 mg/kg，分2～3次。

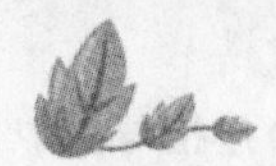

4. 不良反应 胃肠道不良反应有腹泻、恶心、呕吐、胃绞痛、口舌疼痛、胃纳减退等，其发生率与剂量大小有关。过敏反应表现为药物热、皮疹、嗜酸性粒细胞增多等，发生率为0.5%～1%。孕妇及哺乳期妇女慎用。

5. 注意事项

(1) 本品在酸中不稳定，能被胃酸破坏，故需同时服用抑酸药碳酸氢钠，如服用肠溶片则可避免。

(2) 乳糖酸红霉素应先以注射用水溶解，切不可用生理盐水或其他无机盐溶液溶解，因无机离子可引起沉淀。待溶解后则可用等渗葡萄糖注射液或生理盐水稀释供静脉滴注，浓度不宜大于0.1%，以防血栓性静脉炎产生。

(3) 与碱化尿液药物碳酸氢钠同用时，本品在泌尿系统的抗菌活性随pH值的升高而增强。

(4) 本品与林可霉素和β-内酰胺类药物之间有拮抗作用，应避免联用。

(5) 乳糖酸红霉素与氨茶碱、辅酶A、细胞色素C、万古霉素、磺胺嘧啶钠、青霉素、氨苄青霉素钠、头孢噻吩钠及碳酸氢钠等混用可产生混浊、沉淀或降效，故不宜同时静脉滴注。

(6) 红霉素可抑制华法林和卡马西平在肝内的代谢，增强两药的作用或毒性。与这2种药物合用时应注意观察。

(7) 红霉素可抑制茶碱代谢清除，提高其血浓度，这常发生在合用若干天以后。应注意监测。

(8) 放线菌产生的大环内酯类有代表性的抗菌药，主要对革兰阳性菌具有抗菌性。LD_{50}为200～400 mg/kg，作用机制在于与细菌的多聚核糖体结合而抑制肽链的延长。

6. 禁忌证 对红霉素类药物过敏者禁用。

（二）苄星青霉素

1. 药理作用 该品为青霉素G长效制剂。肌内注射后，注射局部如同储库，缓慢吸收，体内活性物为青霉素G。

2. 适应证 主要用以预防风湿热，治疗各期梅毒，也可用于控制链球菌感染的流行。该品不能代替青霉素G用于治疗重症急性感染。

3. 用法用量 临用前用适量灭菌注射用水制成混悬液，肌内注射，一次60万～120万U，2～4周1次。小儿肌内注射每次30万～60万U，2～4周1次。

4. 不良反应 主要为青霉素过敏反应。肌内注射部分患者有局部疼痛、压痛反应，发生率约为10%。

5. 注意事项

(1) 该品肌内注射有局部刺激作用，不用于小婴儿。

(2) 应询问青霉素过敏史，青霉素过敏者禁用。

(3) 用前需做青霉素皮试。

(4) 过敏性休克的抢救措施同青霉素G。

6. 禁忌证 有青霉素类药物过敏史或青霉素皮肤试验阳性患者禁用。

（三）注射用青霉素钠

1. 药理作用 青霉素对溶血性链球菌等链球菌属、肺炎链球菌和不产青霉素酶的葡萄球菌具有良好抗菌作用。对肠球菌有中等抗菌作用,淋病奈瑟菌、脑膜炎奈瑟菌、白喉棒状杆菌、炭疽芽孢杆菌、牛型放线菌、念珠状链杆菌、李斯特菌、钩端螺旋体和梅毒螺旋体对本品敏感。本品对流感嗜血杆菌和百日咳鲍特氏菌亦具一定抗菌活性,其他革兰阴性需氧或兼性厌氧菌对本品敏感性差。本品对梭状芽孢杆菌属、消化链球菌厌氧菌以及产黑色素拟杆菌等具良好抗菌作用,对脆弱拟杆菌的抗菌作用差。青霉素通过抑制细菌细胞壁合成而发挥杀菌作用。

2. 适应证 青霉素适用于敏感细菌所致各种感染,如脓肿、菌血症、肺炎和心内膜炎等。

其中青霉素为以下感染的首选药物:①溶血性链球菌感染,如咽炎、扁桃体炎、猩红热、丹毒、蜂窝织炎和产褥热等;②肺炎链球菌感染,如肺炎、中耳炎、脑膜炎和菌血症等;③不产青霉素酶葡萄球菌感染;④炭疽;⑤破伤风、气性坏疽等梭状芽孢杆菌感染;⑥梅毒(包括先天性梅毒);⑦钩端螺旋体病;⑧回归热;⑨白喉;⑩青霉素与氨基糖苷类药物联合用于治疗草绿色链球菌心内膜炎。

青霉素亦可用于治疗:①流行性脑脊髓膜炎;②放线菌病;③淋病;④奋森咽峡炎;⑤莱姆病;⑥多杀巴斯德菌感染;⑦鼠咬热;⑧李斯特菌感染;⑨除脆弱拟杆菌以外的许多厌氧菌感染。风湿性心脏病或先天性心脏病患者进行口腔、牙科、胃肠道或泌尿生殖道手术和操作前,可用青霉素预防感染性心内膜炎发生。

3. 用法用量 青霉素由肌内注射或静脉滴注给药。

(1) 成人:肌内注射,每日 80 万~200 万 U,分 3~4 次给药;静脉滴注,每日 200 万~2000 万 U,分 2~4 次给药。

(2) 小儿:肌内注射,按体重 2.5 万 U/kg,每 12 h 给药 1 次;静脉滴注,每日按体重 5 万~20 万 U/kg,分 2~4 次给药。

(3) 新生儿(足月产):每次按体重 5 万 U/kg,肌内注射或静脉滴注给药;出生第 1 周每 12 h 1 次,1 周以上者每 8 h 1 次,严重感染者每 6 h 1 次。

(4) 早产儿:每次按体重 3 万 U/kg,出生第 1 周每 12 h 1 次,2~4 周者每 8 h 1 次,以后每 6 h 1 次。

(5) 肾功能减退者:轻、中度肾功能损害者使用常规剂量不需减量,严重肾功能损害者应延长给药间隔或调整剂量。当内生肌酐清除率为 10~50 mL/min 时,给药间期自 8 h 延长至 8~12 h 或给药间期不变、剂量减少 25%;内生肌酐清除率小于 10 mL/min 时,给药间期延长至 12~18 h 或每次剂量减至正常剂量的 25%~50%而给药间期不变。

(6) 肌内注射时,每 50 万 U 青霉素钠溶解于 1 mL 灭菌注射用水,超过 50 万 U 则需加灭菌注射用水 2 mL,不应以氯化钠注射液为溶剂;静脉滴注时给药速度不能超过每分钟 50 万 U,以免发生中枢神经系统毒性反应。

4. 不良反应

(1) 过敏反应:青霉素过敏反应较常见,包括荨麻疹等各类皮疹、白细胞减少、间质性肾炎、哮喘发作等和血清病型反应;过敏性休克偶见,一旦发生,必须就地抢救,予以保持气道畅通、吸氧及使用肾上腺素、糖皮质激素等治疗措施。

(2) 毒性反应:少见,但静脉滴注大剂量本品或鞘内给药时,可因脑脊液药物浓度过高导致抽搐、肌肉阵挛、昏迷及严重精神症状等(青霉素脑病)。此种反应多见于婴儿、老年人和肾功能不全患者。

(3) 赫氏反应和治疗矛盾：用青霉素治疗梅毒、钩端螺旋体病等疾病时可由于病原体死亡致症状加剧，称为赫氏反应；治疗矛盾也见于梅毒患者，系治疗后梅毒病灶消失过快，而组织修补相对较慢或病灶部位纤维组织收缩，妨碍器官功能所致。

(4) 二重感染：可出现耐青霉素金黄色葡萄球菌、革兰阴性杆菌或念珠菌等二重感染。

(5) 应用大剂量青霉素钠可因摄入大量钠盐而导致心力衰竭。

5. 注意事项

(1) 应用本品前需详细询问药物过敏史并进行青霉素皮肤试验，皮试液为每 1 mL 含 500 U 青霉素，皮内注射 0.05～0.1 mL，经 20 min 后，观察皮试结果，呈阳性反应者禁用。必须使用者脱敏后应用，应随时做好过敏反应的急救准备。

(2) 对一种青霉素过敏者可能对其他青霉素类药物、青霉胺过敏，有哮喘、湿疹、枯草热、荨麻疹等过敏性疾病患者应慎用本品。

(3) 青霉素水溶液在室温不稳定，20 U/mL 青霉素溶液 30 ℃放置 24 h 效价下降 56%，青霉烯酸含量增加 200 倍，因此应用本品须新鲜配制。

(4) 大剂量使用本品时应定期检测电解质。

(5) 对诊断的干扰：①应用青霉素期间，以硫酸铜法测定尿糖时可能出现假阳性，而用葡萄糖酶法则不受影响；②静脉滴注本品可出现血钠测定值增高；③本品可使血清 AST 或 ALT 升高。

6. 禁忌证 有青霉素类药物过敏史或青霉素皮肤试验阳性患者禁用。

四、梅毒复发的预防与治疗

(1) 预防复发，早期、明确诊断，且早期足量使用敏感抗生素是关键。出现下列情况可判定复发或治疗失败。

①确定梅毒分期，按推荐方案治疗后，RPR 滴度缓慢下降，6～12 个月内转阴。若症状、体征持续或复发，或 RPR 滴度出现 4 倍以上的增高，则认为治疗失败或再感染。

②治疗后 3 个月内若未出现 RPR 滴度 4 倍以上下降，则认为治疗失败，应进行脑脊液检查，HIV 检测，或再次治疗。

(2) 所有潜伏期梅毒患者均应评价有无晚期梅毒的可能，条件许可、患者同意的情况下，可以做 CSF 检查。治疗后第 6、12 和 24 个月，做非螺旋体抗体定量检测，如滴度较上次升高 4 倍或最初滴度在 24 个月内没有降低至原滴度的 1/5 且有梅毒进展的症状和体征，则应做 CSF 检查，同时予以复治。

(3) 梅毒复发的治疗：早期梅毒复发治疗方案，可给予苄星青霉素 G 240 万 U，分 2 次肌内注射，每周 1 次共 3 次。应以青霉素治疗为主，其他药物疗效很差。晚期梅毒和先天性梅毒复发治疗方案：根据梅毒分期，按推荐的治疗方案重复治疗 1 次。

(4) 梅毒并发症治疗：抗梅毒治疗对已产生的组织损伤、破坏不能恢复；血清转阴困难；非螺旋体反应素持续阳性；症状或消失，或改善，或无改善，或加剧。树胶样肿对青霉素的治疗反应非常好。神经梅毒、心血管和眼梅毒在经过正规驱梅治疗后，其并发症可转至相应科室对症处理。

项目三 荨 麻 疹

荨麻疹俗称“风疹块”“风湿疙瘩”，是由于皮肤、黏膜小血管扩张及渗透性增加而出现的一种局限性水肿反应。临床上表现为风团，伴剧烈瘙痒，严重者可出现腹痛、腹泻、气促，甚至喉头水肿、过敏性休克等。荨麻疹是一种常见病，15%～20%的人一生中至少患过一次荨麻疹。如果持续发作超过6周者称为慢性荨麻疹。治疗原则为抗过敏和对症处理，病情严重，伴有休克、喉头水肿及呼吸困难者，应立即给予肾上腺素和糖皮质激素等进行抢救。

一、药物治疗原则

荨麻疹的药物治疗原则主要是抑制肥大细胞释放炎性介质。

1. 抗组胺治疗 主要是针对组胺 H_1 受体及针对迟发相的炎性介质及其受体的治疗。

2. 稳定肥大细胞膜、抑制肥大细胞释放介质 针对组胺及 H_1 受体的第一代抗组胺药治疗荨麻疹的效果确切，但因其中枢镇静作用和抗胆碱能作用等不良反应而使其应用受到限制，在注意禁忌证、不良反应及药物相互作用的前提下，仍可作为荨麻疹治疗的一种选择。第二代抗组胺药与 H_1 受体具有较强的亲和力和结合作用，中枢镇静作用轻或无，药物作用时间较长，并具有较好的安全性，可作为治疗荨麻疹的一线药物。此外，一些新型第二代抗组胺药还具有抗迟发相的炎性介质及其受体(如细胞因子和白三烯 B_4)的抗炎作用，但还缺少该方面的循证医学证据。对顽固性荨麻疹，可试用第一代抗组胺药与第二代抗组胺药联合，或 H_1 受体拮抗剂与 H_2 受体拮抗剂联合治疗。

稳定肥大细胞膜、抑制肥大细胞释放介质也是治疗荨麻疹的重要环节，但具有这些作用的药物很少，且缺少循证医学的证据。

二、药物选择

1. 抗组胺药

(1) 第一代抗组胺药(H_1 受体拮抗剂)：盐酸苯海拉明、马来酸氯苯那敏、盐酸赛庚啶、羟嗪。

(2) 第二代抗组胺药(H_1 受体拮抗剂)：咪唑斯汀、氯雷他定、地氯雷他定、西替利嗪、左西替利嗪、非索非那定、依巴斯汀、氮斯汀、依匹斯汀。

2. 肥大细胞膜稳定剂 富马酸酮替芬、色甘酸钠。

3. 白三烯受体拮抗剂 孟鲁司特、扎鲁司特。

4. 糖皮质激素 泼尼松、甲泼尼龙、地塞米松。

5. 免疫抑制剂 氨甲蝶呤、硫唑嘌呤、环孢素。

6. 其他 硫酸羟氯喹、氨苯砜、柳氮磺吡啶、山莨菪碱。

三、药物指导

(一) 马来酸氯苯那敏片

1. 药理作用 本品又名扑尔敏，为抗组胺类药，本品通过对 H_1 受体的拮抗起到抗过敏作用。

2. 适应证

(1) 过敏性鼻炎。

(2) 荨麻疹。

(3) 各种过敏性皮肤病。

3. 用法用量

(1) 口服,每次 4～8 mg,每日 3 次。

(2) 肌内注射,每次 5～20 mg。

4. 不良反应

(1) 消化系统:服药后可出现食欲减退、恶心、上腹部不适感或胃痛等不良反应。

(2) 泌尿系统:过量服用时可出现排尿困难、尿痛等症状。

(3) 精神症状:主要表现为烦躁,过量时可出现先中枢抑制,后中枢兴奋症状,甚至可导致抽搐、惊厥等表现。儿童易发生焦虑、入睡困难和神经过敏。

(4) 有些患者服药后还可出现胸闷、口鼻黏膜干燥、痰黏稠、咽喉痛、疲劳、虚弱感、心悸或皮肤淤斑、出血倾向。

5. 注意事项

(1) 婴幼儿、孕妇、闭角型青光眼、膀胱颈部或幽门十二指肠梗阻或消化性溃疡致幽门狭窄者、心血管疾病患者及肝功能不良者慎用。

(2) 老年人酌减量。

(3) 孕期及哺乳期妇女慎用。

6. 禁忌证

(1) 新生儿和早产儿、癫痫患者、接受单胺氧化酶抑制剂治疗者禁用。

(2) 对本品及辅料过敏者禁用。

(二) 咪唑斯汀片

1. 药理作用 咪唑斯汀是特异性、选择性的外周组胺 H_1 受体拮抗剂,具有抗组胺和抗变态反应活性。

2. 适应证 用于季节性和常年性过敏性鼻炎、过敏性结膜炎、荨麻疹和其他过敏反应症状。

3. 用法用量 口服。成人包括老年人及 12 岁以上儿童,推荐剂量为每次 1 片(10 mg),每日 1 次。

4. 不良反应 本品无中枢镇静作用和抗胆碱作用。偶见嗜睡、乏力、头痛、口干、腹泻和消化不良等症状。个别病例出现低血压、紧张、抑郁、中性粒细胞计数减少和肝脏转氨酶升高。

5. 注意事项

(1) 不得嚼碎服用。

(2) 大部分病例服用咪唑斯汀后可驾驶或完成需集中注意力的工作,但为识别对药物有异常反应的敏感者,建议驾驶或完成复杂工作前,先行了解个体反应性。

6. 禁忌证

(1) 对咪唑斯汀过敏。

(2) 同时使用大环内酯类抗生素或全身用咪唑类抗真菌药(升高咪唑斯汀血药浓度)。

(3) 肝功能障碍。

(4) 有临床意义的心脏疾病或既往症状性心律失常病史或心动过缓。

(5) 有或可疑 Q-T 间期延长,或电解质紊乱尤其是低钾血症病例。

(6) 同时使用已知的延长 Q-T 间期药物,如Ⅰ类和Ⅲ类抗心律失常药物。

(三) 西替利嗪

1. 药理作用 本品为选择性组胺 H_1 受体拮抗剂。动物实验表明本品无明显抗胆碱和抗 5-羟色胺作用,不易通过血脑屏障而作用于中枢 H_1 受体,临床使用时中枢抑制作用较轻。

2. 适应证

(1) 西替利嗪主要适用于由过敏引起的荨麻疹及皮肤瘙痒。

(2) 治疗迟发性压力性荨麻疹可替代糖皮质激素作为常规治疗方法,但用量较大。

(3) 对寒冷性荨麻疹亦有效。

3. 用法用量 口服:成人或 12 岁以上儿童,每次 10 mg,每日 1 次或遵医嘱。如出现不良反应,可改为早晚各 5 mg。6～11 岁儿童,根据症状的严重程度不同,推荐起始剂量为 5 mg 或 10 mg,每日 1 次。2～5 岁儿童,推荐起始剂量为 2.5 mg,每日 1 次;最大剂量可增至 5 mg,每日 1 次,或 2.5 mg,每 12 h 1 次。

4. 不良反应 不良反应轻微且为一过性,有困倦、嗜睡、头痛、眩晕、激动、口干及胃肠道不适等。偶有 AST 轻度升高。

5. 注意事项

(1) 肾功能不全患者应在医师指导下使用。

(2) 妊娠头 3 个月及哺乳期妇女不推荐使用。

(3) 服用本品时应谨慎饮酒。

(4) 服药期间不得驾驶飞机、车、船,从事高空作业、机械作业及操作精密仪器。

(5) 对本品过敏者禁用,过敏体质者慎用。

(6) 本品性状发生改变时禁止使用。

(7) 请将本品放在儿童不能接触到的地方。

(8) 儿童必须在成人监护下使用。

(9) 如正在使用其他药品,使用本品前请咨询医师或药师。

6. 禁忌证 妊娠期及哺乳期妇女禁用。

四、荨麻疹复发的预防与治疗

1. 生活调理 提倡乐观的生活态度,保持健康的生活方式,避免精神紧张、过度劳累、情绪波动及剧烈运动。

2. 消除潜在病因 包括控制感染及炎症性疾病(如幽门螺杆菌感染)、避免服用可疑药物。

3. 避免可能加重病情的因素 如过热、过冷、压力、酒精、阿片制剂、非甾体抗炎药、辛辣刺激性食品以及食物性过敏原如鱼、虾、蟹、蛋、肉类等。食物性过敏原还包括食品添加剂、水杨酸以及含有芳香族物质的番茄、白酒和草药等。

4. 荨麻疹复发的治疗 荨麻疹复发的治疗与荨麻疹的治疗原则相同,包括使用抗组胺药、肥大细胞膜稳定剂等。

项目四 足 癣

足癣是指皮肤癣菌侵犯足趾间、足跖、足跟和足侧缘引起的感染,主要由红色毛癣菌、须癣毛癣菌等感染引起。本病主要通过接触传染,与患者共用鞋袜、脚盆、浴巾等是主要传播途径。在全世界广泛流行,我国南方地区发病较北方多。夏秋季发病率高,常表现为夏重冬轻。多累及成年人,男女比例无明显差别。以针对病原菌的抗真菌药物治疗为主,绝大多数可以临床治愈,预后良好。

一、药物治疗原则

各种抗真菌药物对足癣皆有疗效,但足癣的药物治疗提倡以外用药物为主,治疗成功的关键在于坚持用药,疗程一般需要 1～2 个月,一般可根据不同临床类型和表现进行处理。对于角化过度型足癣或外用药疗效不佳者,可考虑选用系统用药抗真菌治疗,另外应该注意防止和治疗合并细菌感染。

二、药物选择

1. 外用药 丙烯胺类:萘替芬、特比萘芬。唑类:硝酸咪康唑、联苯苄唑。

2. 口服药 伊曲康唑、特比萘芬。

三、药物指导

(一) 萘替芬

1. 药理作用 本品为外用抗真菌药,是由 1%盐酸萘替芬和 0.25%酮康唑组成的复方制剂。盐酸萘替芬和酮康唑均可抑制真菌细胞膜麦角固醇的合成,使膜结构破坏从而抑制真菌细胞的生长。

2. 适应证 毛发、指(趾)甲癣、花斑糠疹;乳房下臀间、腹股沟的擦烂性真菌病。

3. 用法用量 外涂:对皮肤感染,一般每日涂敷患部一薄层,并轻轻按摩。对擦烂性真菌及皮肤皱褶处置 1 条纱布。治疗持续时间:皮肤真菌感染为 2～4 周,严重患者可用到 8 周;浅表念珠菌病 4 周;甲癣约 6 个月;花斑糠疹为 2 周,为防复发在症状消失后再继续用药 2周。

4. 不良反应 本品外用耐受性良好,少数患者可出现轻度的局部刺激症状,如灼热、刺痛、皮肤干燥、红斑、瘙痒,偶可发生过敏反应,引起接触性皮炎。

5. 注意事项

(1) 罕见有轻度局部刺激。

(2) 对开放性损伤及急性炎症不应涂敷。

(3) 不可用于眼科。

6. 禁忌证 对盐酸萘替芬、酮康唑过敏者禁用。

（二）硝酸咪康唑软膏

1. 药理作用 药品所含硝酸咪康唑能抑制真菌细胞膜的合成，以及影响其代谢过程，对皮肤癣菌、念珠菌等有抗菌作用，对某些革兰阳性球菌也有一定疗效。

2. 适应证 用于体股癣、手足癣等，亦用于丘疹性荨麻疹、湿疹、皮肤瘙痒症等。

3. 用法用量 外用涂于患处，必要时可用敷料包扎或敷盖，每日2～3次。

4. 不良反应 少数患者可见局部刺激症状或过敏反应。

5. 注意事项

（1）只限外用，避免接触眼睛及其他黏膜部位，严禁口服。

（2）孕妇、哺乳期妇女慎用。

（3）15岁以下儿童使用该药品请咨询医师。

（4）不宜大面积、长期使用。用药1周后症状未缓解，请咨询医师。

（5）连续使用不能超过4周，面部、腋下、腹股沟及外阴等皮肤细薄处连续使用不能超过2周。

（6）在使用该药品过程中，若出现红斑或皮肤过敏，应立即停用。

（7）如并发细菌或真菌感染，请咨询医师处理。

（8）对该药品过敏者禁用，过敏体质者慎用。

（9）该药品性状发生改变时禁止使用。

（10）请将该药品放在儿童不能接触到的地方。

（11）儿童必须在成人监护下使用。

（12）如正在使用其他药品，使用该药品前请咨询医师或药师。

6. 禁忌证

（1）皮肤损伤、糜烂或开放性伤口处禁用。

（2）病毒感染者（如疱疹、水痘）禁用。

（三）伊曲康唑片

1. 药理作用 伊曲康唑是具有三唑环的合成唑类抗真菌药，抗菌谱与氟康唑相似，对深部真菌和浅表真菌均有抗菌作用。本品可抑制真菌细胞膜的主要成分之一麦角固醇的合成，从而发挥抗真菌效应。

2. 适应证

（1）妇科：外阴阴道念珠菌病。

（2）皮肤科/眼科：花斑癣、皮肤真菌病、真菌性角膜炎和口腔念珠菌病。由皮肤癣菌和（或）酵母菌引起的甲真菌病。

（3）系统性真菌感染：系统性曲霉病及念珠菌病、隐球菌病（包括隐球菌性脑膜炎）、组织胞浆菌病、孢子丝菌病（包括隐球菌性脑膜炎）、巴西副球孢子菌病、芽生菌病和其他各种少见的系统性或热带真菌病。

3. 用法用量 为达到最佳吸收，伊曲康唑胶囊应餐后立即给药，胶囊必须整个吞服。

（1）念珠菌性阴道炎：每次200 mg，每天2次，疗程为1天，或每次200 mg，每天1次，疗程为3天。

（2）花斑癣：每次200 mg，每天1次，疗程为7天。

(3) 皮肤真菌病：每次 100 mg，每天 1 次，疗程为 15 天；高度角化区（如足底部癣、手掌部癣）需延长治疗 15 天，每次 100 mg，每天 1 次，疗程为 15 天。

(4) 口腔念珠菌病：每次 100 mg，每天 1 次，疗程为 15 天。

(5) 真菌性角膜炎：每次 200 mg，每天 1 次，疗程为 21 天。

(6) 对于一些免疫缺陷患者，如白血病、艾滋病或器官移植患者等，采用伊曲康唑胶囊治疗真菌感染时，伊曲康唑的口服生物利用度可能会降低，剂量可加倍。

(7) 甲真菌病用量如下。

①冲击治疗：每次 200 mg，每天 2 次，连用 1 周为 1 个冲击疗程。对于指甲感染，推荐采用 2 个冲击疗程，每个疗程间隔 3 周；对于趾甲感染，推荐采用 3 个冲击疗程，每个疗程间隔 3 周。

②连续治疗：每次 200 mg，每天 1 次，连用 3 个月。本品从皮肤和甲组织中清除比血浆慢，因此，对皮肤感染来说，停药后 2～4 周达到最理想的临床和真菌学疗效，对甲真菌病来说，在停药后 6～9 个月达到最理想的临床和真菌学疗效。

4. 不良反应 常见胃肠道不适，如厌食、恶心、腹痛和便秘。较少见的副作用包括头痛、可逆性氨基转移酶升高、月经紊乱、头晕和过敏反应（如瘙痒、红斑、风团和血管性水肿）。有个例报告出现了重症多形红斑。已有潜在病理改变并同时接受多种药物治疗的大多数患者，在接受伊曲康唑长疗程治疗时可见低钾血症、水肿、肝炎和脱发等症状。有个例报告出现了外周神经病变，但是否与服用伊曲康唑有关还不能确定。

5. 注意事项

(1) 胃酸降低：胃酸降低时会影响本品的吸收。接受酸中和药物（如氢氧化铝）治疗的患者应在服用至少 2 h 后再服用这些药物。胃酸缺乏的患者，如某些艾滋病患者及服用酸分泌抑制剂（如 H_2 受体拮抗剂、质子泵抑制剂）的患者，服用时最好与可乐同服。

(2) 儿科应用：因伊曲康唑用于儿童的临床资料有限，因此建议不要把伊曲康唑用于儿童患者，除非潜在益处大于危害。

(3) 对持续用药超过 1 个月的患者，以及治疗过程中如出现厌食、恶心、呕吐、疲劳、腹痛或血尿的患者，建议检查肝功能。如果出现不正常，应停止治疗。

(4) 如果患者肝功能异常，就不应该开始用药，除非治疗的必要性超过肝损坏的危险性。伊曲康唑绝大部分在肝脏代谢。肝硬化患者服药后的生物利用度降低。如必须服药，建议监测伊曲康唑的血浆浓度并采用适宜的剂量。当发生神经系统症状时应终止治疗。对肾功能不全的患者，本品的口服生物利用度可能降低，建议监测本品的血浆浓度以确定适宜的剂量。

(5) 在妊娠的大鼠和小鼠中使用高剂量的伊曲康唑（分别为 40 mg/(kg·d) 和 80 mg/(kg·d)，或更高）时，发现伊曲康唑会增加动物胎儿畸形的发生率，并对动物胚胎产生不良影响。尚无妊娠妇女应用伊曲康唑的研究资料。因此，应当仅在因深部真菌感染危及生命时，经权衡利弊，潜在的益处大于用药可能产生的危险时妊娠妇女才可使用伊曲康唑。仅有很少量的伊曲康唑分泌到人乳中，因此哺乳妇女使用时应权衡利弊。

(6) 本品不影响驾驶及使用机器的能力。

6. 禁忌证

(1) 禁用于已知对本品任一成分过敏者。

(2) 可引起 Q-T 间期延长的 CYP3A4 代谢底物,如阿司咪唑、西沙必利、多非利特、左美沙酮、咪唑斯汀、匹莫齐特、奎尼丁、舍吲哚、特非那定,禁止与本品合用。

(四) 特比萘芬

1. 药理作用 特比萘芬是一个丙烯胺类药物,对于皮肤、发和甲的致病性真菌包括皮肤癣菌,如毛癣菌(如红色毛癣菌、须癣毛癣菌、疣状毛癣菌、断发毛癣菌、紫色毛癣菌)、小孢子菌(如犬小孢子菌)、絮状表皮癣菌以及念珠菌属(如白色念珠菌)和糠秕癣菌属的酵母菌均有广泛的抗真菌活性。对于酵母菌,根据菌种的不同而具有杀菌效应或抑菌效应。特比萘芬特异性地干扰真菌固醇生物合成的早期步骤,由此引起麦角固醇的缺乏以及角鲨烯在细胞内的积聚,从而导致真菌细胞死亡。特比萘芬通过抑制真菌细胞膜上的角鲨烯环氧化酶来发挥作用。角鲨烯环氧化酶与细胞色素 P450 系统无关。特比萘芬不影响激素或其他药物的代谢。

口服给药时,皮肤、毛发和甲中的药物浓度均可达到杀真菌活性的水平。

2. 适应证 用于甲癣、足癣、手癣、体癣、噬鱼蛇类形脚、红甲癣等。

3. 用法用量 口服。

(1) 甲癣:每次 125 mg,每日 2 次,共 12 个月或夜间服 250 mg,共 6 个月。

(2) 足、手癣,每次 25 mg,每日 2 次,共 18 周。

(3) 体癣,局部外用 1%霜剂,每日 4 次,共 3 周。

(4) 白色念珠菌治疗:正常口服 3 周后外用 1%霜剂,每日 4 次,共 1 周。

4. 不良反应 偶有一过性胃肠反应、皮肤瘙痒、荨麻疹、接触性皮炎、灼烧感、刺感。肝、肾功能不全者慎用。

5. 注意事项 如果患者出现肝功能不良的体征或提示性症状,如无法解释的恶心、厌食或疲倦、黄疸、黑尿或无色粪便时,应当确认是否为肝源性的,并终止特比萘芬治疗。

6. 禁忌证 对盐酸特比萘芬及本品其他成分过敏者禁用。

四、足癣复发的预防与治疗

足癣的预防包括注意个人、家庭及集体卫生,洗澡后彻底擦干足趾,保持干燥,控制多汗。复发的治疗基本与初发治疗相同,首选外用药物治疗,反复多次复发或者外用药物效果不佳者可以选用口服抗真菌药物。

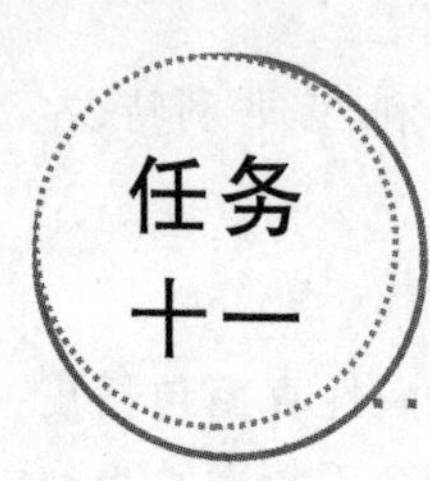

任务十一 肿瘤科疾病常用药物治疗指导

项目一　乳腺癌术后化疗

乳腺癌起源于乳腺组织，是女性最常见的恶性肿瘤之一。在我国许多大城市，乳腺癌发病率已经上升为女性恶性肿瘤的第一或第二位，死亡率占第四或第五位，成为妇女健康的最大威胁。在乳腺癌的治疗上，新的治疗理念和方法正在动摇和代替传统的治疗方法。在手术方面，保乳手术正逐渐代替全乳切除术，腋窝淋巴结清扫仅限于淋巴结阳性患者；在放疗方面，放射野越来越小，部分乳照射有可能代替全乳照射，靶向放疗代替大野放疗；在内科治疗方面，芳香化酶抑制剂用于绝经后乳腺癌显示其疗效优于他莫昔芬。晚期乳腺癌的治疗也取得了令人瞩目的进步。新的化疗、内分泌治疗和靶向治疗药物的问世，新的治疗方法的应用，大大改善了患者的生存质量，并显著延长了许多患者的生存期，部分患者甚至能够长期生存。

一、药物治疗原则

乳腺癌的治疗原则应在明确了肿瘤的分期和生物学特性后，根据患者年龄和意愿充分告知患者每种治疗手段的获益程度和风险程度后，由医师和患者共同制订。大多数患乳腺癌的妇女都要历经或多或少的外科手术。手术常和化疗、放疗、内分泌治疗及单克隆抗体治疗联合应用。

二、药物选择

乳腺癌术后辅助化疗的常用药物包括环磷酰胺、氨甲蝶呤、氟尿嘧啶、表柔比星、多柔比星、多西他赛、紫杉醇。

三、药物指导

（一）环磷酰胺

1. 药理作用　本品是进入人体内被肝脏或肿瘤内存在的过量的磷酰胺酶或磷酸酶水解，变为活化作用型的磷酰胺氮芥而起作用的氮芥类衍生物。抗瘤谱广，是第一个所谓“潜伏化”广谱抗肿瘤药，对白血病和实体瘤都有效。本品在体外无活性，主要通过肝脏 P450 酶水解成醛磷酰胺再运转到组织中形成磷酰胺氮芥而发挥作用。环磷酰胺可由脱氢酶转变为羧磷酰胺而失活，或以丙烯醛形式排出，导致泌尿道毒性。

2. 适应证

(1) 作为抗肿瘤药,用于恶性淋巴瘤、多发性骨髓瘤、乳腺癌、小细胞肺癌、卵巢癌、神经母细胞瘤、视网膜母细胞瘤、尤因肉瘤、软组织肉瘤以及急性白血病和慢性淋巴细胞白血病等。对睾丸肿瘤、头颈部鳞癌、鼻咽癌、横纹肌瘤、骨肉瘤也有一定疗效。目前多与其他抗癌药组成联合化疗方案。

(2) 作为免疫抑制剂,用于各种自身免疫性疾病,如严重类风湿性关节炎、全身性红斑狼疮、儿童肾病综合征、多发性肉芽肿、天疱疮以及溃疡性结肠炎、特发性血小板减少性紫癜等。也用于器官移植时抗排斥反应,通常与泼尼松、抗淋巴细胞球蛋白合用。

(3) 本药滴眼液可用于翼状胬肉术后、角膜移植术后、蚕蚀性角膜溃疡等。

3. 用法用量 口服:每次 50～100 mg,2～3 次/日,1 个疗程总量为 10～15 g。静脉注射:每次 0.2 g,每日或隔日 1 次,或每次 0.6～0.8 g,每周 1 次,1 个疗程总量为 8～10 g。

4. 不良反应 骨髓抑制(最低剂量 1～2 周,一般维持 7～10 天,3～5 周恢复)、脱发、消化道反应、口腔炎、膀胱炎,个别报道有肺炎、过量的抗利尿激素(ADH)分泌等。一般剂量对血小板影响不大,也很少引起贫血。此外,环磷酰胺可杀伤精子,但为可逆性。超高剂量(＞120 mg/kg)时可引起心肌损伤及肾毒性。

5. 注意事项

(1) 本品可引起出血性膀胱炎,要多饮水,必要时可用美司钠拮抗。

(2) CTX 大量给药时应注意膀胱炎,对于有痛风病史、泌尿系统结石史或肾功能损害者应慎用。

6. 禁忌证 对本品过敏者、妊娠及哺乳期妇女禁用。感染、肝肾功能损害者禁用或慎用。

(二) 氨甲蝶呤注射液

1. 药理作用 主要通过对二氢叶酸还原酶的抑制而阻碍肿瘤细胞 DNA 的合成,从而抑制肿瘤细胞的生长与繁殖。

2. 适应证 用于急性白血病,尤其是急性淋巴细胞性白血病、绒毛膜上皮癌及恶性葡萄胎等效果较好。对头颈部肿瘤、乳腺癌、舌咽癌、膀胱癌、睾丸肿瘤、肺癌及盆腔肿瘤均有一定疗效。

3. 用法用量

(1) 治疗白血病:通常成人口服 2.5～10 mg/d,总量为 50～150 mg。儿童 1.5～5 mg/d。

(2) 治疗绒毛膜上皮癌等:10～20 mg/d,肌内注射或口服,亦可静脉滴注,连用 5～10 日,1 个疗程总量为 80～100 mg。

(3) 治疗头颈部癌或妇科癌:每次 10～20 mg,动脉插管给药,每日或隔日 1 次,7～10 次为 1 个疗程。

(4) 治疗一般实体瘤:肝、肾功能正常者,每次 30～50 mg,静脉注射,5～10 日 1 次,5～10 次为 1 个疗程;也可每次 0.4 mg/kg,静脉注射,每周 2 次。

(5) 解救疗法:先静脉注射长春新碱,每次 1～2 mg,半小时后,用氨甲蝶呤 1～5 g/m^2,静脉滴注 6 h。4～6 h 后开始肌内注射甲酰四氢叶酸钙,每次 6～12 mg,以后每 6 h 肌内注射 1 次,用到 72 h。依情况可每月用药 1 次。

4. 不良反应

(1) 胃肠道不良反应主要为口腔炎、口唇溃疡、咽炎、恶心、呕吐、胃炎及腹泻。

(2) 骨髓抑制主要表现为白细胞下降,对血小板亦有一定影响,严重时可出现全血细胞减少、皮肤或内脏出血。

(3) 大剂量1次应用可致血清ALT升高,或药物性肝炎,小量持久应用可致肝硬化。

(4) 肾脏损害常见于高剂量时,出现血尿、蛋白尿、少尿、氮质血症、尿毒症等。

(5) 还有脱发、皮炎、色素沉着及药物性肺炎等,鞘内或头颈部动脉注射剂量过大时,可出现头痛、背痛、呕吐、发热及抽搐等症状。

(6) 妊娠早期使用可致畸胎,少数患者有月经延迟及生殖功能减退。

5. 注意事项

(1) 本品的致突变性、致畸性和致癌性较烷化剂为轻,但长期服用后,有潜在的导致继发性肿瘤的危险。

(2) 对生殖功能的影响,虽也较烷化剂类抗癌药为小,但确可导致闭经和精子减少或缺乏,尤其是长期应用较大剂量后。但一般多不严重,有时呈不可逆性。

(3) 全身极度衰竭、恶液质或并发感染及心、肺、肝、肾功能不全时,禁用本品,周围血常规如白细胞低于3500/mm^3 或血小板低于50000/mm^3 时不宜用。

(4) 有肾病史或发现肾功能异常时,禁用大剂量氨甲蝶呤疗法,未准备好解救药四氢叶酸钙(CF),未充分进行液体补充或碱化尿液时,也不能用大剂量氨甲蝶呤疗法。

(5) 大剂量氨甲蝶呤疗法易致严重副作用,须经住院并可随时监测其血药浓度时才能谨慎使用。滴注时不宜超过6 h,太慢易增加肾脏毒性。大剂量注射本品2~6 h后,可肌内注射甲酰四氢叶酸钙3~6 mg,每6 h 1次,注射1~4次,可减轻或预防副作用。

6. 禁忌证 已知对本品高度过敏的患者禁用。

(三) 氟尿嘧啶注射液

1. 药理作用 通过抑制胸腺嘧啶核苷酸合成酶而抑制DNA的合成。此酶的作用可能把甲酰四氢叶酸的一碳单位转移给脱氧尿嘧啶核苷-磷酸合成胸腺嘧啶核苷酸。

2. 适应证 对多种肿瘤如消化道肿瘤、乳腺癌、卵巢癌、绒毛膜上皮癌、子宫颈癌、肝癌、膀胱癌、皮肤癌(局部涂抹)、外阴白斑(局部涂抹)等均有一定疗效。单独或与其他药物联合应用于乳腺癌和胃肠道肿瘤手术辅助治疗,也用于一些非手术恶性肿瘤的姑息治疗,尤其是那些胃肠道、乳腺、头颈部、肝、泌尿系统和胰腺的恶性肿瘤。

3. 用法用量

(1) 静脉滴注,每次0.25~0.75 g,每日1次或隔日1次,1个疗程总量为8~10 g。治疗绒毛膜上皮癌时可将剂量加大到每日25~30 mg/kg,溶于5%葡萄糖溶液500~1000 mL中静脉滴注6~8 h,每10日为1个疗程。

(2) 对造血功能和营养状态良好的患者,推荐剂量为静脉注射每日12 mg/kg,每日最大剂量为800 mg。注射4日后,如未发现毒性,接着改为6 mg/kg剂量,隔日1次,共用4次。间歇4周再开始下一疗程;并根据疗效及耐受情况调整剂量。

(3) 口服,150~300 mg/d,分次服用。总量10~15 g为1个疗程。

(4) 外用:5%霜剂或10%、5%丙二醇溶液剂抹擦。

4. 不良反应

(1) 骨髓抑制:主要为白细胞减少、血小板减少。

(2) 食欲不振、恶心、呕吐、口腔炎、胃炎、腹痛及腹泻等胃肠道反应。

(3) 注射局部有疼痛、静脉炎或动脉内膜炎。

(4) 其他:常有脱发、红斑性皮炎、皮肤色素沉着、手足综合征及暂时性小脑运动失调,偶有影响心脏功能。

5. 注意事项

(1) 用药期间应严格检查血常规。避光置阴暗处保存,温度不应低于 10 ℃,亦不宜超过 35 ℃。治疗期间涂药范围有炎症,停药后炎症消退。本品可引起严重的皮肤刺激,尤其在日光下。

(2) 该药还可经皮损内注射给药用于角化棘皮病、疣和汗孔角化病。其主要副作用为注射期间有烧灼感,继之有局部红斑、水肿甚至溃疡。

6. 禁忌证

(1) 对本品严重过敏者禁用。

(2) 孕妇及哺乳期妇女禁用。

(3) 伴发水痘或带状疱疹时禁用。

(四) 紫杉醇注射液

1. 药理作用 本品是新型抗微管药物,通过促进微管蛋白聚合抑制解聚,保持微管蛋白稳定,抑制细胞有丝分裂。体外试验证明紫杉醇具有显著的放射增敏作用,可能是使细胞中止于对放疗敏感的 G2 期和 M 期。

2. 适应证 卵巢癌和乳腺癌及非小细胞肺癌的一线和二线治疗。头颈癌、食管癌、精原细胞瘤、复发非何金氏淋巴瘤等。

3. 用法用量 为了预防发生过敏反应,在紫杉醇治疗前 12 h 口服地塞米松 10 mg,治疗前 6 h 再口服地塞米松 10 mg,治疗前 30～60 min 给予苯海拉明肌内注射 20 mg,静注西咪替丁 300 mg 或雷尼替丁 50 mg。单药剂量为 135～200 mg/m^2,将紫杉醇用生理盐水或 5%葡萄糖溶液稀释,静脉滴注 3 h。联合用药剂量为 135～175 mg/m^2,3～4 周重复。

4. 不良反应

(1) 过敏反应:发生率为 39%,其中严重过敏反应发生率为 2%。多数为 1 型变态反应,表现为支气管痉挛性呼吸困难、荨麻疹和低血压。几乎所有的反应均发生在用药后最初的 10 min。

(2) 骨髓抑制:为主要剂量限制性毒性,表现为中性粒细胞减少,血小板降低少见,一般发生在用药后 8～10 日。严重中性粒细胞发生率为 47%,严重的血小板减少发生率为 5%。贫血较常见。

(3) 神经毒性:周围神经病变发生率为 62%,最常见的表现为轻度麻木和感觉异常,严重的神经毒性发生率为 6%。

(4) 心血管毒性:可有低血压和无症状的短时间心动过缓。肌肉关节疼痛发生率为 55%,发生于四肢关节,发生率和严重程度呈剂量依赖性。

(5) 胃肠道反应:恶心呕吐、腹泻和黏膜炎发生率分别为 59%、43%和 39%,一般为轻度和中度。

(6) 肝脏毒性:ALT、AST 和 AKP 升高。

(7) 脱发:发生率为 80%。

(8) 局部反应:输注药物的静脉和药物外渗局部炎症。

5. 注意事项

(1) 血液学毒性:为限制剂量提高的主要因素,一般在白细胞低于 $1500/mm^3$ 时应辅助应用粒细胞集落刺激因子,血小板低于 $30000/mm^3$ 时应输成分血。

(2) 过敏反应:除了预处理外,如只有轻微症状如面部潮红、皮肤反应、心率略快、血压稍降可不必停药,可将滴速减慢。但如出现严重反应如血压低、血管神经性水肿、呼吸困难、全身荨麻疹,应停药并给以适当处理。有严重过敏的患者下次不宜再次应用紫杉醇治疗。

(3) 神经系统:最常见为指(趾)麻木。有约 4%的患者,特别是高剂量时可出现明显的感觉和运动障碍及腱反射减低。曾有个别报告在滴注时发生癫痫大发作。

(4) 心血管:一过性心动过速和低血压较常见,一般不需处理。但在滴注的第 1 h 应严密观察,以后除有严重传导阻滞的患者不必每小时观察 1 次。

(5) 关节和肌肉:半数左右的患者在用药后 2～3 天会感到关节和肌肉疼痛,与所用剂量相关。一般在几天内恢复。给予粒细胞集落刺激因子的患者肌肉痛会加重。

(6) 肝胆系统:由于紫杉醇大部分由胆汁中排出,对有肝胆疾病的患者应谨慎观察。在数千例的资料中约 8%的患者有胆红素升高,23%的患者碱性磷酸酶升高,18%有谷草转氨酶升高。但目前尚无资料说明紫杉醇对肝功能有严重损害。

(7) 其他:消化道反应虽常见但一般不严重,少数可有腹泻和黏膜炎。轻度脱发也较常见。

6. 禁忌证 禁用于中性粒细胞低于 $1500/mm^3$ 者和对聚氧乙基代蓖麻油过敏者。

四、乳腺癌复发的预防与治疗

1. 乳腺癌复发的预防措施 包括控制饮食、适当的体格锻炼、减少酒精摄入、不要用激素替代疗法。具有乳腺癌高危因素的妇女应在其医师建议下服用他莫昔芬,某些高危妇女可选择预防性的乳房切除术。

定期随访也非常重要,随访应包括常规体检和乳腺 X 线摄片。乳腺专用 MRI 检查可被考虑用于双侧乳腺癌高风险患者(如 BRCA 1/2 基因突变的携带者)的治疗后监测和随访。因为绝经后患者应用他莫昔芬有引发子宫内膜癌的风险,建议子宫完整女性患者在接受他莫昔芬治疗同时应每年接受妇科检查,并对出现的任何阴道少量出血做出快速的检查判断。如果治疗后无月经的患者考虑应用芳香化酶抑制剂,应在开始芳香化酶抑制剂治疗前测定雌二醇和促性腺激素的基线水平并在治疗中连续随访。双侧卵巢切除可以确保治疗后无月经的年轻女性处于绝经状态,因此较年轻患者在开始芳香化酶抑制剂治疗前可以考虑行此术。

2. 乳腺癌复发的治疗 治疗的主要目的是提高患者的生活质量、延长生存期。晚期转移性乳腺癌的治疗手段有内分泌治疗、化疗、放疗和手术治疗等。而要选择合适的治疗方法,必须首先确定肿瘤的转移部位、范围、评估 HER2、激素和受体状况、无病生存率、患者年龄和月经状况等。只有综合考虑了上述因素,才有可能制订出合理的治疗方案。一般认为,如果患者年龄＞35 岁、辅助治疗后无病生存期(DF)＞2 年、骨和软组织转移 ER 或 PR 阳性，应首选内分泌治疗。而对于病变发展迅速、受体阴性的患者应首选化疗。转移性乳腺癌的治疗应遵循规范化和个体化原则。由于每个患者的原发肿瘤特点、既往治疗、无病生存期转移部位、肿瘤发展速度等诸多因素不尽相同，因而应特别强调个体化用药。

项目二 直 肠 癌

直肠癌是消化道常见的恶性肿瘤，在我国发病率仅次于胃癌和食道癌，约占下消化道恶性肿瘤的50%，近年其发病有增加的趋势。直肠癌患者临床表现为腹痛、腹部肿块、便血便秘或便秘与腹泻交替、消瘦、贫血和肠梗阻等，发病年龄为30～50岁，但近年青年患者（<30岁）也不少见。随着治疗手段的发展，直肠癌的死亡率逐年下降，但其不断升高的发病率值得关注。

一、药物治疗原则

直肠癌必须采用多学科综合治疗的方法，包括肠病学、肿瘤内科学、肿瘤外科学、肿瘤放射学和影像学。对大多数怀疑或证实的T3/T4病灶和（或）区域淋巴结转移者，首选术前放、化疗，并建议术后辅助化疗。局限性复发患者应考虑再次切除加或不加放疗。对于术后辅助治疗，大部分的Ⅱ期和Ⅲ期直肠癌患者，推荐以氟尿嘧啶为基础的化疗与放射治疗同期联用。对于转移性直肠癌治疗，全身性化疗是首选的初治模式。

二、药物选择

1. 尿嘧啶类 口服用药：卡培他滨、替吉奥胶囊。静脉用药：氟尿嘧啶注射液、替加氟注射液。

2. 拓扑异构酶Ⅰ抑制剂 静脉用药：依立替康注射液。

3. 铂类静脉用药 注射用奥沙利铂。

4. 靶向药物静脉用药 西妥昔单抗、贝伐单抗、帕尼单抗。

三、药物指导

（一）替吉奥胶囊

1. 药理作用 对消化道内分布的乳清酸磷酸核糖基转移酶有选择性拮抗作用，从而选择性地抑制5-FU转变为5-FUMP。

2. 适应证 不能切除的局部晚期或转移性胃癌。

3. 用法用量 单独用药：通常，成人每天2次，于早饭后和晚饭后各服1次，连服28天，之后停药14天。此为1个周期，可以反复进行。可根据患者的状态适当增减给药量，剂量设置为每次40、50、60、75 mg。需增加剂量时，若不出现与本品有关的临床检查值（血液学检查、肝肾功能检查）异常及消化道症状，无安全性问题，可按基准量顺次增加一个剂量，但最高不得超过每次75 mg；减小剂量时，按基准量顺次减小一个剂量，最低给药剂量为每次40 mg。增减剂量：联合用药，口服替吉奥胶囊80 mg/(m^2·d)，每天2次，于早饭后和晚饭后各服1次，连服14天，停药7天；顺铂75 mg/m^2，分3天静脉滴注（第1、2、3天）。每3周为1个周期，应至少进行2个周期的治疗。

4. 不良反应 主要为血液系统 68.47%(白细胞减少的发生率为 45.05%,血小板减少的发生率为 20.72%,多为Ⅰ、Ⅱ度下降),消化系统 46.85%(恶心呕吐 39.64%,腹泻 7.21%),其他 14.41%。

5. 注意事项

(1) 治疗过程中,若出于治疗需要而必须缩短停药周期,则必须确认不出现与本品有关的临床检查值(血液学检查、肝肾功能检查)异常及消化道症状,无安全性问题。停药周期不得少于 7 天。

(2) 为避免发生骨髓抑制、重症肝炎等严重的副作用,于各周期开始前及给药期间每 2 周至少进行 1 次临床检查(血液学检查、肝肾功能检查等),密切观察患者状态。发现异常情况应采取延长停药时间、减量、中止给药等适当措施。特别是在第 1 个周期及增加剂量时应经常进行临床检查。

(3) 基础研究表明,大鼠空腹给药时替吉奥的生物利用度变化较大,可抑制 5-FU 的磷酸化而使抗肿瘤作用减弱,因此本品应饭后服用。

(4) 非小细胞肺癌患者,超出Ⅱ期临床后期研究中的用法用量(连续 21 天口服本品,第 8 天给予顺铂 60 mg/m^2)的有效性及安全性尚未确立。

(5) 本品合并胸部和腹部放疗的有效性及安全性尚未确立。

6. 禁忌证

(1) 对本品成分有严重过敏史的患者。

(2) 严重的骨髓抑制患者(可能导致症状恶化)。

(3) 严重的肾功能障碍患者。

(4) 严重的肝功能障碍患者。

(5) 正在使用其他氟尿嘧啶类抗肿瘤药(包括与这些药物的联合化疗)的患者。

(6) 正在使用氟胞嘧啶的患者。

(二) 注射用奥沙利铂

1. 药理作用 奥沙利铂属于新的铂类衍生物,该品通过产生烷化结合物作用于 DNA,形成链内和链间交联,从而抑制 DNA 的合成及复制。

2. 适应证 常用于转移性结、直肠癌治疗,或辅助治疗原发性肿瘤完全切除后三期结肠癌。

3. 用法用量 在单独或联合用药时,推荐剂量为 130 mg/m^2,加入 250~500 mL 5%的葡萄糖溶液中,输注 2~6 h。没有主要毒性出现时每 3 周给药 1 次。剂量的调整应以安全性尤其是神经学的安全性为依据。

4. 不良反应

(1) 造血系统:该品具有一定的血液毒性。当单独用药时,可引起下述不良反应:贫血、白细胞减少、粒细胞减少、血小板减少,有时可达 3 级或 4 级。当与5-氟尿嘧啶联合应用时,中性粒细胞减少症及血小板减少症等血液学毒性增加。

(2) 消化系统:单独应用该品,可引起恶心、呕吐、腹泻。这些症状有时很严重。当与 5-氟尿嘧啶联合应用时,这些副作用显著增加。建议给予预防性和(或)治疗性的止吐用药。

(3) 神经系统:以末梢神经炎为特征的周围性感觉神经病变。有时可伴有口腔周围、上呼吸道和上消化道的痉挛及感觉障碍。

5. 注意事项

(1) 患者在用药期间不应接触冷刺激，尽量用温水洗手、洗脚，喝温水等，防止冷刺激对末梢神经的刺激，引起手足麻木、脱屑，手套征，袜子征，甚至手足知觉丧失。

(2) 不要使用含铝的注射材料。

(3) 未经稀释不能使用。

(4) 不得用盐溶液配制或稀释该品。

(5) 不要与其他任何药物混合或经同一个输液通道同时使用(特别是5-氟尿嘧啶、碱性溶液、氨丁三醇和含辅料氨丁三醇的亚叶酸类药品)。奥沙利铂输完后需冲洗输液管道。

(6) 如果配制的溶液中有任何沉淀物，都不能再使用，且应该按照法规要求中对危险品的处理原则进行销毁。

6. 禁忌证

(1) 对铂类衍生物有过敏者禁用。

(2) 妊娠及哺乳期间慎用。

(三) 西妥昔单抗

1. 药理作用 本品可与表达于正常细胞和多种癌细胞表面的EGF受体特异性结合，并竞争性阻断EGF和其他配体，如α转化生长因子的结合。

2. 适应证 结肠直肠癌。

3. 用法用量 推荐起始剂量为400 mg/m^2，滴注时间120 min，滴速应控制在5 mL/min以内。维持剂量为每周250 mg/m^2，滴注时间不少于60 min。提前给予H_1受体拮抗剂，对预防输液反应有一定作用。使用前勿振荡、稀释。

4. 不良反应 本品耐受性好，不良反应大多可耐受，最常见的是痤疮样皮疹、疲劳、腹泻、恶心、呕吐、腹痛、发热和便秘等。其他不良反应还有白细胞计数下降、呼吸困难等。皮肤毒性反应(痤疮样皮疹、皮肤干燥、裂伤和感染等)多数可自然消失。少数患者可能发生严重过敏反应、输液反应、败血症、肺间质疾病、肾功能衰竭、肺栓塞和脱水等。在接受本品单药治疗和本品与伊立替康联合治疗的患者中，分别有5%和10%的患者因不良反应退出治疗。

5. 注意事项

(1) 使用本品前应进行过敏试验，静脉注射本品20 mg，并观察10 min以上，结果呈阳性的患者慎用，但阴性结果并不能完全排除严重过敏反应的发生。

(2) 本品常可引起不同程度的皮肤毒笥反应，此类患者用药期间应注意避光。轻至中度皮肤毒笥反应无须调整剂量，发生重度皮肤毒性反应者，应酌情减量。

(3) 研究发现女性患者的药物清除率较男性低25%，但疗效和安全性相近，无须根据性别调整剂量。

(4) 严重的输液反应发生率为3%，致死率低于0.1%。其中90%发生于第1次使用时，以突发性气道梗阻、荨麻疹和低血压为特征。因部分输液反应发生于后续用药阶段，故应在医师监护下用药。发生轻至中度输液反应时，可减慢输液速度或服用抗组胺药物，若发生严重的输液反应需立即停止输液，静脉注射肾上腺素、糖皮质激素、抗组胺药物并给予支气管扩张剂及输氧等治疗。部分患者应禁止再次使用本品。此外，在使用本品期间如发生急性发作的肺部症状，应立即停用，查明原因，若确系肺间质疾病，则禁用并进行相应的治疗。

6. 禁忌证

(1) 因本品能透过胎盘屏障,可能会损害胎儿或影响女性的生育能力,故孕妇及未采取避孕措施的育龄妇女慎用。

(2) 因本品可通过乳汁分泌,故哺乳期妇女慎用。

(3) 在本品对儿童患者的安全性尚未得到确认前,儿童禁用。

(4) 已知对西妥昔单抗有严重超敏反应(3 级或 4 级)的患者禁用本品。

四、直肠癌术后复发的预防与治疗

(一) 复发的预防

直肠癌术后绝大多数患者复发于手术后 2 年内。如果能及时发现复发的患者,对其进行积极的治疗,仍可获得良好的预后。术后随访包括询问病史及仔细体格检查,定期检测血清 CEA 水平,进行纤维结肠镜、钡灌肠检查及腹腔 B 超、胸片、CT、MR 检查等。应 6 周左右检测血清 CEA 水平 1 次,每年应做 1 次纤维结肠镜检查,检查吻合口有无复发及有无新生腺瘤并及时治疗,如果无新的病变,5 年后改为每 2～3 年做 1 次结肠镜检查。

(二) 复发的治疗

1. 吻合口复发　直肠癌吻合口复发较为常见,直肠癌手术切断肿瘤远侧直肠前,需经肛门做直肠腔内冲洗,可清除残端直肠内脱落的癌细胞。同时应保证下切缘在安全范围,可避免吻合口复发。如果肿瘤较低,考虑到下切缘范围不能保证不残留癌细胞,则应放弃保留肛门手术,应保证所实施的手术符合根治术的原则。

2. 盆腔内复发　是直肠癌术后最常见的复发部位,多因手术未完全清除肉眼未见的微小病灶所致,复发病灶在盆壁浸润性生长,常浸润盆腔神经丛引起相应部位症状,表现为臀部、会阴区、骶尾区的酸胀及剧痛,少数患者足跟痛或大腿内侧、膝部痛为首发症状。肿瘤至肛门距离愈低,盆腔复发率愈高。直肠癌行腹、会阴切除术后患者盆腔检查困难,必要时做盆腔 CT 检查,女性患者应常规进行阴道检查。

3. 会阴部复发　对于会阴复发的患者要了解瘤的上界,因为孤立的会阴复发仍可以做手术切除,还有治愈的机会,而盆腔已有肿瘤浸润则失去了手术切除机会。对于直肠癌术前或术后的辅助放疗,以及“夹心”放疗可明显降低直肠癌根治术后的盆腔及会阴复发率。有条件的地方,对局部偏晚的直肠癌患者应常规给予放射治疗,减少局部复发率。

项目三　非小细胞肺癌

原发性支气管肺癌简称为肺癌,是指原发于支管黏膜和肺泡的恶性肿瘤,是当今世界范围内最常见的恶性肿瘤之一,也是全世界目前发病率和死亡率最高的癌症。非小细胞肺癌(NSCLC)是两种基本肺癌类型中的一种,85%以上的肺癌患者属于这种类型,80%左右的 NSCLC 患者在确诊时已属中晚期。

一、药物治疗原则

根据癌细胞具有不断增殖、无限生长、分化障碍以及代谢旺盛的特点,采用化疗药物阻止癌细胞的增殖、浸润、转移直至最终杀灭癌组织；或选择肺癌细胞特异的分子靶点应用针对该靶点的药物进行治疗，在取得明显疗效的同时，又避免对正常细胞的伤害；或采用生物反应调节剂与常规疗法配合使用，以减轻手术、化疗及放疗的毒副作用，控制残存的微小病灶，而达到抑制肿瘤的复发和转移的目的，以有效延长患者的生存期，提高生存质量。化疗药物适用于各期、各种病理类型、手术与否的 NSCLC 患者治疗，但不适于 PS>3(或 KPS 评分低于 60 分)的患者。根据 EGR 突变情况选择酪氨酸激酶抑制剂(TKI)吉非替尼或厄洛替尼治疗，有望个体化治疗得以实施。使用单克隆抗体如西妥昔单抗与化疗结合可使疗效得以提高。NSCLC 的药物治疗：一线治疗-化疗；靶治疗或化疗＋靶向治疗；二线治疗-化疗或靶向治疗；三线治疗-化疗或靶向治疗。其他辅助治疗，如止吐止痛以及最佳的支持治疗也十分重要。

二、药物选择

(1) 化疗药物：目前国际国内临床上化疗药物种类多，可归结为以铂类药(顺铂或卡铂)为代表的基础用药，以及包括紫杉醇、多西他赛、西他滨、长春瑞滨、培美曲塞、伊立替康等的第三代化疗药。

(2) 常用分子靶向药物：吉非替尼、厄洛替尼、埃克替尼、西妥昔单抗、贝伐单抗以及重组人血管内皮抑制素注射液(恩度)。

(3) 以参一胶囊为代表的中成药，以托烷司琼、帕洛诺司琼为代表的止吐药，以吗啡、羟考酮及芬太尼为代表的止痛药，以及重组人粒细胞刺激因子、重组人血小板刺激因子、重组人红细胞生成素等，在辅助治疗中具有重要的作用。

三、药物指导

(一) 顺铂(DDP)

1. 药理作用 本品是中心以二价铂同 2 个氯原子和 2 个氨分子结合的重金属络合物，类似于双功能烷化剂，可抑制 DNA 的复制过程。

2. 适应证 为治疗多种实体瘤的一线用药。

3. 用法用量

(1) 静脉注射或静脉滴注：每次 20～30 mg 或 20 mg/m^2，溶于生理盐水 20～30 mL 中静脉注射，或溶于 5%葡萄糖注射液 250～500 mL 中静脉滴注，连用 5 日为 1 个周期，一般 3～4周重复，可间断用药 3～4 个周期。

(2) 大剂量：80～120 mg/m^2，每 3 周 1 次，同时注意水化，使患者尿量保持在 2000～3000 mL，也可加用甘露醇利尿。

(3) 胸、腹腔注射：胸腔 7～10 日 1 次，每次 30～60 mg。腹腔每次 100～160 mg。

(4) 动脉注射：每次 20～30 mL，插管推注，连用 5 日为 1 个周期，间隔 3 周可重复使用。动脉灌注主要用于头颈部肿瘤。

4. 不良反应

(1) 消化道反应：严重的恶心、呕吐为主要的限制性毒性。急性呕吐一般发生于给药后 1～2 h，可持续 1 周左右，故用本品时需并用强效止吐剂，如 5-羟色胺 3($5-HT_3$)受体拮抗剂恩丹西酮等，基本可控制急性呕吐。

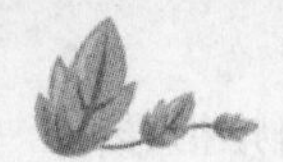

(2) 肾毒性：累积性及剂量相关性肾功能不全是顺铂的主要限制性毒性，一般剂量每日超过 90 mg/m² 即为肾毒性的危险因素。主要为肾小管损伤。急性损害一般见于用药后 10～15日，血尿素氮(BUN)及肌酐(Cr)增高，肌酐清除率降低，多为可逆性，反复高剂量治疗可致持久性轻至中度肾损害。目前除水化外尚无有效预防本品所致的肾毒性的手段。

(3) 神经毒性：神经损害如听神经损害所致耳鸣、听力下降较常见。末梢神经毒性与累积剂量增加有关，表现为不同程度的手、脚套样感觉减弱或丧失，有时出现肢端麻痹、躯干肌力下降等，一般难以恢复。癫痫及视神经乳头水肿或球后视神经炎则较少见。

(4) 骨髓抑制：骨髓抑制(白细胞和(或)血小板下降)一般较轻，发生概率与每疗程剂量有关，若剂量≤100 mg/m²，发生概率为 10%～20%，若剂量≥120 mg/m²，则约为 40%，但亦与联合化疗中其他抗癌药骨髓毒性的重叠有关。

(5) 过敏反应：可出现脸肿、气喘、心动过速、低血压、非特异斑丘疹类皮疹。

(6) 其他：心脏功能异常、肝功能改变少见。

5. 注意事项

(1) 在运用较大剂量(80～120 mg/m²)时，必须同时进行水化和利尿。水化疗法是指在应用某些特殊药物时，给予大量补液，减少药物对机体的损害，以降低肾脏毒性的一种治疗方法。一般在大剂量 DDP 给药前先给生理盐水或葡萄糖溶解 1000 mL 加氯稀释后滴注。DDP 用生理盐水 200 mL 稀释后滴注。DDP 给药前，一次给 20%甘露醇 125 mL，DDP 滴完后再用 125 mL，以达到利尿的目的。一般每日液体总量 3000～4000 mL，输液从 DDP 给药前 6～12 h 开始，持续至 DDP 滴完后 6 h 为止；有的大剂量 DDP 一次给药，则连续输液 3 日，输液中根据尿量，每次给呋塞米 40 mg 静脉冲入。

(2) 为减轻毒副作用，用药期间尚应多饮水；用药前宜选用各类止吐药；同时备用肾上腺素、皮质激素、抗组胺药，以便急救使用；用 DDP 后可肌内注射安钠咖以巩固疗效。

(3) 在用药前、中、后均应监测血、尿及肝肾功能。其停药指征为白细胞 186～351 mmol/L 者、过敏反应，以及在用药过程中发现有肾病史、肾功能不良及患有中耳炎的患者。若血清肌酐、尿素氮、白细胞、血小板等恢复到正常水平，一般情况良好，则可重复用药。

(4) 本品可减少 BLM 的肾排泄而增加其肺毒性；与氨基糖苷类抗生素合用可发生致命的肾功能衰竭，并可能加重耳的损害；抗组胺药、吩噻嗪类等可能会掩盖 DDP 的耳毒性。

(5) DDP 在生理盐水中溶解较慢，可加温 30 ℃左右振荡助溶，也可选用溶液制剂。

(6) 监测四肢血常规、肝肾功能、末梢神经毒及听力表现等变化，必要时减少剂量或停药，并进行相应的治疗，避免采用与本品肾毒性或耳毒性叠加的药物，如氨基糖苷类抗生素、两性霉素 B、头孢噻吩、戊炔喃苯胺酸、利尿酸钠等。静脉滴注时需避光。

6. 禁忌证 肾损害患者及孕妇禁用。

(二) 伊立替康注射液

1. 药理作用 伊立替康是喜树碱的半合成衍生物。喜树碱可特异性地与拓扑异构酶Ⅰ结合，后者诱导可逆性单链断裂，从而使 DNA 双链结构解旋；伊立替康及其活性代谢物 SN-38 可与拓扑异构酶Ⅰ-DNA 复合物结合，从而阻止断裂单链的再连接。

2. 适应证 小细胞性肺癌、非小细胞性肺癌、子宫颈癌、卵巢癌等。

3. 用法用量

(1) 小细胞性肺癌及非小细胞性肺癌：成人每次 100 mg/m²，静脉滴注，间隔 1 周再重复静脉滴注 1 次，3～4 次为 1 个疗程。至少间隔 2 周再进行下一个疗程。需要重复几个疗程。

(2) 子宫颈癌、卵巢癌：150 mg/m^2，静脉滴注 1 次，停药 2 周。如此重复 2～3 次为 1 个疗程，至少要停药 3 周才可进行下一个疗程。可按此法重复进行。剂量可按年龄、体重、病情适当增减。

(3) 本品使用时，需与 500 mL 以上生理盐水、葡萄糖溶液或电解质输液剂混合后，缓慢静脉滴注 90 min 以上。

4. 不良反应 本品可致白细胞、血小板减少、贫血及骨髓严重抑制或合并严重感染。本品可引起腹泻、恶心、呕吐、食欲不振、腹痛、肠麻痹、口腔炎等。重症腹泻可致水、电解质紊乱，循环衰竭。本品也可引起肺炎、呼吸困难。有时出现皮疹、瘙痒、脱发、皮肤色素沉着、水肿等。有时出现麻木感等周围神经损害及头痛、眩晕、倦怠、发热、出汗、面部潮红等。有时可有糖尿、蛋白尿或血尿。实验室检查，可有 GOT、GPT、ALP、胆红素、LDH、BUN、肌酸酐升高，电解质、尿酸异常，总蛋白、白蛋白减少。

5. 注意事项

(1) 本品应在有经验的肿瘤专科医师指导下使用。

(2) 考虑到不良反应的性质及发生率，患者应在充分权衡治疗带来的益处及可能发生的危险后再选用本药。

(3) 本品不能静脉推注，静脉滴注时间亦不得少于 30 min 或超过 90 min。

(4) 患者必须了解，在使用本品 24 h 后及在下一周期化疗前任何时间均有发生迟发性腹泻的危险。静脉滴注本品后发生首次稀便的中位时间是第 5 天，一旦发生应马上通知医师并立即开始适当的治疗。一旦出现第一次稀便，患者需开始饮用大量含电解质的饮料并马上开始抗腹泻治疗。另外，当腹泻发生时，患者应及时就诊。

(5) 出现腹泻同时伴有发热、严重腹泻(需静脉补液)开始高剂量的氯苯哌酰胺治疗 48 h 后仍有腹泻发生时应住院治疗。

(6) 在本品治疗期间，每周应查全血细胞计数，患者应了解中性粒细胞减少的危险性及发热的意义，发热性中性粒细胞减少症(体温超过 38 ℃，中性粒细胞计数＜1000/mm^3)应立即住院静脉滴注广谱抗生素治疗。

只有当中性粒细胞计数＞1500/mm^3，方可恢复使用本品治疗。当患者出现严重无症状的中性粒细胞减少症(＜500/mm^3)、发热(体温超过 38 ℃)或感染伴中性粒细胞减少(中性粒细胞计数＜1000/mm^3)，应减量，对出现严重腹泻的患者，因其感染的危险性及血液学毒性会增加，应做全血细胞计数。

治疗前及每周期化疗前均检查肝功能。肝功能不良患者(胆红素在正常值上限的 1.0～1.5 倍，转氨酶超过正常值上限的 5 倍时)出现严重中性粒细胞减少症及发热性中性粒细胞减少症的危险性很大，应严密监测。

每次用药前应预防性使用止吐药。本药引起恶心、呕吐的报道很常见。呕吐合并迟发性腹泻的患者应尽快住院治疗。

(7) 若出现急性胆碱能综合征(早发性腹泻及其他不同症状如出汗、腹部痉挛、流泪、瞳孔缩小及流涎)，应使用硫酸阿托品治疗(0.25 mg 皮下注射)。对气喘的患者应小心谨慎。对有急性、严重的胆碱能综合征患者，下次使用本品时，应预防性使用硫酸阿托品。

(8) 老年人由于各项生理功能的减退概率很大，尤其是肝功能减退，因此对老年患者选

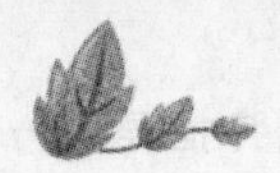

择本品时剂量应谨慎。

(9) 治疗期间及治疗结束后3个月应采取避孕措施。

(10) 患者应注意，在使用本品24 h内有可能出现头晕及视力障碍，因此建议当这些症状出现时请勿驾车或操作机器。

6. 禁忌证

(1) 骨髓抑制、合并感染、腹泻、肠麻痹、肠梗阻、间质性肺炎或肺纤维化、大量腹水或胸水患者、胆红素超过正常值上限1.5倍的患者及对本品过敏者禁用本品。

(2) 动物实验表明有致畸作用，孕妇或可能妊娠者禁用。

(3) 动物实验证明向乳汁转移，哺乳期妇女禁用。

(4) 对新生儿、早产儿、乳儿、幼儿或小儿的安全性尚未确定。

（三）吉非替尼片

1. 药理作用 又名易瑞沙，是一种选择性表皮生长因子受体(EGFR)酪氨酸激酶抑制剂。

2. 适应证 非小细胞肺癌。

3. 用法用量 推荐剂量为250 mg(1片)，每日1次，空腹或与食物同服。不推荐用于儿童或青少年，对于这一患者群的安全性和疗效尚未进行研究。不需要因患者的年龄、体重、性别或肾功能状况以及对因肿瘤肝脏转移引起的中度或重度肝功能不全的患者进行剂量调整。

4. 不良反应 最常见的药物不良反应为腹泻、皮疹、瘙痒、皮肤干燥和痤疮、呕吐、脱发、乏力等，一般见于服药后1个月内，通常是可逆性的。大约8%的患者出现角膜糜烂，有时伴异常睫毛生长。极少数出现胰腺炎、血管神经性水肿和风疹，毒性表皮坏死溶解和多型红斑间质性肺病，一旦出现要停止治疗。

5. 注意事项

(1) 接受吉非替尼治疗的患者，偶尔可发生急性间质性肺病，部分患者可因此死亡。

(2) 伴发先天性肺纤维化、间质性肺炎、肺尘病、放射性肺炎、药物诱发性肺炎的患者出现这种情况时死亡率增加。

(3) 如果患者气短、咳嗽和发热等呼吸道症状加重，应中断治疗，及时查明原因。当证实有间质性肺病时，应停止使用吉非替尼并对患者进行相应的治疗。

(4) 定期检查肝功能。可谨慎地用于肝转氨酶轻、中度升高的患者。如果肝功能损害严重，应考虑停药。

(5) 诱导CYP3A4活性的物质可增加吉非替尼的代谢并降低其血浆浓度。因此，与CYP3A4诱导剂(如苯妥英、氨甲酰氮䓬、利福平、巴比妥盐类)合用可降低疗效。

(6) 应告诫患者当以下情况加重时即刻就医：任何眼部症状、严重或持续的腹泻、恶心、呕吐或厌食。

(7) 对驾驶及操作机器能力的影响：在治疗期间，可出现乏力的症状，这些患者在驾驶或操作机器时应给予提醒。

6. 禁忌证 已知对该活性物质或该产品任一赋形剂有严重过敏反应者禁用。

四、非小细胞肺癌复发的预防与治疗

维持治疗与单纯支持治疗相比，不仅可有效延缓疾病进展时间，还可延缓症状恶化时间，这包括化疗药物或靶向药物的同药或换药维持治疗，但要注意药物的毒副作用。治疗期间或告一段落后应定期复查，如有不适及时与医师联系。一旦出现复发或转移，可采用二线治疗、放疗或必要的手术治疗等手段。

项目四　原发性肝癌

原发性肝癌是我国常见的恶性肿瘤之一。死亡率高，在恶性肿瘤死亡顺位中仅次于胃、食管癌，居第三位，在部分地区的农村中则居第二位，仅次于胃癌。我国每年死于肝癌约 14 万人，约占全世界肝癌死亡人数 50%。由于肝癌起病隐匿，早期没有症状，且多数患者缺乏普查意识，往往出现症状才到医院就诊而被诊断为晚期肝癌，晚期肝癌的生存期一般只有 3～6个月。正因为如此，肝癌曾被称为“癌中之王”。经过几十年的努力，尽管肝癌的诊疗水平有很大提高，但总体肝癌患者的 5 年生存率并无明显提高，仍然低于 12%。如何提高肝癌患者的生存率仍然是广大肝肿瘤临床工作者的首要任务。

一、药物治疗原则

根据癌细胞具有不断增殖、无限生长、分化障碍以及代谢旺盛、幼嫩而不成熟的特点采用化疗药物阻止癌细胞的增殖、浸润转移，直至最终杀灭癌组织；或选择肝癌细胞特异的分子靶点，应用针对该靶点的药物进行治疗，在取得明显疗效的同时，又避免对正常细胞的伤害；或采用生物反应调节剂与常规疗法配合使用，以减轻手术、化疗及放疗的毒副作用控制残存的微小病灶，达到抑制肿瘤的复发和转移，以有效延长患者的生存期，提高生存质量。

二、药物选择

甲苯磺酸索拉非尼、顺氯氨铂、吉西他滨、奥沙利铂、5-氟尿嘧啶。

三、药物指导

（一）甲苯磺酸索拉非尼

1. 药理作用　本品是一种新型多靶向性的治疗肿瘤的口服药物，能选择性地靶向某些蛋白的受体，在肿瘤生长过程中起着一种分子开关样的作用。

2. 适应证

(1) 治疗不能手术的晚期肾细胞癌患者。

(2) 治疗无法手术或远处转移的原发肝细胞癌患者。

3. 用法用量　每次 0.4 g(2×0.2 g)，每日 2 次，空腹或伴低脂、中脂饮食服用。

4. 不良反应　最常见的不良反应有腹泻、皮疹、脱发和手足皮肤反应。

5. 注意事项

(1) 本品必须在有使用经验的医师指导下服用。

(2) 育龄妇女在治疗期间应注意避孕。应告知育龄妇女患者，药物对胎儿可能产生的

危害，包括严重畸形(致畸性)、发育障碍和胎儿死亡(胚胎毒性)。

(3) 手足皮肤反应和皮疹是服用索拉非尼最常见的不良反应。皮疹和手足皮肤反应多于开始服用索拉非尼后的6周内出现。对皮肤毒性反应的处理包括局部用药以减轻症状，暂时性停药和(或)对索拉非尼进行剂量调整。对于皮肤毒性严重或反应持久的患者需要永久停用索拉非尼。

(4) 服用索拉非尼的患者高血压的发病率会增加。高血压多为轻到中度，多在开始服药后的早期阶段就出现，用常规的降压药即可控制。应定期监控血压，如有需要则按照标准治疗方案进行治疗。对应用降压药后仍严重或持续的高血压或出现高血压危象的患者需考虑永久停用索拉非尼。

(5) 服用索拉非尼治疗后可能增加出血机会。严重出血并不常见。一旦出血需治疗，建议考虑永久停用索拉非尼。

(6) 胃肠道穿孔较为少见。在服用索拉非尼的患者中报告出现胃肠道穿孔的不足1%。在一些病例中，胃肠道穿孔和腹腔内肿瘤无关。应停止本品治疗。

(7) 由于索拉非尼主要是经肝脏消除，其在肝功能严重受损的患者中的暴露量会升高。

6. 禁忌证 对索拉非尼或药物的非活性成分有严重过敏症状的患者禁用。

(二) 吉西他滨注射液

1. 药理作用 本品为嘧啶类抗肿瘤药物，其主要代谢物在细胞内掺入DNA，主要作用于G1和S期。双氟脱氧胞苷除了掺入DNA以外，还能抑制核苷酸还原酶，导致细胞内脱氧核苷三磷酸酯减少，能抑制脱氧胞嘧啶脱氨酶，减少细胞内代谢物的降解，具有自我增效的作用。

2. 适应证 用于晚期胰腺癌患者在氟尿嘧啶类失败后作为二线用药，能改善患者的生活质量。其次是对局部晚期(Ⅲ期)和已经有转移(Ⅳ期)的非小细胞肺癌作为一线用药。

3. 用法用量 静脉滴注，1000 mg/m^2，滴注30 min，每周1次，连续3周，休息1周，每4周重复1次。

4. 不良反应 本品的剂量限制性毒性是骨髓抑制，对中性粒细胞和血小板均较常见。4周方案(第1、8、15日给药)比3周方案(第1、8日给药)对血象的影响大。本品常会引起轻到中度的消化系统反应，如便秘、腹泻、口腔炎等。此外，还可引起发热、皮疹和流感样症状。少数患者可有蛋白尿、血尿、肝肾功能异常和呼吸困难。

5. 注意事项 滴注药物时间延长和增加用药频率可增大药物毒性。老年患者由于肾功能储备较差，应适当降低剂量。如果本品与放射治疗连续给予，由于严重辐射敏化的可能性，本品化疗与放射治疗的间隔应至少4周，如果患者情况允许可缩短间隔时间。

6. 禁忌证 对本品过敏者禁用。妊娠及哺乳期妇女禁用。

参考文献

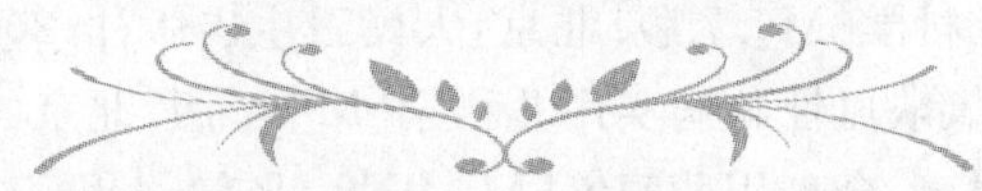

[1] 樊代明.临床常见疾病合理用药指南[M].北京:人民卫生出版社,2013.

[2] 中华医学会消化学分会胃肠动力学组.中华消化不良的诊治指南(2007大连)[J].中华消化杂志,2007,27(12):832-834.

[3] 胡绍文.实用糖尿病学[M].2版,北京:人民军医出版社,2003.

[4] 中华医学会糖尿病学分会.中国2型糖尿病防治指南[J].中国糖尿病杂志,2012,20(1):后插1-后插36.

[5] 刘建民.实用内分泌学[M].3版.北京:人民军医出版社,2002.

[6] 王维治.神经病学[M].北京:人民卫生出版社,2006.

[7] 黄敏,黄祖春.循证医学在癫痫药物治疗中的应用[J].中国药业,2006,15(6):55-56.

[8] 陈生第,中华医学会神经病学分会帕金森病及运动障碍学组.中国帕金森病治疗指南(第二版)[J].中华神经科杂志,2009,42(5):352-355.

[9] 吴江.神经病学[M].北京:人民卫生出版社,2008.

[10] 饶明俐.中国脑血管病防治指南:试行版[M].北京:人民卫生出版社,2007.

[11] 《中国高血压防治指南》修订委员会.中国高血压防治指南(2005年修订版)[M].北京:人民卫生出版社,2005.

[12] 叶任高.内科学[M].6版.北京:人民卫生出版社,2004.

[13] 陈灏珠.实用内科学[M].11版.北京:人民卫生出版社,2001.

[14] 中华医学会呼吸病学分会.医院获得性肺炎诊断和治疗指南(草案)[J].中华结核和呼吸杂志,1999,14(4):160-161.

[15] 王海燕.肾脏病学[M].3版.北京:人民卫生出版社,2008.

[16] 黎磊石,刘志红.中国肾脏病学[M].北京:人民军医出版社,2008.

[17] 张玲霞,周先志.现代传染病学[M].2版.北京:人民军医出版社,2010.

[18] 中华人民共和国卫生部疾病控制司.血吸虫病防治手册[M].3版.上海:上海科技出版社,2001.

[19] 骆抗先.乙型肝炎基础与临床[M].2版.北京:人民卫生出版社,2001.

[20] 中国抗癌协会肺癌专业委员会.2010中国肺癌临床指南[M].北京:人民卫生出版社,2010.

[21] 郑树.结直肠癌[M].北京:北京大学医学出版社,2008.

[22] 徐兵河.乳腺癌[M].北京:北京大学医学出版社,2005.

[23] 汤钦猷.原发性肝癌的研究和进展[M].上海:上海医科大学出版社,1990.

[24] 吴志华.现代皮肤病性病学[M].广东:广东人民出版社,2000.

［25］ 中华医学会.临床诊疗指南，皮肤病与性病分册［M］.北京：人民卫生出版社，2006.
［26］ 中华医学会皮肤性病学分会.荨麻疹诊疗指南（2007 版）［J］.中华皮肤科杂志，2007，40(10)：591-593.
［27］ 沈晓明，王卫平.儿科学［M］.7 版.北京：人民卫生出版社，2008.
［28］ 绍肖梅.新生儿缺氧缺血性脑病实用儿科学［M］.7 版.北京：人民卫生出版社，2005.
［29］ 解斌，董震海，王建忠.合理用药问答［M］.4 版.北京：人民卫生出版社，2008.
［30］ 谢惠民.合理用药［M］.4 版.北京：人民卫生出版社，2003.